U0344439

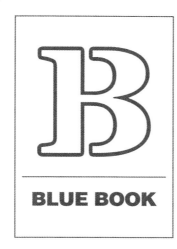

BLUE BOOK

智 库 成 果 出 版 与 传 播 平 台

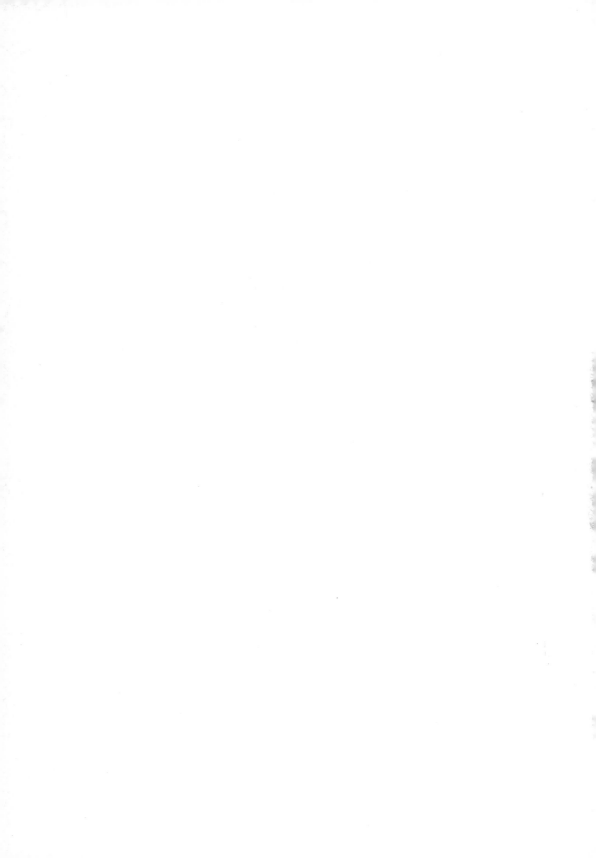

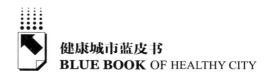

健康城市蓝皮书
BLUE BOOK OF HEALTHY CITY

编委会主任／李长宁　杜英姿　王　丹

中国健康城市建设研究报告（2021）

ANNUAL REPORT ON HEALTHY CITY CONSTRUCTION IN CHINA (2021)

主　编／王鸿春　曹义恒　卢　永

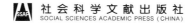

社会科学文献出版社
SOCIAL SCIENCES ACADEMIC PRESS（CHINA）

图书在版编目（CIP）数据

中国健康城市建设研究报告.2021 / 王鸿春，曹义
恒，卢永主编.——北京：社会科学文献出版社，
2021.12
　（健康城市蓝皮书）
　ISBN 978 - 7 - 5201 - 9502 - 7

Ⅰ.①中… Ⅱ.①王… ②曹… ③卢… Ⅲ.①城市卫
生 - 研究报告 - 中国 - 2021 Ⅳ.①R126

中国版本图书馆 CIP 数据核字（2021）第 259462 号

健康城市蓝皮书

中国健康城市建设研究报告（2021）

主　　编 / 王鸿春　曹义恒　卢　永

出 版 人 / 王利民
责任编辑 / 岳梦夏
责任印制 / 王京美

出　　版 / 社会科学文献出版社·政法传媒分社 （010）59367156
　　　　　　地址：北京市北三环中路甲 29 号院华龙大厦　邮编：100029
　　　　　　网址：www.ssap.com.cn
发　　行 / 市场营销中心（010）59367081　59367083
印　　装 / 天津千鹤文化传播有限公司

规　　格 / 开　本：787mm × 1092mm　1/16
　　　　　　印　张：24.75　字　数：370 千字
版　　次 / 2021 年 12 月第 1 版　2021 年 12 月第 1 次印刷
书　　号 / ISBN 978 - 7 - 5201 - 9502 - 7
定　　价 / 168.00 元

《中国健康城市建设研究报告（2021）》
编辑委员会

组织编写单位

中国城市报中国健康城市研究院
中国医药卫生事业发展基金会
北京健康城市建设促进会
北京健康城市建设研究中心

主要编撰者简介

李长宁　中国健康教育中心党委书记、主任，研究员。健康中国行动专家咨询委员会成员，健康知识普及行动、控烟行动工作组成员，国家健康科普专家库专家，第九届全球健康促进大会科学顾问委员会成员，中国性病艾滋病防治协会副会长、中华预防医学会常务理事。长期从事卫生管理、健康促进与健康教育的管理和研究工作，组织开展健康素养促进、健康城市建设、健康科普等健康促进与教育有关政策、制度性文件起草，参与健康中国行动、健康素养促进行动、健康中国行、健康城市评价、健康素养监测重大项目的组织实施、相关经验总结和推广等工作。近年来，组织编写出版专业书籍多部，发表论文多篇。

杜英姿　人民日报《中国城市报》社总编辑、国家城市品牌评价项目组组长、中国城市大会执委会主任，研究方向为城市管理、企业管理和产业经济，长期致力于国内外城市与经济发展新闻报道和决策应用研究。主持编写《聚焦中国省委书记》《聚焦中国省（部）长》《觉醒的中国》《人品与官品》《岁月河山》等著作10余部。主持"总编辑对话市委书记、市长"栏目，多角度话创新、叙改革、谈发展，为城市发展把脉开方。主持撰写深度观察稿件，深入思考和研究城市规划、建设、管理中的关键问题，引起了很大社会反响。

王　丹　中国医药卫生事业发展基金会理事长，北京师范大学中国公益研究院理事。曾担任健康城市蓝皮书：《中国健康城市建设研究报告（2020）》《北京健康城市建设研究报告（2020）》《中国健康城市建设研究报告（2019）》《北京健康城市建设研究报告（2019）》编委会副主任。曾组织和推动了中国医药卫生事业发展基金会"抗击新冠肺炎疫情""健康城市建设""尘肺病、结核病防治""糖尿病预防和康复""肿瘤早期筛查及防治""2021重大自然灾害紧急救援"等十大公益行动，策划和发起了"健康中国公益强医"创新工程和"健康中国慈善惠民"金牌行动，参与推动"健康中国，你我同行——数城地铁联动主题巡展"等健康中国公益行动。参与了健康城市蓝皮书：《中国健康城市建设研究报告（2021）》《北京健康城市建设研究报告（2021）》以及《健康北京十五年历史回顾与未来发展》的组织策划和研创工作。

王鸿春　中共北京市委研究室办公室原主任、首都社会经济发展研究所原所长，现任中国城市报中国健康城市研究院院长、北京健康城市建设促进会理事长、北京健康城市建设研究中心主任、首席专家，研究员。近年来主持完成决策应用研究课题65项，其中世界卫生组织委托课题、省部级项目共10项，获国家及北京市领导批示20余项，"转变医疗模式政策研究"等课题获北京市第九届优秀调查研究成果一等奖等市级奖项共11项。著有《凝聚智慧——王鸿春主持决策研究成果文集》《有效决策》《成功领导者的习惯》等，并先后主编或合作主编决策研究书籍27部，其中健康城市蓝皮书分别获得中国社会科学院皮书学术委员会颁发的"优秀皮书奖"：《北京健康城市建设研究报告（2017）》，一等奖；《北京健康城市建设研究报告（2019）》，二等奖；《中国健康城市建设研究报告（2019）》，三等奖；《北京健康城市建设研究报告（2020）》，三等奖。

曹义恒　博士，副编审。现为社会科学文献出版社政法传媒分社总编辑，兼任政治学与公共管理编辑室主任，主要负责马克思主义理论、政治学、公共管理、健康城市建设等领域的组稿审稿工作。在《马克思主义与现实》、《经济社会体制比较》、《学习与探索》、《武汉理工大学学报》（社会科学版）等期刊上发表论文及译文 10 余篇，出版译著 2 部。

卢　永　中国健康教育中心健康促进部主任，副研究员，中华预防医学会第六届理事、爱国卫生技术指导工作委员会副秘书长，中国城市科学研究会健康城市专业委员会委员，北京健康城市建设促进会副理事长。近年来主要从事健康促进与健康教育理论和政策研究，参与制订《全国健康城市评价指标体系（2018 版）》《关于加强健康促进与教育的指导意见》等多项政策文件，开展将健康融入所有政策研究，承担全国健康城市建设、健康促进县区建设、健康影响评估制度建设的管理和研究任务，参与第九届全球健康促进大会筹备技术支持工作，作为主编或副主编出版《健康影响评价理论与实践研究》《中国健康城市建设优秀实践（2019 年）》《第九届全球健康促进大会重要文献及国际案例汇编》等 19 部著作，以第一作者和通讯作者发表论文 16 篇。

摘　要

习近平总书记在十九大报告中指出："实施健康中国战略。人民健康是民族昌盛和国家富强的重要标志。要完善国民健康政策，为人民群众提供全方位全周期健康服务。"当前，我国正处于实现"两个一百年"奋斗目标的历史交汇期。在新的历史背景下，健康越来越成为人民群众关心的重大民生福祉问题，爱国卫生工作和健康城市建设迎来新的发展机遇。加强健康城市建设的研究工作，探索"十四五"时期有效落实健康中国战略、深入实施健康中国行动的创新路径，可以为党和政府进一步制定健康城市政策、开展健康城市建设实践提供决策参考建议，为社会各界参与健康城市领域的研究与实践提供有益的理论和经验参照。

健康城市工作是推进健康中国建设的重要内容和抓手。为动态了解健康中国建设进展，国家卫生健康委卫生发展研究中心开展了健康中国建设综合评价。评价结果显示，2015～2019 年度，健康中国建设开局起步良好，政策体系和实施推进机制逐步完善，主要指标总体完成情况良好，居民健康水平持续提升，为全面建成小康社会奠定了坚实基础。同时，各维度、地区、省份之间的发展水平和进展程度存在一定的不平衡性，需要进一步巩固和完善相关政策措施，加大对重点领域和薄弱地区的支持力度，促进健康中国建设均衡发展。此外，应进一步完善健康中国主要指标的统计调查制度，提高年度和分省数据的可获得性，强化动态监测和综合评价。

本书利用"大数据""互联网＋"等新兴科学技术，探究基于环境大数据提升健康城市精细化管理水平的对策建议；关注"绿色空间分布""叙事

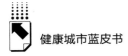

医学"等新兴理念，探究健康绩效导向下城市绿色空间体系的构建路径，以及叙事医学在对慢病实施以情绪管理为主导的综合治理过程中的积极作用；关注健康家庭，借鉴巴西、瑞典、日本等国外家庭健康计划，提出健康家庭建设思路；关注健康社区和社区医疗，梳理英国、美国、新加坡等国外社区医疗体系建设经验，为完善社区医疗体系、构建健康社区提供对策建议；关注健康校园，以清华大学为案例，为健康校园建设提供行动建议。本书还选取上海市黄浦区、山东省威海市、重庆市南岸区、海南省琼海市等，分享其在健康城市建设和健康影响评价体系建设方面的实践经验，为丰富健康中国建设创新方案提供了新的范例。

关键词： 健康中国　健康城市　健康细胞工程

目 录 ⌐⟩⣿⣿⣿⣶⣤⡀

Ⅰ 总报告

Ⅱ 健康环境篇

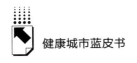

皮书数据库阅读**使用指南**

总 报 告

General Report

B.1

2015～2019年健康中国
建设进展评估报告

王秀峰　苏剑楠　王昊　刘嘉周*

摘　要：　健康中国是维护和促进全民健康、实现健康与经济社会协调
　　　　　发展的国家战略。为动态了解健康中国建设进展，国家卫生
　　　　　健康委卫生发展研究中心开展了健康中国建设综合评价研
　　　　　究。评价结果显示，健康中国建设开局起步良好，政策体系
　　　　　和实施推进机制逐步完善，主要指标总体完成情况良好，居
　　　　　民健康水平在较高基础上持续快速提升，为全面建成小康社
　　　　　会奠定了坚实基础。同时，各个维度之间、各个地区之间和
　　　　　各个省份之间的发展水平和进展程度存在一定的不平衡性，

---

* 王秀峰，硕士，国家卫生健康委卫生发展研究中心健康战略与全球卫生研究部副主任，研究
员，主要研究方向为卫生健康战略与规划；苏剑楠，国家卫生健康委卫生发展研究中心助理
研究员，主要研究方向为卫生健康战略与规划；王昊，国家卫生健康委卫生发展研究中心助
理研究员，主要研究方向为卫生健康战略与规划；刘嘉周，益阳市中心医院科员，主要研究
方向为卫生健康战略与规划、公立医院绩效改革。

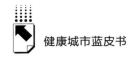

需要进一步巩固和完善相关政策措施，加大对健康生活、健康产业领域以及新疆、西藏等中西部地区的支持力度，促进健康均衡发展。此外，应进一步完善健康中国主要指标的统计调查制度，提高年度和分省数据的可获得性，强化动态监测和综合评价。

关键词：　健康中国　健康生活　健康服务　健康环境　健康产业

　　健康是人民美好生活的重要内容，也是社会文明进步和可持续发展的基础。实现国民健康长寿，是国家富强、民族振兴的重要标志，也是全国各族人民的共同愿望。2016 年，中共中央、国务院召开全国卫生与健康大会，印发实施了《"健康中国 2030"规划纲要》（以下简称《规划纲要》）①，明确了推进健康中国建设的宏伟蓝图和行动纲领。作为一项关系"两个一百年"目标全局的国家战略，健康中国建设涉及卫生健康、体育健身、生态环境等多个部门和领域，点多、线长、面广，技术性、政策性强，是一项长期、复杂、艰巨的系统社会工程。为确保健康中国建设目标任务落实到位，《规划纲要》明确将"建立健全监测评价机制"作为健康中国战略的重要组织实施机制，要求"制定规划纲要任务部门分工方案和监测评估方案，并对实施进度和效果进行年度监测和评估"。受国家卫生健康委规划司委托，国家卫生健康委卫生发展研究中心开展了健康中国建设综合评价有关研究，依托《规划纲要》主要指标，围绕健康水平、健康生活、健康服务与保障、健康环境、健康产业五个维度，构建了健康中国建设指数，从建设水平和年度进步幅度两个方面，对全国 2015～2019 年健康中国建设总体情况进行了评价，并对各省份、各区域的建设情况进行了分析。

---

① 《中共中央　国务院印发〈"健康中国 2030"规划纲要〉》，中国政府网，http://www.gov. cn/zhengce/2016 - 10/25/content_ 5124174. htm，最后访问日期：2021 年 8 月 18 日。

一 评价方法

（一）技术方法

本报告采用综合指数法进行评价。[①] 首先，按照《规划纲要》所确定的13项主要指标，通过收集各指标2015～2019年的数据，进行指标分析，了解《规划纲要》主要指标的完成情况。同时，对不同量纲的指标进行无量纲化处理，综合德尔菲法和专家咨询法，对各维度各测量指标采用等权重计算，以2015年为基期值，以《规划纲要》所确定的2030年目标值为评价的标准值，采用几何平均数进行指数归一化计算，构建健康中国建设指数，并计算各年份进步幅度，了解全国2015～2019年健康中国建设整体进展情况和各维度进展情况。在具体计算过程中，先分别计算五个维度的二级指数，再计算合成综合指数。

在对全国层面健康中国建设进行综合评价的基础上，收集31个省份《规划纲要》主要指标2018年数据，对各维度各测量指标采用等权重计算方法，并采用阈值法对原始数据进行无量纲化处理，采用线性综合法，分别计算五个维度的二级指数，再计算合成综合指数，对各省份健康中国建设情况进行分析。在此基础上，采用层次聚类法将具有相似特征的省份进行分类，以分析健康中国建设在全国的区域分布情况。

需要说明的是，由于地区之间发展水平存在差异，特别是相关指标数据统计质量存在差异，本次评价结果仅为课题研究结果，不代表或用于对各部门、各省份健康中国建设工作任务和进展成效等的评判和认定。

[①] 综合指数法是指在确定一套合理的评价指标体系的基础上，利用标准值计算出各项指标的个体指数，再将各项指标的个体指数加权平均，计算出研究对象的总体综合指数，并借此对其进行综合评价的一种方法。参见田煜明《长株潭城市群"两型社会"建设综合评价研究》，湖南大学，硕士学位论文，2010，第33页。

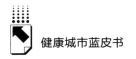

（二）指标体系及数据来源

1. 全国层面数据来源

各项主要指标的全国层面数据来源见表1。需要说明的是：其一，为保证2015～2019年年度数据的连续性，对个别指标值存在缺失的年份采用年均增速法进行了补值；其二，在《规划纲要》13项主要指标中，"城乡居民达到《国民体质测定标准》合格以上的人数比例"需依托国家体育总局每五年开展一次的国民体质监测调查，因此缺失2016～2019年数据，故未纳入综合评价指标体系；其三，"健康服务业总规模"指标因无法获得官方统计数据，故采用国家卫生健康委卫生发展研究中心历年测算结果。

表1　全国层面主要指标及数据来源

主要维度	指标	指标类型	数据来源
健康水平	1. 人均预期寿命（岁）	结果性（+）	国家卫生健康委统计信息中心
	2. 婴儿死亡率（‰）	结果性（-）	相关年份《中国卫生健康统计年鉴》
	3. 5岁以下儿童死亡率（‰）	结果性（-）	相关年份《中国卫生健康统计年鉴》
	4. 孕产妇死亡率（1/10万）	结果性（-）	相关年份《中国卫生健康统计年鉴》
	5. 城乡居民达到《国民体质测定标准》合格以上的人数比例（%）	结果性（+）	相关年份《国民体质监测公报》
健康生活	6. 居民健康素养水平（%）	过程性（+）	相关年份《中国居民健康素养监测报告》
	7. 经常参加体育锻炼人数（亿人）	过程性（+）	城乡居民参加体育健身活动状况调查
健康服务与保障	8. 重大慢性病过早死亡率（%）	结果性（-）	国家卫生健康委；相关年份《中国居民营养与慢性病状况报告》
	9. 每千常住人口执业（助理）医师数（人）	投入性（+）	相关年份《中国卫生健康统计年鉴》
	10. 个人卫生支出占卫生总费用的比重（%）	投入性（o）	相关年份《中国卫生健康统计年鉴》
健康环境	11. 地级及以上城市空气质量优良天数比率（%）	结果性（+）	相关年份《中国生态环境状况公报》
	12. 地表水质量达到或好于Ⅲ类水体比例（%）	结果性（+）	相关年份《中国生态环境状况公报》
健康产业	13. 健康服务业总规模（万亿元）	结果性（+）	国家卫生健康委卫生发展研究中心

注：指标类型分为正向指标、逆向指标和适度指标，分别用"+""-""o"指代。

2. 地方层面数据来源

全国 31 个省份的主要指标数据，主要来自相关年份《中国卫生健康统计年鉴》、各省份相关年度《卫生健康事业发展统计公报》、各省份《健康行动实施方案》、相关年份《中国生态环境状况公报》以及权威媒体报道等（见表 2）。需要说明以下几点。①为尽可能保证各省份数据年份的一致性，根据各省份数据情况，目前大部分指标均采集 2018 年年度数据。其中，"经常参加体育锻炼人数"因 2018 年数据缺失值较大，采用各省份 2014 年的数据进行测算。②对于个别缺失的指标值，优先利用其他年份的数据采用年均增速法进行补齐。对于各省份个别没有任何年份数据的指标，取该省份所在区域（采用国家统计局标准划分区域）其他省份的平均值进行补齐。③考虑到"经常参加体育锻炼人数"指标受各省份常住人口规模影响，不便于进行横向比较，改为根据各省份 2014 年常住人口计算"经常参加体育锻炼人数比例"，用于进行指数测算。④"城乡居民达到《国民体质测定标准》合格以上的人数比例"指标缺失全国及各省份数据，不纳入指数测算。⑤"健康服务业总规模"因没有各省份统计数据，统一按全国水平进行指数测算，以保证既与国家层面指数指标体系相一致，同时又不影响分省指数结果比较。

表 2　全国各省份指数测算指标及数据来源

主要维度	指标	数据来源
健康水平	1. 人均预期寿命（岁）	各省份《卫生健康事业发展统计公报》；《健康省份行动（2019～2030 年）》；新闻发布会；权威媒体报道
	2. 婴儿死亡率（‰）	
	3. 5 岁以下儿童死亡率（‰）	
	4. 孕产妇死亡率（1/10 万）	
	5. 城乡居民达到《国民体质测定标准》合格以上的人数比例（%）	数据缺失，未纳入测算
健康生活	6. 居民健康素养水平（%）	《健康省份行动（2019～2030 年）》；新闻发布会
	7. 经常参加体育锻炼人数（亿人）	各省份全民健身报告；新闻发布会
健康服务与保障	8. 重大慢性病过早死亡率（%）	各省份健康行动方案
	9. 每千常住人口执业（助理）医师数（人）	各省份卫生健康事业发展统计公报
	10. 个人卫生支出占卫生总费用的比重（%）	《中国卫生健康统计年鉴》

主要维度	指标	数据来源
健康环境	11. 地级及以上城市空气质量优良天数比率(%)	《各省份2018年生态环境状况公报》;《打赢蓝天保卫战三年行动实施方案(2018—2020年)》
	12. 地表水质量达到或好于Ⅲ类水体比例(%)	
健康产业	13. 健康服务业总规模(万亿元)	各省份均取全国水平

二 健康中国建设整体进展情况

(一)主要指标实现情况分析

从2019年数据看,《规划纲要》主要指标总体实现情况良好。13项主要指标中,"城乡居民达到《国民体质测定标准》合格以上的人数比例"因依托于每5年开展一次的国民体质监测调查,无法获得2019年年度数据,暂无法进行评估;"经常参加体育锻炼人数""个人卫生支出占卫生总费用的比重""健康服务业总规模""居民健康素养水平"4项指标2019年尚未达到2020年目标水平;其余8项指标均已经提前实现《规划纲要》2020年目标要求。

表3 《规划纲要》主要指标实现情况

维度	指标	2015年	2019年	2020年目标	实现情况
健康水平	1. 人均预期寿命(岁)	76.3	77.3	77.3	提前实现
	2. 婴儿死亡率(‰)	8.1	5.57	7.5	提前实现
	3. 5岁以下儿童死亡率(‰)	10.7	7.78	9.5	提前实现
	4. 孕产妇死亡率(1/10万)	20.1	17.8	18	提前实现
	5. 城乡居民达到《国民体质测定标准》合格以上的人数比例(%)	89.6(2014年)	—	90.6	无法评估
健康生活	6. 居民健康素养水平(%)	10.25	19.17	20	尚未实现
	7. 经常参加体育锻炼人数(亿人)	3.6(2014年)	4.0	4.35	尚未实现

续表

维度	指标	2015年	2019年	2020年目标	实现情况
健康服务与保障	8. 重大慢性病过早死亡率(%)	18.5	16.5	16.65	提前实现
	9. 每千常住人口执业(助理)医师数(人)	2.22	2.8	2.5	提前实现
	10. 个人卫生支出占卫生总费用的比重(%)	29.27	28.36	28	尚未实现
健康环境	11. 地级及以上城市空气质量优良天数比率(%)	76.7	82.0	80	提前实现
	12. 地表水质量达到或好于Ⅲ类水体比例(%)	66.0	74.9	70	提前实现
健康产业	13. 健康服务业总规模(万亿元)	—	7.01	8	尚未实现

（二）健康中国建设指数分析

1. 健康中国建设进程指数

根据指标2015~2019年年度数据（见表4），以2030年的目标值为标准值（即2030年为100分），测算健康中国建设进程指数及分维度进程指数，主要结果见表5和图1。总体上，健康中国建设进展良好，2019年健康中国建设进程指数得分为85.07分。从各维度情况看，健康环境得分最高为94.75分，其次是健康服务与保障为92.97分，健康水平得分为90.67分，健康生活得分为84.30分，健康产业得分较低（为66.19分）。从2015~2019年情况看，健康产业、健康生活两个维度在各年度得分均较低，健康环境、健康服务与保障两个维度得分均比较高。

表4 健康中国建设指数测算指标数据

维度	指标	2015年	2016年	2017年	2018年	2019年	2020年目标	2030年目标
健康水平	1. 人均预期寿命(岁)	76.3	76.5	76.7	77	77.3	77.3	79
	2. 婴儿死亡率(‰)	8.1	7.5	6.8	6.1	5.57	7.5	5
	3. 5岁以下儿童死亡率(‰)	10.7	10.2	9.1	8.4	7.78	9.5	6
	4. 孕产妇死亡率(1/10万)	20.1	19.9	19.6	18.3	17.8	18	12

续表

维度	指标	2015 年	2016 年	2017 年	2018 年	2019 年	2020 年目标	2030 年目标
健康生活	5. 居民健康素养水平(%)	10.25	11.58	14.18	17.06	19.17	20	30
	6. 经常参加体育锻炼人数(亿人)	3.6 (2014 年)	—	—	—	4	4.35	5.3
健康服务与保障	7. 重大慢性病过早死亡率(%)	18.5	18.18	17.87	—	16.5	16.65	12.95
	8. 每千常住人口执业(助理)医师数(人)	2.22	2.31	2.44	2.6	2.8	2.5	3
	9. 个人卫生支出占卫生总费用的比重(%)	29.27	28.78	28.77	28.73	28.36	28	25
健康环境	10. 地级及以上城市空气质量优良天数比率(%)	76.7	78.8	78.0	79.3	82.0	80	88
	11. 地表水质量达到或好于Ⅲ类水体比例(%)	66.0	67.8	67.9	71	74.9	70	86.6
健康产业	12. 健康服务业总规模(万亿元)	—	5.08	5.7	6.2	7.01	8	16

注：(1)《规划纲要》中"地级及以上城市空气质量优良天数比率（%）"和"地表水质量达到或好于Ⅲ类水体比例（%）"两项指标 2030 年目标为"持续改善"。为便于进行指标测算，根据《中华人民共和国国民经济和社会发展第十四个五年规划和 2035 年远景目标纲要》所列上述指标 2020 年水平和 2025 年目标值，按照 2026～2030 年与 2021～2025 年同幅度改善，推算 2030 年目标值。

（2）5 个缺失数据采用年均增速法进行补值。

表 5　健康中国建设进程指数得分情况

指数	2015 年	2016 年	2017 年	2018 年	2019 年	2030 年
健康水平指数	81.76	83.17	85.60	88.44	90.67	100
健康生活指数	69.41	72.24	76.71	81.11	84.30	100
健康服务与保障指数	87.29	88.38	89.45	90.68	92.97	100
健康环境指数	90.28	91.50	91.30	92.71	94.75	100
健康产业指数	53.27	56.35	59.69	62.25	66.19	100
综合指数	75.06	77.18	79.63	82.20	85.07	100

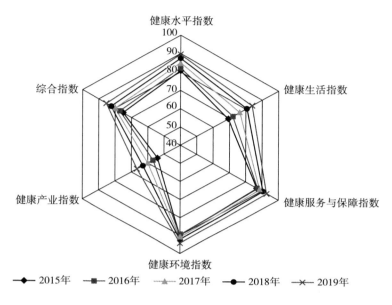

图1　2015～2019年健康中国建设进程指数（以2030年为100分）

2. 健康中国建设改善幅度情况

从主要指标纵向比较看（见图2），2019年"居民健康素养水平""健康服务业总规模"两项指标分别比2015年增长了87.02%和55.78%，改善幅度最大；"婴儿死亡率""5岁以下儿童死亡率""每千常住人口执业（助理）医师数"也有较大幅度改善。其他指标均持续优化。

从健康中国建设进程指数的纵向变化情况看（见表6），2015～2019年，健康中国建设进程指数整体增幅为13.34%。其中，健康产业指数改善幅度最大（2019年比2015年增长了24.5%），其次为健康生活指数（21.45%），健康水平指数增幅10.90%，健康服务与保障指数、健康环境指数增幅分别为6.51%和4.95%；从指数的年度进展情况看，健康中国建设进程综合指数2019年度增幅最快（3.49%），健康服务与保障指数、健康环境指数、健康产业指数也是2019年度增幅最快（依次为2.53%、2.20%和6.33%），健康水平指数2018年度增幅最快（3.32%），健康生活指数2017年度增幅最快（6.19%）。

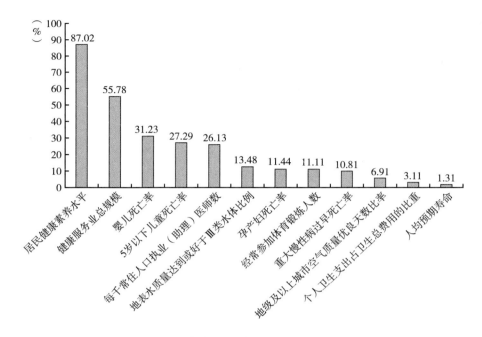

图2 主要指标2019年比2015年改善幅度

表6 2016～2019年健康中国建设进程指数年度变化情况

单位：%

指数	2016年较2015年增幅	2017年较2016年增幅	2018年较2017年增幅	2019年较2018年增幅	2019年较2015年整体增幅
健康水平指数	1.72	2.92	3.32	2.52	10.90
健康生活指数	4.08	6.19	5.74	3.93	21.45
健康服务与保障指数	1.25	1.21	1.38	2.53	6.51
健康环境指数	1.35	-0.22	1.54	2.20	4.95
健康产业指数	5.78	5.93	4.29	6.33	24.25
综合指数	2.82	3.17	3.23	3.49	13.34

三 地方健康中国建设指数分析

根据各省份主要指标2018年数据，计算各省份健康中国建设综合指数和分维度指数。为了更直观地比较各省份水平，取各指数值最大的省份指数值作为"理想最大值"，对各省份指数进行百分制转换。在分省份指数基础上，根据国家统计局地区划分标准，对全国6大区域（华北、东北、华东、中南、西南、西北）情况进行分析。

（一）各维度指数分析

由于缺少省级健康服务业总规模数据，健康产业维度指数难以计算，故仅计算各省（区、市）健康水平、健康生活、健康服务与保障、健康环境4个维度的分指数。各维度指数前16位省份结果见表7。总体来看，各省份和区域之间在不同维度上发展的差异性较大。

1. 健康水平指数

健康水平指数排名第一的为上海，其次是北京、天津、浙江、广东，指数分别为100.00、98.01、97.30、95.02、93.59分。总体来看，东部地区健康水平指数得分较高，西部地区整体得分较低。经计算，该维度极差为59.03分。从区域分布看，前10位省份中华东地区有5个省份，华北地区有2个省份，中南地区（广东）、东北地区（辽宁）和西北地区（陕西）各有1个省份。

2. 健康生活指数

健康生活指数排名第一的为北京，其次是浙江、天津、辽宁、上海，指数分别为100.00、87.62、85.07、81.49、81.43分。该维度指数各省份之间差距较大，经计算，该维度极差为61.85分，说明各省份之间在健康生活方面（居民健康素养水平和经常参加体育锻炼人数比例）存在较大的差距。从区域分布看，前10位省份中华东地区共有4个省份，华北地区有3个省份，中南地区（广东）、西南地区（重庆）、东北（辽宁）地区各有1个省份。

3. 健康服务与保障指数

健康服务与保障指数排名第一的为上海，其次是浙江、北京、广东、江苏，指数分别为100、93.71、93.55、90.22、87.32分。经计算，该维度极差为57.75分，相较于其他维度，各省份之间此维度水平差距最小。从区域

分布看，前 10 位省份中共有 4 个省份为华东地区，3 个省份为中南地区，2
个省份为华北地区，1 个省份（贵州）为西南地区。

4. 健康环境指数

健康环境指数排名第一的为贵州，其次是海南、福建、云南、广西，
指数分别为 100、99.28、97.65、95.69、94.46 分。总体来看，健康环境
指数得分较高的多为西部自然生态条件优良的省份。经计算，该维度极差
为 69.5 分，说明各省份之间此方面的差距较大。从区域分布看，前 10 位
省份中中南地区和西南地区各有 3 个省份，华东地区和西北地区各有 2 个
省份。

表 7　2018 年健康中国建设分维度指数测算结果前 16 位省份

维度排序	健康水平		健康生活		健康服务与保障		健康环境	
	省份	指数	省份	指数	省份	指数	省份	指数
1	上海	100.00	北京	100.00	上海	100.00	贵州	100.00
2	北京	98.01	浙江	87.62	浙江	93.71	海南	99.28
3	天津	97.30	天津	85.07	北京	93.55	福建	97.65
4	浙江	95.02	辽宁	81.49	广东	90.22	云南	95.69
5	广东	93.59	上海	81.43	江苏	87.32	广西	94.46
6	江苏	92.59	重庆	80.16	安徽	86.61	江西	91.51
7	福建	91.87	福建	75.57	贵州	85.14	湖南	91.09
8	辽宁	91.78	广东	73.45	海南	79.13	西藏	90.30
9	山东	91.05	江苏	73.10	广西	77.98	甘肃	89.80
10	陕西	90.68	内蒙古	72.93	内蒙古	77.77	青海	89.68
11	吉林	90.42	山东	72.87	山东	76.81	广东	87.18
12	湖北	90.38	安徽	69.09	重庆	76.60	浙江	87.04
13	安徽	89.96	四川	66.97	福建	74.10	重庆	86.49
14	广西	89.61	江西	66.74	江西	74.06	四川	84.39
15	山西	89.55	吉林	66.47	四川	73.79	新疆	83.46
16	湖南	89.35	河南	63.49	天津	71.99	湖北	82.97

（二）综合指数分析

从各个省份的综合指数计算结果看，前 10 位省份依次为上海、浙江、

北京、广东、福建、江苏、重庆、安徽、广西和天津。总体来看，各省份健康中国建设进展情况良好，省份间综合指数极差为39.78分，差距小于4个分维度指数组内极差。

表8 2018年健康中国建设综合指数测算结果前10位省份

排名	省份	综合指数
1	上海	100.00
2	浙江	99.66
3	北京	99.59
4	广东	96.29
5	福建	93.12
6	江苏	92.75
7	重庆	90.81
8	安徽	90.66
9	广西	90.46
10	天津	90.22

从区域情况看，健康中国建设综合指数较高的省份多集中在华东、华北地区。总体来看，华东地区综合发展情况最好，西北地区则需要引起关注。为了便于更直观地了解各省份健康中国建设进展情况，运用 SPSS 26.0 软件，采用层次聚类法将具有相似特征的省份进行分类，以分析地区间健康中国建设分布情况。根据聚类树状图，结合各省份健康中国建设综合指数测算的结果，可以将31个省份大致分为三个梯队。①综合指数得分90分及以上为第一梯队，包括北京、上海、广东、浙江、福建、江苏、重庆、安徽、广西、天津10个省份。该梯队省份在健康中国建设进程方面总体处于领先地位。②综合指数得分70~90分的为第二梯队，包括海南、内蒙古、江西、山东、吉林、四川、贵州、辽宁、湖北、云南、湖南、甘肃、陕西、河南、山西、宁夏、黑龙江、青海、河北19个省份。这些省份大多位于中部、东北、西部地区。③综合指数得分在70分以下的为第三梯队，主要包括新疆和西藏。第三梯队综合指数得分较低的主要原因是受经济社会发展总体水平的影响，健康水平指数较低。但新疆和西藏在健康环境指数方面在全国排名

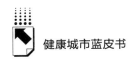

则处于中等偏上水平。从上述梯队划分可以看出，健康中国建设进程在不同地区、不同省份之间存在较大的不平衡性。

四　结论与建议

（一）健康中国建设开局良好，为全面建成小康社会打下了坚实的健康基础

"十三五"时期，健康中国建设取得显著成效，2019年13项主要指标中已有8项提前实现2020年目标要求，相对于2030年目标水平要求的健康中国建设进程指数2019年得分已经达到85.07分，其中健康环境指数、健康服务与保障指数、健康水平指数都已经达到90分以上。2015～2019年，居民健康素养水平从10.25%提高到19.17%，经常参加体育锻炼人数超过4亿人，越来越多的人主动自觉践行合理膳食、适量运动、戒烟限酒、心理平衡的健康生活方式。影响健康的环境问题得到重点治理，生态环境明显改善。医疗卫生服务体系持续健全完善，健康保障水平稳步提高，30～70岁人群重大慢性病过早死亡率呈现持续下降趋势，2019年降至16.5%，每千常住人口执业（助理）医师数从2.22人增长到2.8人，个人卫生支出占卫生总费用的比重下降到历史最低水平，卫生筹资结构持续优化。健康服务业发展势头良好，健康旅游、健康养老、体医融合、智慧健康等一批新业态、新模式快速发展。这一时期，我国人均预期寿命从76.3岁提高到77.3岁，婴儿死亡率由8.1‰下降到5.57‰，5岁以下儿童死亡率从10.7‰降至7.78‰，孕产妇死亡率从20.1/10万降至17.8/10万，主要健康指标总体居于中高收入国家前列，2010年以来改善幅度总体显著快于主要发达国家和中高收入国家平均水平，在较高水平基础上继续得到较大改善，有力维护和促进了全民健康。

（二）健康中国建设政策体系不断健全，共建共享的实施推进机制逐步完善

推进健康中国建设是一项涉及生活方式、生产方式和经济社会发展模式

变革的社会系统工程，是一项涉及跨领域、跨部门的复杂工程，只有建立完善政策体系，建立有效协同推进机制，才能保障各项任务的落实和各项目标的实现。目前，健康中国建设已经形成了以《规划纲要》为宏伟蓝图和行动纲领、以健康中国行动相关文件为"施工图"和"路线图"、以相关五年规划为阶段性细化举措、以健康城市（村镇）及健康细胞建设等为载体和抓手的政策体系。2019年6月24日，国务院办公厅印发《健康中国行动组织实施和考核方案》，明确了健康中国建设推进协调机制和监测评估、考核评价的具体要求。根据上述方案，依托全国爱国卫生运动委员会，国家层面成立了健康中国行动推进委员会，推进委员会主任由国务院分管领导同志担任，副主任由国家卫生健康委主要负责同志、国务院分管副秘书长以及教育、体育等相关部门负责同志担任，委员由相关部门负责同志、专家、全国人大代表、全国政协委员和社会知名人士等担任，负责统筹推进组织实施、监测和考核相关工作。① 推进委员会设立了专家咨询委员会，下设15个专项行动工作组。目前，推进委员会成员单位不仅包括了中央宣传部、中央网信办等30多个部门，也同时将中华全国总工会、中国共产主义青年团中央委员会、中华全国妇女联合会、中国科学技术协会、中华全国工商业联合会、中国残疾人联合会、中国红十字会总会、中国计生协8家群团组织作为成员单位，搭建"共建共治共享"的健康治理平台。全国31个省（区、市）和新疆生产建设兵团均已印发健康中国行动实施意见，成立或明确了协调推进机构，并根据各地文件要求，组织成立本地区的专家咨询委员会和专项行动工作组，初步形成了党政主要领导亲自抓、负总责的工作格局。

（三）健康中国在不同领域和不同地区之间发展存在不平衡，一些薄弱环节和重点地区需要加大力度

从全国层面综合评价结果看，各个维度发展基础和进步幅度存在差异。

---

① 《国务院办公厅关于印发健康中国行动组织实施和考核方案的通知》（国办发〔2019〕32号）。

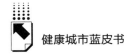

一方面，虽然 2015～2019 年各年份健康产业指数（该维度指标为"健康服务业总规模"）、健康生活指数（该维度指标包括"居民健康素养水平""经常参加体育锻炼人数比例"）进步改善幅度最快，但目前得分均比较低，提示应进一步加大健康产业发展支持力度，落实《促进健康产业高质量发展行动纲要（2019—2022 年）》各项支持性措施，推动健康与相关产业融合发展，同时进一步加大普及健康生活方式力度，加快健全健康促进与教育体系、提高健康教育服务能力，引导全民塑造自主自律的健康行为，提高全民身心健康素质。另一方面，目前健康水平、健康服务与保障、健康环境指标都已经处于比较高的水平，如何在较高的基础上进一步持续提升，也需要进一步巩固完善相关政策措施，加大推进力度。

从地方层面综合评价结果看，各个区域、省份之间在健康中国建设总体进程以及健康生活、健康服务与保障、健康环境、健康水平各个维度也都存在较大的不平衡性，各类指数内部极差都比较大。中西部地区在健康水平、健康服务与保障方面与东部地区还存在较大差距，东部一些地区在健康环境方面则有较大提升空间。总体来看，绝大多数省份健康中国建设一些维度都存在薄弱环节，如北京和上海虽然总体水平在第一梯队，但健康环境维度则排位不高。建议应进一步加大对新疆、西藏等西部地区的支持力度，特别是在健康服务与保障、健康生活普及等方面，提升地区间健康均衡性。同时，加强对各省（区、市）健康中国建设的动态监测和评价，引导各省份在发挥好自身比较优势的基础上，不断补齐短板弱项，实现平稳均衡发展。

（四）健康中国建设评价方法仍需完善，统计调查工作亟须加强

综合评价高度依赖于科学的指标体系和完备的数据基础。从目前情况看，"城乡居民达到《国民体质测定标准》合格以上的人数比例"因依赖于每 5 年一次的国民体质监测调查，年度和分省数据可获得性较差。"经常参加体育锻炼人数"年度和分省数据存在较多的缺失，"健康服务业总规模"尚未建立起国家层面的统计核算制度、分省数据难以获取，这些都影响到《规划纲要》主要指标的动态监测。同时，13 项主要指标，特别是人均预期

寿命、居民健康素养水平、重大慢性病过早死亡率等指标，尚未建立起国家层面统一核算、统一发布制度，一定程度上造成各省（区、市）之间数据质量存在差异，影响指标比较的客观性和准确性。2021年3月18日，健康中国行动推进委员会正式印发《健康中国行动监测评估实施方案和健康中国行动监测评估指标体系（试行）》（国健推委发〔2021〕1号）、《健康中国行动2019～2020年试考核实施方案》（国健推委发〔2021〕2号），明确了64个主要监测指标和27个试考核指标。为保证监测评估和考核评价工作的顺利进行，建议国家层面加快研究完善包括主要指标在内的数据统计调查制度，统一监测统计方案和测算方法，扩大监测调查覆盖面，提高统计调查频率，加快推动人均预期寿命等主要指标的年度统计和分省测算。在此基础上，建议总结浙江等先进省份经验，研究建立覆盖相关部门和各省（区、市）的健康中国监测信息系统，畅通数据报送途径，确保监测统计工作的统一性和协调性。此外，建议在考核评价时充分考虑各个地区之间经济社会发展水平和健康中国建设基础水平的差异性，合理确定评价标准，避免"一刀切"，并考虑对发展水平进行评价的同时，突出对各个地区、省份之间健康中国建设进步幅度的评价，以客观反映地方工作努力程度。

健康环境篇

Healthy Enviroment

B.2
健康绩效导向的城市绿色
空间体系构建研究*

康宁 李树华**

摘　要：　　如何通过城市绿色空间的供给去协助解决城市人群健康问
　　　　　　题，是当前健康城市建设的重点之一。但是长期以来我国
　　　　　　城市绿色空间建设过多地强调绿地总体空间布局，将美学
　　　　　　功能及生态价值作为规划的重点，对使用者真正的健康需
　　　　　　求考虑不足。研究发现，健康支持性环境建设已经成为引
　　　　　　导公众改变不良生活方式、预防慢性病发生和发展的重要
　　　　　　措施，并逐渐表现出"从单极生理愉悦到生理、精神、社

　*　基金项目：国家自然科学基金青年科学基金项目"北京地区城市森林疗养空间特征识别及健
　　　康效益定量评价"（编号51908310）、国家自然科学基金面上项目"基于高压人群身心健康
　　　的工作环境绿色空间体系研究"（编号51978364）、Tsinghua-Toyota Joint Research Institute
　　　Cross-discipline Progran 共同资助。
　**　康宁，清华大学建筑学院景观学系助理教授，博士，研究方向为园林康养与园艺疗法；李树
　　　华，清华大学建筑学院景观学系教授、博士生导师，博士，研究方向为园林康养与园艺疗法。

会的多维度探索，从消极被动治疗到积极主动预防，从注重康复的庭院花园到关注过程的城市公共空间"的新动向。绿色空间特征要素及其健康作用路径之间存在复杂的交互关系,两者共同为健康绩效导向的城市绿色空间系统营建、既存公共空间景观更新与建成后环境健康绩效评价提供指标与参考。

关键词： 健康城市　健康绩效　城市绿色空间　风景园林

一　健康城市建设的核心问题

2016 年 8 月，中央召开了全国卫生与健康大会，这是我国进入全面小康社会决胜阶段召开的一次重要会议，明确提出了"把人民健康放在优先发展的战略地位"，"健康中国"上升为国家战略。同年 10 月，中共中央、国务院颁布了《"健康中国 2030"规划纲要》，提出"全方位、全周期维护和保障人民健康"，设定了"健康水平、健康生活、健康服务与保障、健康环境和健康产业"五大类指标。2019 年 7 月，《健康中国行动（2019—2030 年）》出台，立足以较低成本取得较高的健康绩效，解决当前的健康问题，从而将健康中国战略落实。此后，《健康深圳行动计划（2017—2020 年）》《健康上海行动（2019—2030 年）》《健康北京行动（2020—2030 年）》《健康广州行动（2020—2030 年）》等地方性工作措施和行动任务依次出台。至此，我国从战略布局、纲要指导至行动计划层面形成健康政策的初步融贯。

健康中国的实现是一个复杂体系化工程，涉及社会各方面，在空间层面上则以"健康城市"建设进行具体落实。改革开放 40 多年来，我国综合国力快速增长，人民生活水平稳步提高，人均寿命增长。但是也要注意到，随着经济进步和城镇化发展，一些城市环境的负面问题也开始显现，人们的健

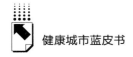
康水平也随着城市环境的恶化受到影响，所以应该着重思考如何通过城市绿色空间的供给去协助解决这类问题，这是当前健康城市建设的核心重点之一。①

二 城市绿色空间健康促进实现途径与关键特征

（一）城市绿色空间与健康之间的联动关系

城市绿色空间与公共健康紧密相关，城市绿色空间的诞生背景即是基于公众对健康的需求。疫情期间城市绿色空间对于提升人体健康的效用更加凸显，如何通过绿色空间营造预防疾病并对健康行为提供支持等问题被重新审视②，阐明城市绿色空间与健康之间的联动关系是解决这些问题的前提。

哈蒂格（Hartig）等通过系统综述发现绿色空间的健康效益大多涉及中间健康效益，提出 4 条绿色空间影响公共健康的理论路径，包括提高空气质量、促进体力活动、促进社会交往、减缓压力。③ 他们还认为，这些路径发生的前提是接触自然（contact with nature），实际过程中也是相互交织共同作用于健康。周珂等认为，绿色空间在促进公众健康过程中不仅能提升自然暴露水平，还能降低环境污染并促进健康行为。④ 尼尔森（Nielsen）和汉森（Hansen）认为，绿色空间的健康影响途径涉及促进体力活动、社会交往与

---

① 周珂、陈奕言、陈筝：《健康导向的城市绿色开放空间供给》，《西部人居环境学刊》2021年第 2 期。
② 余洋、蒋雨芊、李磊：《城市公共空间的健康途径：健康街道的内涵、要素与框架》，《中国园林》2021 年第 3 期。
③ Hartig T., Mitchell R., Vries S., "Nature and Health," *Annual Review of Public Health*, 2014（35）: 207 - 228.
④ 周珂、陈奕言、陈筝：《健康导向的城市绿色开放空间供给》，《西部人居环境学刊》2021年第 2 期。

调节心理健康①，这一结果也被胡玉婷和于一凡等所认同。② 此外，绿色空间能够影响寿命与死亡率③，对多种疾病的预防和治疗具有正面积极效应，包括呼吸系统疾病④、心血管疾病⑤、糖尿病⑥、肥胖⑦、抑郁症⑧和焦虑⑨等。综合上述研究，城市绿色空间对于公众健康的作用可以归纳成促进生理健康（影响寿命与死亡率、调节小气候、促进体力活动、预防和治疗疾病）、促进心理健康、促进社会健康 3 方面 10 条主要途径（见图 1）。

① Nielsen T. S. , Hansen K. B. , "Do Green Areas Affect Health? Results from a Danish Survey on the Use of Green Areas and Health Indicators," *Health & Place*, 2007, 13（4）: 839 – 850.

② 胡玉婷、于一凡、张庆来：《绿色开放空间对老年人社会交往的影响及其环境特征研究——基于上海市杨浦区公房社区的调查》，《城市研究》2021 年第 2 期。

③ Wang H. , Naghavi M. , Allen C. , et al. , "Global, Regional, and National Life Expectancy, All-Cause Mortality, and Cause-Specific Mortality for 249 Causes of Death, 1980 – 2015: A Systematic Analysis for the Global Burden of Disease Study 2015," *The Lancet*, 2016, 388（10053）: 1459 –1544.

④ Jaafari S. , Shabani A. A. , Moeinaddini M. , "Applying Landscape Metrics and Structural Equation Modeling to Predict the Effect of Urban Green Space on Air Pollution and Respiratory Mortality in Tehran," *Environmental Monitoring and Assessment*, 2020, 192（7）: 412; Lee H. Y. , Wu C. D. , Chang Y. T. , "Association Between Surrounding Greenness and Mortality: An Ecological Study in Taiwan," *International Journal of Environmental Research and Public Health*, 2020, 17（12）: 4525.

⑤ Jennings V. , Gragg R. S. , Brown C. P. , "Structural Characteristics of Tree Cover and the Association with Cardiovascular and Respiratory Health in Tampa, FL," *Journal of Urban Health-Bulletin of the New York Academy of Medicine*, 2019, 96（5）: 669 – 681; Tamosiunas A. , Grazuleviciene R. , Luksiene D. , "Accessibility and Use of Urban Green Spaces, and Cardiovascular Health: Findings from a Kaunas Cohort Study," *Environmental Health*, 2014, 13（1）: 20.

⑥ Ihlebaek C. , Aamodt G. , Aradi R. , "Association Between Urban Green Space and Self-reported Lifestyle-Related Disorders in Oslo, Norway," *Scandinavian Journal of Public Health*, 2018, 46（6）: 589 – 596; Xu L. X. , Ren C. , Yuan C. , "An Ecological Study of the Association Between Area – Level Green Space and Adult Mortality in Hong Kong," *Climate*, 2017, 5（3）: 55.

⑦ Toftager M. , Ekholm O. , Schipperijn J. , "Distance to Green Space and Physical Activity: A Danish National Representative Survey," *Journal of Physical Activity and Health*, 2011, 8（6）: 741 – 749; Wu J. Y. , Yang M. X. , Xiong L. Y. , "Health-Oriented Vegetation Community Design: Innovation in Urban Green Space to Support Respiratory Health," *Landscape and Urban Planning*, 2021, 205（1）: 103973.

⑧ Roberts H. , Van Lissa C. , Hagedoorn P. , "The Effect of Short-Term Exposure to the Natural Environment on Depressive Mood: A Systematic Review and Meta- Analysis," *Environmental Research*, 2019,（177）: 108606.

⑨ Ulmer J. M. , Wolf K. L. , Backman D. R. , "Multiple Health Benefits of Urban Tree Canopy: The Mounting Evidence for a Green Prescription," *Health and Place*, 2016,（42）: 54 – 62.

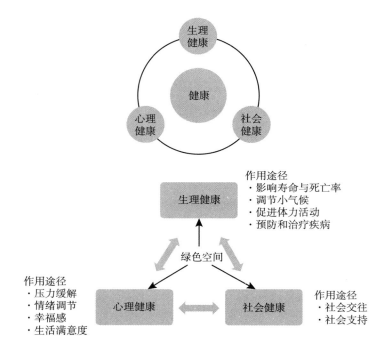

图1 城市绿色空间与人体健康关系

（二）影响健康促进作用的城市绿色空间关键特征与要素

健康导向的新时代背景下，城市绿色空间在总体上对公共健康需进行系统性的战略布局。[①] 但是，长期以来我国城市绿色空间建设过多地强调美学功能及生态价值，对使用者真正的健康需求考虑不足，绿色空间建设指标围绕绿地率、绿化覆盖率、人均公共绿地面积展开。[②] 以促进公共健康为目的的城市绿色空间规划成为一项具有挑战性的任务，本研究基于健康的三个维度（生理健康绩效、心理健康绩效、社会健康绩效），系统综述影响城市绿色空间发挥健康促进作用的关键空间特征与要素，有助于健康绩效导向下的

---

① 周珂、陈奕言、陈筝：《健康导向的城市绿色开放空间供给》，《西部人居环境学刊》2021
年第 2 期。

② 董玉萍、刘合林、齐君：《城市绿地与居民健康关系研究进展》，《国际城市规划》2020 年
第 5 期。

城市绿色空间规划与导引，也为建成后的城市绿色空间健康绩效评价提供指标参考。

1. 影响生理健康绩效的城市绿色空间主要特征

生理健康是指人体生理功能上健康状态的总合，城市绿色空间特征与生理健康绩效的关系将从影响长寿与死亡率、调节小气候、促进体力活动、预防和治疗疾病层面展开。

（1）影响寿命与死亡率。绿色空间积极影响人的寿命。琼克（Jonker）等研究发现，到绿地的平均最短距离与人的预期寿命之间存在显著的相关性，居住在绿地附近的城市老年人更加长寿。[1] 进而有学者证明，绿地百分比、绿地平均面积与全因死亡率呈显著负相关，若仅考虑大于 83.6 平方米的绿地，绿地面积增加 1 平方米可使心源性死亡减少 0.019%、基于肿瘤的死亡风险降低 0.013%。绿地破碎化通常与所有原因和特定原因的死亡率呈正相关，保持总绿地面积不变时，绿地连通性、绿色空间模式的聚合和绿色空间形状的复杂性均与所有原因和特定原因的死亡呈负相关。[2]

（2）调节小气候。城市绿色空间主要通过以植物为主的自然要素调节温湿度、制造负离子、杀菌滞尘[3]，其改善小气候功能与空间属性之间具有内在关系与规律。温湿度是人体对气候环境感觉舒适程度的指标。[4] 秦仲对比研究了北京奥林匹克森林公园 7 种纯林群落夏季的温湿度效应差异，并证实了除树种外，郁闭度是影响温湿度效应的主要因素之一。[5] 空气负氧离子

① Jonker M. F., Lenthe F. J. V., Donkers B., "The Effect of Urban Green on Small-Area (Healthy) Life Expectancy," *Epidemiology and Community Health*, 2014, 68 (10): 999 – 1002.
② Wang H., Naghavi M., Allen C., et al., "Global, Regional, and National Life Expectancy, All-Cause Mortality, and Cause-Specific Mortality for 249 Causes of Death, 1980 – 2015: A Systematic Analysis for the Global Burden of Disease Study 2015," *The Lancet*, 2016, 388 (10053): 1459 – 1544.
③ 蔡好、董丽：《绿道生态价值研究进展及展望》，《山东农业大学学报》（自然科学版）2018 年第 1 期；段敏杰、王月容、刘晶：《北京紫竹院公园绿地生态保健功能综合评价》，《生态学杂志》2017 年第 7 期。
④ 肖以华等：《广州市帽峰山森林公园空气环境质量初报》，《中国城市林业》2004 年第 6 期。
⑤ 秦仲：《北京奥林匹克森林公园绿地夏季温湿效应及其影响机制研究》，北京林业大学，博士学位论文，2016，第 141～164 页。

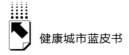

分布状况对于绿色空间健康促进作用具有非常重要的决定意义，空气负离子可以调节人体神经系统功能正常化，具有促进新陈代谢，提高记忆力、免疫力等生物效应。[1] 有林地区的空气负氧离子远高于无林地区[2]，疏林内的空气负离子浓度大于密林，生长旺盛的成熟林增加空气负离子的作用要好于幼龄林。[3] 影响空气负离子浓度的另一重要因素是树种，不同树种纯林中的空气负离子浓度差异显著，目前已测得十几种南方常用植物的效应排序。[4] 城市绿色空间中的植物在新陈代谢过程中分泌的杀菌素可以杀死空气中的有害菌[5]，植物群落的抑菌效果因树种、郁闭度相异这一结论被进一步证实。[6] 此外，在场地尺度上影响绿色空间调节小气候的主要空间因素还有各要素比例[7]，在城市与街区尺度上主要因素有区位、面积、形状。[8]

① 段敏杰、王月容、刘晶：《北京紫竹院公园绿地生态保健功能综合评价》，《生态学杂志》2017 年第 7 期。

② 邵海荣、贺庆棠、阎海平等：《北京地区空气负离子浓度时空变化特征的研究》，《北京林业大学学报》（自然科学版）2005 年第 3 期。

③ 刘云国、吕健、张合平：《大型人造园林中的空气负离子分布规律》，《中南林学院学报》2003 年第 2 期。

④ 周斌等：《不同树种林分对空气负离子浓度的影响》，《浙江农林大学学报》2011 年第 2 期；吴际友、程政红、龙应忠：《园林树种林分中空气负离子水平的变化》，《南京林业大学学报》（自然科学版）2003 年第 7 期；胡国长：《不同林分类型空气离子的时空分布及其影响因素研究》，硕士学位论文，南京林业大学，2008。

⑤ 段敏杰、王月容、刘晶：《北京紫竹院公园绿地生态保健功能综合评价》，《生态学杂志》2017 年第 7 期。

⑥ 罗英等：《居住区绿地植物群落配置模式抑菌功能研究》，《林业科技开发》2010 年第 2 期；杨波、于志会：《居住区绿地植物群落配置模式的抑菌功能》，《湖北农业科学》2013 年第 19 期。

⑦ 朱春阳、李树华、纪鹏：《城市带状绿地结构类型与温湿效应间的关系》，《应用生态学报》2011 年第 5 期。

⑧ 吴菲、李树华、刘剑：《不同绿量的园林绿地对温湿度变化影响的研究》，《中国园林》2006 年第 7 期；吴菲、李树华、刘娇妹：《城市绿地面积与温湿效应之间关系的研究》，《中国园林》2007 年第 6 期；刘娇妹等：《北京城市园林绿地冬季效应的研究》，《河北林果研究》2008 年第 1 期；吴菲、张志国：《城市绿地形状与温湿效益之间关系的研究》，载北京园林学会、北京市园林绿化局、北京市公园管理中心编《北京园林绿化与生物多样性保护》，科学技术文献出版社，2011；邓成、张守攻、陆元昌：《森林改善空气环境质量功能监测与评价研究》，《生态环境学报》2015 年第 1 期。

（3）促进体力活动。吕萌丽以广州市为对象，研究发现住区绿地率直接影响居民在绿地的体力活动意愿和活动量，提高住区的绿地率是促进居民健康的有效途径。① 此外，绿色空间的环线区位、类型、规模和形态等规划特征及其周边住宅小区、交通路网、公交站点、商娱设施及附带商业开发的风景名胜资源等都对体力活动影响显著。环线区位越靠近市中心、绿色空间规模越大、形态越趋向带状，承载的体力活动越多；中心城区居民体力活动偏好的绿色空间类型多样，可以有公园、广场和校园，在郊区仅有公园的体力活动偏多；绿色空间周边的住宅小区、交通路网、公交站点、商娱设施以及附带商业开发的风景名胜资源分布越多，绿地所承载的体力活动越多。②

在绿色空间内部特征层面，孙佩锦和陆伟对大连市城市绿色空间与居民体力活动和体重指数的关联性进行研究，得出绿色空间中的健身场所和设施的数量显著影响人的体力活动的结论。③ 而更有说服力的是布拉纳（Branas）等采用准实验（quasi-experiment）和随机对照试验（randomized controlled trial）的方法，证明绿化覆盖、定期维护、增加步行道/绿道等干预措施能够明显提高绿地使用频率和使用者体力活动水平。④

（4）预防和治疗疾病。早期的城市公共健康威胁主要为传染性疾病，

① 吕萌丽：《居民环境态度影响下城市居住区绿地的合理规模：以广州市为例》，《规划师》2006 年第 5 期。
② 赵晓龙等：《基于公众参与地理信息系统的城市绿地体力活动与建成环境特征相关性研究：以哈尔滨市为例》，《风景园林》2021 年第 3 期。
③ 孙佩锦、陆伟：《城市绿色空间与居民体力活动和体重指数的关联性研究：以大连市为例》，《南方建筑》2019 年第 3 期。
④ Branas C. C., Cheney R. A., Macdonald J. M., "A Difference-in-differences Analysis of Health, Safety, and Greening Vacant Urban Space," *American Journal of Epidemiology*, 2011, 174 (11): 1296 – 1306; West S. T., Shores K. A., "The Impacts of Building a Green Way on Proximate Residents' Physical Activity," *Journal of Physical Activity and Health*, 2011, 8 (8): 1092 – 1097; Veitch J., Ball K., Crawford D., "Park Improvements and Park Activity: A Natural Experiment," *American Journal of Preventive Medicine*, 2012, 42 (6): 616 – 619; Cohen D. A., Marsh T., Williamson S., "The Potential for Pocket Parks to Increase Physical Activity," *American Journal of Health Promotion*, 2014, 28 (3): 19 – 26.

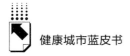

时至今日已转变为心脑血管疾病、肥胖①等非传染性疾病以及各类慢性病。②

谭冰清等通过聚类分析和皮尔森相关系数探究公共绿地在街道水平上的分布不公平性及其与居民健康的空间关联，结果表明：绿地的可达性越高，居民患心脏病、乙型肝炎、肝癌等疾病的概率会降低。③

植被覆盖率高能显著提升城市居民的自评健康水平，但对其生理健康效益 BMI（肥胖指数）水平则无显著影响，同时发现归一化植被指数（NDVI）仅在适宜范围内有良好的健康效益，在居住地 300 米缓冲区层级的自评健康积极作用大于 500 米、1000 米缓冲区层级，所以提升社区植被覆盖水平能够适当提升居民对自身健康状况的主观评价。④

针对呼吸系统疾病，在城市水平上绿地率与肺癌死亡率之间不存在显著关联⑤，归一化植被指数的单位增量与肺癌死亡率和总体呼吸系统疾病死亡率的降低有关⑥，此外更高的绿色空间可获得性（常用人均面积指标）能够促进居民亲近自然⑦，影响居民呼吸健康，因此在城市水平上也应当成为重要分析测度指标。在绿色空间内部特征层面，有研究证实了绿色空间的斑块

---

① Malik V. S., Willett W. C., Hu F. B., "Global Obesity: Trends, Risk Factors and Policy Implications," *Nature Reviews Endocrinology*, 2013, 9 (1): 13 – 27.

② Phillips D. R., "Urbanization and Human Health," *Parasitology*, 1993, 106 (S1): 93 – 107; Wang H., Naghavi M., Allen C., et al., "Global, Regional, and National Life Expectancy, All-Cause Mortality, and Cause-Specific Mortality for 249 Causes of Death, 1980 – 2015: A Systematic Analysis for the Global Burden of Disease Study 2015," *The Lancet*, 2016, 388 (10053): 1459 – 1544.

③ 谭冰清、武书帆、苏世亮：《城市公共绿地供给与居民健康的空间关联》，《城市建筑》2018 年第 24 期。

④ 肖扬、张宇航、匡晓明：《居住环境绿化水平对居民体质指数（BMI）和自评健康的影响研究：以上海为例》，《风景园林》2021 年第 2 期。

⑤ 王兰等：《绿色空间对呼吸健康的影响研究综述及综合分析框架》，《风景园林》2021 年第 5 期。

⑥ Lee H. Y., Wu. C. D., Chang Y. T., "Association Between Surrounding Greenness and Mortality: An Ecological Study in Taiwan," *International Journal of Environmental Research and Public Health*, 2020, 17 (12): 4525.

⑦ Kaczynski A. T., Henderson K. A., "Parks and Recreation Settings and Active Living: A Review of Associations with Physical Activity Function and Intensity," *Journal of Physical Activity and Health*, 2008, 5 (4): 619 – 632.

密度①、植物配置②等影响颗粒物分布，进而影响公众呼吸健康。聚合性研究证实与呼吸健康显著相关的植物配置特征包括树木密度（tree density）、叶面积指数③，另外植物群落结构和树种也将是微观层面表征指标。④

绿色空间利用与生活方式状况存在关联，利用绿色环境有助于改善高血压、糖尿病患者的生活方式，提高其健康水平。⑤居住地周围有绿地及绿地中设置健康促进元素如健康知识宣传区、健康步道，绿地的多样性、可达性、安全性和维护度等，对高血压、糖尿病患者的身体健康有积极影响。⑥

自然要素的介入能够促进人体内分泌循环系统等一系列朝着身心有益的方向改变，是增强自我免疫力的一种有效方法。研究发现经过森林浴之后人体 NK 细胞活性增强，免疫系统参数优化。绿色空间可以说是城市中最贴近森林的存在，其通过神经—内分泌—免疫多个系统协同工作，共同维持人体的健康，并因树种有别。针对睡眠障碍，一系列关于不同芳香类

① Zhou W. Q., Huang G. L., Cadenasso M., "Does Spatial Configuration Matter? Understanding the Effects of Land Cover Pattern on Land Surface Temperature in Urban Landscapes," *Landscape and Urban Planning*, 2011, 102（1）：54 – 63；Wu J. S., Xie W. D., Li W. F., "Effects of Urban Landscape Pattern on PM2. 5 Pollution：A Beijing Case Study", *PloS One*, 2015, 10（11）：e0142449.

② Wu J. Y., Yang M. X., Xiong L. Y., "Health-Oriented Vegetation Community Design：Innovation in Urban Green Space to Support Respiratory Health," *Landscape and Urban Planning*, 2021, 205（1）：103973；Chen L. X., Liu C. M., Zou R., "Experimental Examination of Effectiveness of Vegetation as Bio-filter of Particulate Matters in the Urban Environment," *Environmental Pollution*, 2016, 208：198 – 208.

③ Jennings V., Gragg R. S., Brown C. P., "Structural Characteristics of Tree Cover and the Association with Cardiovascular and Respiratory Health in Tampa, FL," *Journal of Urban Health-Bulletin of the New York Academy of Medicine*, 2019, 96（5）：669 – 681.

④ Wu J. Y., Yang M. X., Xiong L. Y., "Health-Oriented Vegetation Community Design：Innovation in Urban Green Space to Support Respiratory Health," *Landscape and Urban Planning*, 2021, 205（1）：103973.

⑤ 杨一兵等：《周围绿地利用与高血压和糖尿病患者生活方式状况的关联分析》，《中国慢性病预防与控制》2021 年第 4 期。

⑥ 闫睿杰等：《深圳市高血压患者身体活动与绿地特征的关系》，《中国慢性病预防与控制》2021 年第 4 期；石文惠等：《深圳市高血压和糖尿病患者对绿地感知状况及利用情况分析》，《中国慢性病预防与控制》2021 年第 5 期。

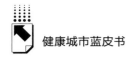

植物安神促眠功效的研究已经展开。目前已从芳香中草药中筛选出 10 种具催眠功效的植物，以实现利用活体芳香中草药植物建立室内绿色空间园艺疗法体系。

2. 影响心理健康绩效的城市绿色空间主要特征

人们的心理健康可能受到绿色感知较大的影响，存在"绿色感知—心理健康—生活满意度"的影响路径。[1] 怀特（White）等研究发现生活在拥有更多绿色空间地区的公众通常具有较少的精神困扰和较高的幸福感[2]，绿色空间数量与面积主要影响人们的情绪状态[3]，并且是影响人们主观幸福感不同成分的唯一因素，这在一定程度上体现了人们对居住地外休闲活动绿色空间的评价标准。此外，伯特伦（Bertram）等研究发现，城市绿色空间的数量和距离对生活满意度的影响呈现显著的倒 U 型。[4]

在绿色空间内部特征层面，董禹等验证了绿色空间秩序、宁静氛围等环境感知品质能缓解公众压力[5]，并能对人们的情绪状态直接产生影响。[6] 绿色空间的自然特征及其视觉外观较强地促进幸福感[7]，较为集中且可被感知到的大面积绿色空间对人们幸福感能起到更好的促进作用。王志鹏等通过心理健康多元线性回归方法，研究发现每次使用绿色空间时长、绿色空间生态特征、服务特征和美学特征与使用者心理健康状况得分呈正相关，绿色空间

① 董慰等：《日常活动地绿地感知与居民主观幸福感的关系：以哈尔滨香坊老工业区为例》，《风景园林》2021 年第 5 期。
② White M. P., Alcock I., Wheeler B. W., "Would you be Happier Living in a Greener Urban Area? A Fixed－Effects Analysis of Panel Data," *Psychological Science*, 2013, 24 (6): 920－928.
③ 董慰等：《日常活动地绿地感知与居民主观幸福感的关系：以哈尔滨香坊老工业区为例》，《风景园林》2021 年第 5 期。
④ Bertram C., Rehdanz K., "The Role of Urban Green Space for Human Well-Being", *Ecological Economics*, 2015 (120): 139－152.
⑤ 董禹、李珍、董慰：《城市住区绿地感知与居民压力水平的关系研究：以哈尔滨市 12 个住区为例》，《风景园林》2020 年第 2 期。
⑥ 董慰等：《日常活动地绿地感知与居民主观幸福感的关系：以哈尔滨香坊老工业区为例》，《风景园林》2021 年第 5 期。
⑦ Douglas O., Lennon M., Scott M., "Green Space Benefits for Health and Well-Being: A Life-Course Approach for Urban Planning, Design and Management," *Cities*, 2017 (66): 53－62.

美学特征对使用者心理健康状况得分的贡献高于生态特征和服务特征。①

3. 影响社会健康绩效的城市绿色空间主要特征

社会交往指人与人之间物质和情感的交流活动。② 马斯（Maas）等研究证明，当人们的生活环境中有更多绿色空间时，他们不容易感到孤独并容易获得更多的社会支持。③ 胡玉婷等采用可达性、设施配备、环境品质、设计感、安全感 5 个维度的建成环境指标作为自变量，以人口的社会经济属性、心理因素和社会文化环境作为调整变量，构建绿色空间对老年人社会交往的影响模型。研究表明：绿色空间类型与老年人社会交往具有很强的相关性；绿色空间可达性每提高 1 个单位，老年人社会交往程度提高 0.113 个单位；距离的邻近性和适宜的步行环境对于身体机能衰退的老年人来说尤为重要，60% 的老年人步行时间少于 10 分钟可到达绿色空间内活动为宜；环境品质、设计感和安全感也对老年人社会交往程度有显著影响。④

三　健康绩效导向的城市绿色空间体系构建

（一）健康绩效导向下分尺度、多层级绿色空间特征指标体系

大量研究已证实了城市绿色空间的健康促进作用，并揭示了其作用机制，而这种机制需要人群通过使用绿色空间激发有益于生理健康的活动，或改善心理状况、社会交往状况得以实现。探明城市绿色空间哪些

---

① 王志鹏、王薇、邢思懿：《城市公园绿地特征和使用方式与人群健康关系实证研究》，《南京林业大学学报》（自然科学版）2021 年第 5 期。

② Okunma, Stockwa, Haringmj, "The Social Activity/Subject Well-being Relation: A Quantitative Synthesis," *Research on Aging*, 1984, 6 (1): 45 – 65.

③ Maas J., Van Dillen S. M., Verheij R. A., "Social Contacts as a Possible Mechanism Behind the Relation Between Green Space and Health," *Health & Place*, 2009, 15 (2): 586 – 595.

④ 胡玉婷、于一凡、张庆来：《绿色开放空间对老年人社会交往的影响及其环境特征研究——基于上海市杨浦区公房社区的调查》，《城市研究》2021 年第 2 期。

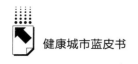

特征与要素的存在更利于公众在使用时的健康促进，进而以较小建设成本获得更大的健康效益，是健康绩效导向下城市绿色空间体系构建的根本。本研究主要梳理了以城市和街区为主的中观尺度、以绿色空间本体为主的微观尺度上绿色空间布局、结构、要素与生理、心理、社会健康的关系，发现健康支持性城市绿色空间指标呈现分尺度、分层级的特点（见表1）。

在城市和街区尺度上，绿色空间区位、绿色空间数量、绿色空间百分比、绿色空间可达性、绿色空间破碎化、绿色空间连通性、绿色空间可获得性/公平性都是影响健康促进作用发挥的重要指标。其中绿色空间可达性在既有研究中是能够反映公众绿色暴露机会的普适性指标，相对来说比较重要。此外，本研究认为绿色可用性、可视性也是影响因素。

在绿色空间本体尺度上，城市绿色空间基本特征、自然特征、美学特征、服务特征及周边设施特征5个大类共26个指标可成为影响其健康效益发挥的关键因素，其中绿色空间基本特征包括类型、面积、形状、聚合模式、要素比例，自然特征包括多样性、自然性、感知性，美学特征包括环境品质、视觉外观、宁静氛围、设计感，服务特征包括维护度、安全性、健身场地情况、健康知识宣传，周边设施特征包括交通路网、公交站点、商娱配套、周边风景名胜区分布等。植被作为绿色空间中最主要的自然要素，既有研究表明其对于生理健康、心理健康及社会健康都有最为直接的影响，特别是植被覆盖度这一指标关乎多条健康作用途径；健身场所的数量与质量，特别是是否具有健身步道/绿道也是影响运动支持的重要因素；绿色空间的品质、视觉外观、宁静氛围、设计感等对于心理健康促进比较重要。尤其不能忽视的是，绿色空间维护水平、安全性以及周边交通设施、商娱设施、其他风景名胜区等也是影响健康效益的因素。

综上，中观尺度上城市绿色空间布局与公众整体健康水平关联，微观尺度上绿色空间各种主要特征影响了寿命与死亡率、小气候条件改善、疾病预防与治疗、运动支持、压力缓解、社会交往等，但是国土宏观尺度上与健康水平的相关指标有待进一步探讨。

表 1　影响绿色空间健康绩效的关键特征与要素

空间尺度	第一层级空间特征	第二层级空间特征	第三层级空间特征	第四层级空间特征	影响寿命与死亡率	调节小气候	促进体力活动	预防和治疗疾病	促进心理健康	促进社会健康
中观尺度	绿色空间区位	—	—	—		●	●			
	绿色空间数量	—	—	—					●	●
	绿色空间百分比(绿地率)	—	—	—				●	●	●
	绿色空间可达性	—	—	—	●					
	绿色空间破碎化	—	—	—	●					
	绿色空间连通性	—	—	—	●					●
	绿色空间可获得性/公平性	—	—	—				●		
微观尺度	绿色空间基本特征	类型	—	—						
		面积	—	—						
		形状	秩序	—					●	
		聚合模式	—	—	●	●	●			
		要素比例	—	—	●	●	●			
		多样性	—	—	●	●	●	●		
	绿色空间自然特征	自然性	植被覆盖度	—			●			
			植被群落结构	垂直结构		●				
				郁闭度		●		●		
				群落密度		●		●		
				群落发展阶段				●		
				树种				●		
				叶面积指数				●		
		感知性	绿色感知	—					●	

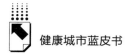

续表

空间尺度	第一层级空间特征	第二层级空间特征	第三层级空间特征	第四层级空间特征	影响寿命与死亡率	调节小气候	促进体力活动	预防和治疗疾病	促进心理健康	促进社会健康
微观尺度	绿色空间美学特征	环境品质	—							●
		视觉外观	—						●	
		宁静氛围	—						●	
		设计感	—							●
	绿色空间服务特征	维护度	—				●	●		
		安全性	—					●		●
		健身场地情况	—				●			
		健康知识宣传	—				●			●
	绿色空间周边设施特征	交通路网	—				●	●		
		公交站点	—				●	●		
		商业配套	—				●			
		周边风景	—				●			
		名胜区分布	—							

（二）健康绩效导向下城市绿色空间特征指标对实践的指导

健康城市的本质应是人与自然和谐、人们在全生命过程都能享受健康生活的美好人居环境。为了经济高效地达成健康城市目标，以上文凝练的绿色空间关键特征为指标，构建城市绿色空间体系是重要方法。

在健康绩效导向下，城市规划可从城市绿色空间结构、城市绿地系统格局、步行道系统优先的完整街道系统以及健康居住社区这四个维度更好地提升公共健康。在城市绿色空间建设方面，根据各项指标确定健康支持性绿色空间设计的原则与标准，严格把控绿色空间形态、绿色空间的自然性、绿色空间的美学性与服务性品质，以此指导绿色空间设计与施工。

考虑到当前正处于存量经济时代、城市更新语境下，城乡绿地即将面临建设质量的全面升级，即在满足生态改善、休闲娱乐、文化传承等既有功能基础上，履行促进健康、福利和平等的职责，面对城市公共卫生安全危机与公共健康需求的户外公共空间更新设计将是未来城乡绿地建设的主要内容。包含公园、绿道、居住社区、医院、疗养院、养老设施与学校户外空间等各类绿色空间是鼓励使用者进行身体活动、心理减压、社会交往的重要建成环境，参照健康绩效导向的绿色空间关键指标，对既存绿色空间可以开展更新升级。

此外，对于建成环境还需进行健康绩效评价，将评价结果及时反馈给设计与建设方，形成城市绿色空间从设计到评价再到更新的闭环程序，全面保障健康绩效导向的城市绿色空间体系的形成，为未来高水平人居环境研究与建设布局，力促健康中国的实现。

B.3
基于环境大数据提升健康城市精细化管理水平初探

王丹璐　张凤英　赵秀阁　李政蕾*

摘　要：　城市环境精细化管理作为健康城市建设的重要组成部分，直
　　　　　接关乎和反映了公众对美好生活的需求和高品质生活的期
　　　　　待。作为生态环境保护的耳目，在国家坚决打赢、打好污染
　　　　　防治攻坚战的大形势下，"环境监测"已经形成了集各种现代
　　　　　科技手段、涵盖多介质多指标、覆盖全域的系统化、精细化、
　　　　　信息化、智能化的生态环境监测网络，不仅为健康城市环境精
　　　　　细化管理奠定了基础，同时提供了有力的抓手。研究发现，
　　　　　"十三五"期间北京环境空气质量总体向好，时空差异明显；
　　　　　各区污染物浓度水平及改善情况各异，存在较大差异；基于人
　　　　　群暴露特征的城市环境精细化管理，体现健康优先；北京主要
　　　　　环境空气污染物相对健康危害商呈现出人口密度相对较低的区
　　　　　域，各污染物对于人群的健康影响总体相对较小。应持续推动
　　　　　数字化城市和大气环境立体综合监测体系建设，持续推进健康
　　　　　城市建设，并提升城市的精细化管理水平。

关键词：　健康城市　生态环境监测　精细化管理

---

* 王丹璐，中国环境科学研究院工程师，主要研究方向为环境污染与健康；张凤英，中国环境
监测总站研究员，博士，主要研究方向为空气污染与健康；赵秀阁，中国环境科学研究院研
究员，主要研究方向为环境污染的人体暴露、评价与健康风险评估；李政蕾，兰州大学，博
士，主要研究方向为环境与健康风险评价。

一 加强精细化管理是健康城市发展的迫切需求

（一）健康城市的由来

城市化不仅是城市数量增长和规模扩大，更是质的发展。[①] 早在 20 世纪 80 年代，基于"新公共卫生运动"、《渥太华宪章》和"人人健康"战略思想形成了"健康城市"思想。1988 年，莱纳德（Leonard）首次提出了"健康城市"的定义。[②] 1994 年，世界卫生组织更新了该定义，即健康城市是由健康人群、健康环境和健康社会有机结合的一个整体，是通过不断地改善环境、扩大社区资源，使得人们在享受生命、充分发挥潜能等方面能够互相支持的城市。[③] 健康城市发展最早始于英国，历经近 30 年的发展，已从最早的卫生管理，逐步发展到健康环境的创建和管理等方面。[④]

（二）我国健康城市的发展历程

20 世纪 90 年代，随着 WHO 健康城市理念逐渐向世界范围推广，我国健康城市建设开始逐步发展。2020 年《全国爱卫办关于全国健康城市评价结果的通报》中报道，各地健康城市建设工作稳步推进，全国共有 314 个国家卫生城市（区）填报了 2018 年度全国健康城市评价数据，根据评价结果确定健康城市建设示范市 19 个，同年全国爱卫会复审结果中指出，国家卫生城市（区）共 50 个，国家卫生乡镇（县城）共 971 个。《健康中国行动（2019—2030 年）》明确提出"推进健康城市、健康村镇建设"，要求将

① 杨玉洁、雷海潮：《国外健康城市建设的新进展与启示》，《医学与社会》2016 年第 8 期。

② J. , D. Leonard, "The Healthy City: Its Function and Its Future," *Health Promotion International*, 1986（1）: 55 – 60.

③ Nutbeam, D. , "Health Promotion Glossary," *Health Promotion International*, 1998（13）: 349 – 364; Yang, J. , et al. "The Tsinghua-Lancet Commission on Healthy Cities in China: Unlocking the Power of Cities for a Healthy China," *Lancet* 2018（391）: 2140 – 2184.

④ 杨玉洁、雷海潮：《国外健康城市建设的新进展与启示》，《医学与社会》2016 年第 8 期。

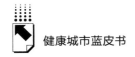

健康理念融入城市建设的方方面面，对正在由粗放向精细化转变的城市环境管理提出了新的、更高的挑战。[①]

（三）健康城市精细化环境管理需求分析

近年来，我国在城市管理的实践中，对城市的精细化管理也越来越重视，城市的精细化管理发展目前已进入系统设计和高位推动阶段，我国特色社会主义进入新时代，城市精治是目标，要将精细化要求贯穿到规划、建设、管理、执法等城市工作各个环节，城市的精细化管理是加强健康城市建设的重要手段，也是现阶段城市发展的首要内容。城市精细化管理作为一种现代化的管理模式，能够优化资源配置，提高城市管理效率。[②]

（四）健康城市精细化管理可行性分析

如何进一步提升城市精细化管理水平，打造更加和谐、宜居的城市环境，是当前城市政府需要研究和解决的重要问题。从技术手段来看，数据信息与城市综合管理决策和精细化管理相关度不高，信息价值有待进一步开发，以数据分析为基础的城市综合管理的科学监测、预警、决策等相关支持系统建设不足；[③] 从健康城市管理需求来看，大数据仅被应用在简单与初步的城市管理工作，一方面阻碍了城市精细化管理发展，另一方面降低了城市精细化管理的质量及水平。[④] 大数据体现了动态的、多样化的特征，在城市精细化管理的过程中，如对大数据形成合力的应用，则可以实时掌握城市发

---

① 郭理桥：《现代城市精细化管理的决策思路》，《中国建设信息》2010 年第 2 期；项英辉、张豪华：《城市精细化管理和质量提升的若干问题探讨》，《城市管理与科技》2018 年第 5 期。

② 梁波：《关于济南城市精细化管理工作的思考》，《中共济南市委党校学报》2015 年第 4 期。

③ 王少峰：《特大型城市中心城区如何精细化管理——以北京市西城区为例》，《中国党政干部论坛》2016 年第 4 期。

④ 谭丽莎、李学锋、吴晓鑫：《探究大数据对提升城市精细化管理能力的价值》，《中国管理信息化》2016 年第 10 期。

展的整体趋势，实现城市资源的合理配置与优化，最终促进城市的可持续发展；① 从公众对美好生活的需求来看，虽然城市精细化管理水平不断提高，但仍然不能满足人们日益增长的美好生活需求和对健康城市环境的期待，习近平总书记先后两次视察北京并发表重要讲话，北京仍需提高民生保障服务水平，同时提出城市精细化管理要求。

《十四五规划和2035年远景目标建议》中对城市环境提出了明确的要求。2019年1月，北京市发布了《关于加强城市精细化管理工作的意见》，提出"加强城市管理大数据平台建设，创新大数据利用模式，引导社会力量积极参与大数据建设和应用，推动城市管理智能化"，要将大数据应用于城市精细化管理中，助力健康城市发展。

（五）健康城市环境精细化管理亟待完善

在健康城市建设、城市精细化管理的过程中，城市环境问题依然是十分突出的问题，突出的城市环境问题是城市居民空气相关的超额死亡率升高、疾病负担加重的重要诱因之一。② 就北京市而言，从空气污染治理的效果来看，虽然空气质量逐步改善，污染物排放量逐年削减，但仍需消除重污染天气，构建环境与健康综合监测网络及风险评估体系，实现城市精细化管理和环境健康风险精准防控。

---

① 国静、宋淑丽：《基于大数据时代的城市精细化管理探讨》，《中国科技投资》2019年第30期。

② Yue, N., Chen, R. and Kan, H., "Air Pollution, Disease Burden, and Health Economic Loss in China," *Advances in Experimental Medicine & Biology*, 2017; Collaborators, G. B. D. R. F., "Global, Regional, and National Comparative Risk Assessment of 79 Behavioral, Environmental and Occupational, and Metabolic Risks or Clusters of Risks, 1990 – 2015: A Systematic Analysis for the Global Burden of Disease Study 2015," *Lancet*, 2016 (388): 1659 – 1724; Collaborators, G. B. D. R. F. et al., "Global, Regional, and National Comparative Risk Assessment of 79 Behavioral, Environmental and Occupational, and Metabolic Risks or Clusters of Risks in 188 Countries, 1990 – 2013: A Systematic Analysis for the Global Burden of Disease Study 2013," *Lancet*, 2015 (386): 2287 – 2323; 李炜、黄倩：《基于医疗大数据的空气污染类疾病信息分析研究》，《环境科学与管理》2018年第6期；杨松：《着力解决首都城市精细化管理发展不平衡不充分的问题》，《城市管理与科技》2017年第6期。

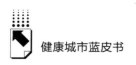

二 北京健康城市精细化管理初探

本文采用北京市空气质量自动监测系统实时获取的环境空气质量监测数据，结合人群分布及其环境暴露特征分析健康城市环境空气精细化管理的可行性和适用性，探索大数据在城市环境精细化管理中的应用，为城市精细化管理和健康城市建设提供参考。

（一）"十三五"期间北京环境空气质量总体向好，时空差异明显

1. 环境空气质量年际变化明显，总体向好

"十三五"期间北京市环境空气质量总体向好（见表1），PM 2.5、PM 10、二氧化硫、臭氧、二氧化氮和一氧化碳浓度均呈明显的逐年下降趋势。从浓度水平看，2019 年 PM 10 和二氧化氮年均浓度分别降至 $68\mu g/m^3$ 和 $37\mu g/m^3$，除 PM 2.5 和臭氧外，其他污染物的年均浓度值均达到了国家环境空气质量二级标准；从下降比例看，二氧化硫年均值下降最为显著，较 2015 年下降了 70.37%，一氧化碳、PM 2.5、PM 10 和臭氧年均值亦均有所下降，下降比例分别为 61.11%、47.89%、33.00% 和 5.73%；从空气质量达标天数看，2019 年较 2015 年达标天数增加 41 天，且未出现严重污染的情况（见图1）。

表1 "十三五"期间北京市环境空气污染物年均浓度

单位：$\mu g/m^3$

主要污染物	2015 年	2016 年	2017 年	2018 年	2019 年
PM 2.5	80.6	73	58	51	42
PM 10	101.5	92	84	78	68
一氧化碳	3.6	3.2	2.1	1.7	1.4
二氧化硫	13.5	10	8	6	4
二氧化氮	50.0	48	46	42	37
臭氧	202.6	199	193	192	191

注：一氧化碳和臭氧浓度值分别为 24 小时平均第 95 百分位浓度值和日最大 8 小时滑动平均第 90 百分位浓度值。

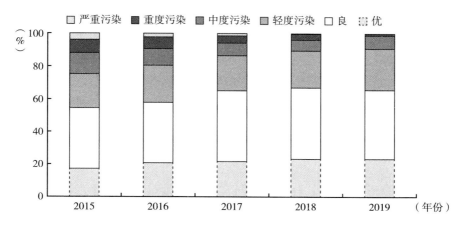

图1　北京市2015～2019年空气质量指数（AQI）变化

2. 各区环境质量浓度水平及改善情况各异，存在较大差异

虽然北京市环境空气质量总体向好，各区 PM 2.5 年均浓度值范围在 $34\sim46\mu g/m^3$，仍有部分区县未达到国家二级标准；但各区环境空气质量浓度水平及下降比例差异性较为明显，各区 PM 2.5、PM 10、二氧化硫、二氧化氮和臭氧的浓度下降平均为 49.58%、34.48%、70.37%、27.73% 和 60.74%，其中整体环境空气质量北部、西北部好于其他区域，且南部与北部差距逐年缩小。

（1）各区环境空气质量存在较大差异。从环境空气质量浓度水平看：2019 年密云区和怀柔区 PM 2.5 率先达到国家二级标准，通州年均值相对较高，为 $46\mu g/m^3$；各区二氧化硫年均值均达到国家二级标准；除朝阳区、通州外，各区二氧化氮年均值均达到国家二级标准；各区臭氧和一氧化碳浓度区域性差异减小，其中臭氧浓度房山区相对较高、石景山和海淀相对较低，一氧化碳浓度延庆区较高、怀柔和门头沟较低。

（2）各区环境空气质量改善程度各异。从空气质量改善程度看：各区颗粒物均有较大比例下降，其中房山区 PM 2.5 浓度水平改善最为显著，相较于 2015 年下降了 56.34%，改善程度相对较低的延庆区也下降了 39.34%；平谷 PM 10 改善程度最为显著，延庆改善程度最低，分别为

40.18%和21.54%。各区二氧化硫的改善程度较为显著，其中大兴改善情况最为显著、延庆较低，分别为78.14%和57.26%；二氧化氮的改善程度房山为显著、延庆较低，分别为42.86%和5.84%。石景山一氧化碳改善程度最为显著，降低了65.69%，延庆一氧化碳改善程度较低，为39.10%，房山区臭氧浓度不降反升，上升值为2015年年均值的23.14%。

（二）基于人口加权的空气质量分析，体现了人群暴露特征

基于北京市各区"十三五"期间常住人口分布特征，北京市环境空气质量人口数量加权分析结果呈现明显的时空差异性（见图2），且变化规律和趋势有别于生态环境质量变化特征，其中PM 2.5、PM 10、二氧化硫、一氧化碳和二氧化氮浓度总体呈现明显的下降趋势，且下降幅度高于环境空气质量监测数据，臭氧人口加权浓度呈现小幅上升趋势。

1. 基于人口加权的环境空气质量，存在区域差异

基于2019年度北京市环境空气质量人口数量加权分析结果（见图3），可以看出区域差异性明显，其中平谷、密云、延庆和门头沟4区PM 2.5已降至40μg/m³以下，通州区相对较高，为47μg/m³；平谷和密云PM 10降至60μg/m³以下，房山相对较高为80μg/m³；二氧化氮和二氧化硫浓度密云最低；臭氧浓度石景山和海淀降至180μg/m³以下，密云和怀柔相对较高，为195μg/m³。

2. 基于人口加权的环境空气质量改善情况，各区存在较大差异

对比"十三五"期间各区基于人口加权的环境空气质量改善情况可以看出（见图4），各区环境空气质量改善情况存在较大差异，其中颗粒物、二氧化硫、二氧化氮和一氧化碳浓度均有较大幅度的下降，除石景山、海淀、大兴、怀柔、平谷、密云和延庆，其他区臭氧浓度有所上升。就颗粒物浓度而言，延庆下降幅度相对较小，PM 2.5浓度房山下降幅度最大，为48μg/m³；PM 10浓度西城下降幅度最大，为50μg/m³。就二氧化硫浓度而言，通州下降幅度最大，为12μg/m³；平谷下降幅度最小，为6μg/m³。就二氧化氮浓度而言，房山下降幅度最大，为19μg/m³。一氧化碳改善情况趋于平均。就臭氧而言，东城、西城、朝阳、丰台、门头沟、房山、通州、顺

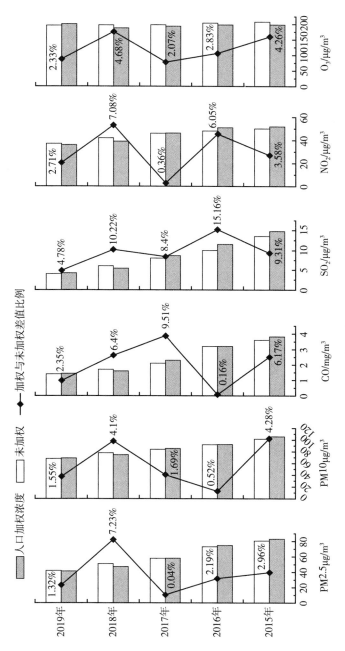

图2 2015～2019年北京市各空气污染物年均浓度及人口加权年均浓度对比

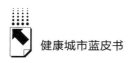

污染物	东城	西城	朝阳	丰台	石景山	海淀	门头沟	房山	通州	顺义	昌平	大兴	怀柔	平谷	密云	延庆
$PM_{2.5}$	46	45	44	44	41	41	38	45	47	41	45	40	42	36	36	37
PM_{10}	72	71	75	75	70	69	68	80	79	68	79	68	69	57	58	68
SO_2	5	5	5	5	4	4	4	5	4	4	4	4	4	4	3	5
NO_2	44	47	44	44	36	40	33	35	41	35	41	36	27	27	26	31
CO	2	2	1	1	1	1	1	2	1	1	1	1	1	1	1	1
O_3	190	182	186	184	176	177	187	189	189	188	186	181	195	186	195	190

单位：μg/m³，mg/m³

图3 北京市2019年各区域污染物人口加权浓度

注：CO的单位是mg/m³，图中颜色深浅代表浓度高低。

义和昌平呈不同程度的上升趋势，其中东城上升幅度最大，为16μg/m³；其他区有不同程度的下降，其中石景山下降幅度最大，为17μg/m³。

	东城	西城	朝阳	丰台	石景山	海淀	门头沟	房山	通州	顺义	昌平	大兴	怀柔	平谷	密云	延庆
$PM_{2.5}$	41	41	43	43	41	41	36	48	44	39	46	39	33	35	32	27
PM_{10}	46	50	44	49	48	46	39	36	44	38	45	42	37	38	39	22
SO_2	10	10	10	11	10	10	7	10	12	8	11	9	9	6	7	7
NO_2	15	17	14	17	17	17	10	19	15	13	14	15	6	8	11	11
CO	2	2	2	2	2	2	2	3	2	2	2	2	1	1	1	1
O_3	−16	−13	−3	−10	17	11	−8	−12	−2	−1	−1	4	11	11	7	4

单位：μg/m³，mg/m³

图4 北京市2019年较2015年各区域污染物人口加权浓度改变量

注：CO的单位是mg/m³，图中颜色深浅代表改变量大小，正数代表减少，负数代表增加。

3. 基于人口加权的环境空气质量反映了其对暴露人口的影响

（1）时间尺度差异性。基于环境空气质量对公众健康和暴露人口的影响，除臭氧浓度外，其他环境空气监测指标基于北京市暴露人口加权的与算术均值均呈现逐年下降的趋势，但人口加权浓度变化程度高于空气质量均值，存在显著差异。就环境空气质量改善程度来讲，二氧化硫的人口加权浓度年均值下降最显著，2019年较2015年下降71.60%；其次为一氧化碳和PM 2.5浓度，分别下降62.51%和50.05%；PM 10和二氧化氮的人口加权浓度年均值下降比例低于50%，分别为34.76%和30.50%；臭氧与其他污染物相反，2017~2018年人口加权污染物浓度低于空气质量均值，呈现下降趋势，2019年人口加权浓度不仅高于空气质量均值，同时呈现小幅上升。因此从基于人口加权的环境空气质量变化情况来看，在深入打好污染防治攻坚战的工作中，应该以PM 2.5和臭氧协同控制为主线，加强多污染物协同控制。

（2）空间尺度差异性。仅就2019年环境空气质量状况而言，与北京市环境空气算术均值相比，基于北京市暴露人口加权的颗粒物和二氧化氮环境空气污染物浓度达到二级质量浓度限值标准的区域发生了较大变化。从颗粒物达标情况看，PM 2.5人口加权浓度均未达到二级标准，而东城、西城、朝阳、丰台区、房山、通州和昌平的PM 10浓度限值均未达到二级标准，其中朝阳、丰台、石景山、房山和通州PM 10环境空气算术均值均未达到二级标准，但人口密度相对较大的东城、西城和昌平在暴露人口加权后其PM 10环境空气污染物浓度高于二级标准，人口密度相对低、环境空气算术均值未达到二级标准的大兴和石景山在暴露人口加权后达到了二级标准。从二氧化氮达标情况看，东城、西城、朝阳、丰台、通州和昌平2019年度基于暴露人口加权浓度均值均未达到二级标准，其中朝阳、通州二氧化氮环境空气算数均值也未达标，基于北京市暴露人口加权后，除朝阳和通州外，东城、西城、丰台及昌平未达到二级标准。

（3）人群暴露水平差异。"十三五"期间北京市居民环境空气暴露特征显示，除臭氧外各空气污染物的暴露水平均呈现逐年下降的趋势，且男性总体高于女性，为其1.13倍；不同年龄段居民之间亦存在差异，其中0~9岁儿童的暴露量远高于其他年龄段，随着年龄的增长，居民环境空气污染物的暴露水平逐渐降低。就臭氧而言，不同年龄和性别居民暴露水平的年际变化较其他环境空气污染物而言相对较小，且性别、年龄差异不明显。

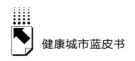

（三）基于人群暴露特征的城市环境精细化管理，体现健康优先

1. 基于人群暴露特征的城市环境空气暴露风险计算

基于美国环境保护署的健康风险评估模型（见式1），以我国《环境空气质量标准》（GB3095－2012）中给出的浓度限值为参考浓度，计算各污染物的相对健康危害商。

$$HI_i = \frac{C_i}{Rfd_{i'}} \qquad （式1）$$

在式1中：HI_i 为污染物 i 的相对健康危害商；C_i 为污染物 i 的人群暴露浓度，单位为 $\mu g/m^3$；Rfd_i 为污染物 i 的参考摄入浓度，单位为 $\mu g/m^3$。

2. 基于人群暴露特征的环境空气精细化暴露风险评估

基于人群暴露特征的环境空气暴露风险评估结果显示：环境空气污染物相对健康危害商总体从高低依次为 PM 2.5 > PM 10 > 臭氧 > 二氧化氮 > 一氧化碳 > 二氧化硫，其中 2019 年臭氧的健康危害商略高于 PM 10；就其年际变化来讲，各污染物的相对健康危害商均呈现逐年下降趋势，其中 PM 2.5 的下降趋势最为明显，且 PM 10 与二氧化氮已接近基准值 1，就 2019 年度而言，PM 2.5 和臭氧相对健康危害商依然相对较高，且臭氧具有一定的上升趋势，因此需要切实加强臭氧与细颗粒物协同防控。

从区域分布看，除臭氧外，各区域环境空气污染物的相对健康危害商均呈现逐年降低的趋势，区域性分布较为明显，其中北京城六区和北京南部地区各污染物的相对健康危害商较高，二氧化氮尤为显著。就 2019 年而言，顺义、昌平、平谷、密云、延庆等北部地区 PM 10 相对健康危害商低于 1，其中怀柔和密云其 PM 2.5 相对健康危害商也降至 1 以内。就各环境空气污染物相对健康危害商的分析结果可以看出，臭氧与细颗粒物的防控形势依然严峻，且其呈现较为显著的区域性特征，因此应采取针对性的措施提升精细化管理水平。

三 结论与建议

（一）结论

（1）"十三五"期间北京市各主要环境空气污染物的年均浓度和日均浓度均呈现不同程度的下降，优良天数占比增加、各污染物浓度超标天数大幅下降，2019年重污染天数为0，监测结果精准地反映了北京市整体的环境质量及其变化，同时直观地体现了城市环境空气精细化管理水平的提升及相关政策和措施的有效性。

（2）北京市主要环境空气污染物的空间分布逐年发生变化，基于北京市暴露人口加权的主要环境空气污染物分布特征显示，其高浓度区域发生了转移或覆盖范围的缩小。其中颗粒物浓度和一氧化碳浓度总体呈现中心城区和南部房山、大兴等区域略高；二氧化氮浓度在中心城区较高，北部地区整体偏低；臭氧空间分布差异逐渐缩小，中心城区浓度有所升高。

（3）北京市"十三五"期间主要环境空气污染物的相对健康危害商呈现逐年下降的趋势，其中PM 2.5的下降趋势最为明显，其总体排序为PM 2.5＞PM 10＞臭氧＞二氧化氮＞一氧化碳＞二氧化硫，颗粒物和臭氧的相对健康危害商总体高于其他污染物，尤其是PM 2.5。就2019年而言，臭氧的相对健康危害商有所上升，略高于PM 10。北京主要环境空气污染物相对健康危害商呈现人口密度相对较低的区域，各污染物对于人群的健康影响总体相对较小。

（二）建议

（1）持续推动数字化城市建设，以建设数字化管理平台为出发点，为城市精细化管理和信息化提供基础数据，构建基于居民暴露特征及人群分布特征的城市环境空气精细化管理体系，加强城市环境精细化管理，依托动态平台系统及时地发现城市管理中存在的问题和不足，适时采取针对性的管理

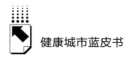

政策和措施，精准提升健康城市建设和管理水平。

（2）继续推进大气环境立体综合监测体系建设，以 PM 2.5 和臭氧协同控制为主线，结合实际优化和完善各区域空气质量网格监测站点，力争实现人口密集区及相对健康风险商较高区域的在线监测全覆盖，同时加强有毒有害污染物监测，形成环境与健康空气监测网络体系。

（3）立足于人民群众的身体健康，开展环境与健康调查，进行风险调查和识别，开展健康风险监测及评估，构建健康风险监测网络，并逐步扩展形成多级生态环境健康风险动态在线监测网络，提升环境健康风险精细化管理的精准性和科学性，科学施策，持续提升健康城市建设的水平，最终保障人民群众的身体健康。

健康社会篇
Healthy Society

B.4
以健康家庭为基础的健康细胞工程建设

陈校云　张　县　赵秋怡*

摘　要：　随着健康观的演变，人们的健康意识不断增强，健康需求不
断提高。健康受到多维度的影响，其中生活方式对于健康的
影响更加凸显。家庭是人群社会性的基础架构，健康家庭是
健康细胞工程的重要组成部分。现阶段我国家庭健康面临挑
战，家庭人口结构和功能的变化给健康带来了更大影响。国
外围绕家庭健康建设进行了积极有益的探索与实践。结合我
国国情，我国实施有效的家庭健康计划包括加强政策引导、
强调社会协同和共建共享的发展理念、发挥社区在家庭健康
计划中的核心作用、完善家庭健康评估制度、加快健康家庭
计划相关产业建设等。

---

* 陈校云，博士，国家卫生健康委医院管理研究所研究员，主要研究方向为卫生管理、临床医师岗位胜任力、医疗人工智能；张县，北京中医药大学管理学院 2019 级硕士研究生；赵秋怡，北京中医药大学管理学院 2020 级硕士研究生。

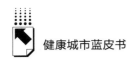

关键词: 健康家庭　健康细胞工程　生活方式

一　引言

党的十九大报告中明确提出："实施健康中国战略。人民健康是民族昌盛和国家富强的重要标志。要完善国民健康政策，为人民群众提供全方位全周期健康服务。"[①]《国务院关于实施健康中国行动的意见》中明确提出："鼓励个人和家庭积极参与健康中国行动，落实个人健康责任，养成健康生活方式。各单位特别是各学校、各社区（村）要充分挖掘和利用自身资源，积极开展健康细胞工程建设，创造健康支持性环境。"[②] 家庭是社会的基本单元，是社会的基本细胞。以基层为重点，面向家庭，发挥其在居民健康生活方式普及、健康照护、健康环境维护、健康产业发展等方面的支撑作用，使之成为落实健康中国战略的主承载体，通过建设健康家庭，构建健康社会，从而实现健康中国。

二　家庭健康的重要意义

（一）健康的社会属性

1. 健康观的变化

生老病死是每个人都不可避免的自然规律，长久以来，古今中外的人们对于健康不断追求。随着科学进步与社会发展，人们对于健康的认识也在不断发生变化。细胞的发现和解剖学逐渐兴起，人体躯体结构与各生理功能被不断探索，受机械唯物主义的影响，人们简单认为健康即没有生理疾病。步

[①] 习近平：《决胜全面建成小康社会　夺取新时代中国特色社会主义伟大胜利——在中国共产党第十九次全国代表大会上的报告》，人民出版社，2017，第48页。
[②] 《国务院关于实施健康中国行动的意见》（国发〔2019〕13号）。

入 18 世纪，认识到人是自然环境与社会环境共同作用下的一个整体，开始注重生理因素以外的其他因素对于健康的共同影响作用。世界卫生组织于 1946 年提出，健康不仅为疾病或羸弱之消除，而是躯体、精神与社会和谐融合的完美状态。此健康观在世界范围内得到广泛认同与传播。1989 年世界卫生组织对健康的定义稍加修改，指出除了之前的身体健康、心理健康和社会适应良好外，还应包括道德健康。健康的概念由生物学领域，进一步拓展到社会学领域。

进入 21 世纪以后，人们对于健康的定义有了更进一步的认知。哈佛大学研发了"兴盛指数"，从幸福和生活满意度、身心健康、生命的意义和目的、品格和美德、密切的社会关系、财政资源的稳定性等方面来度量生命的良好状态，旨在更好地实现健康政策的社会目标。用"兴盛指数"来重新界定传统的健康概念，更加综合与全面，同时使得健康可度量、可量化，更有助于政策和社会目标的实现。

现代科学研究越来越认识到，健康不仅需要卫生事业支撑，更是一个社会问题，社会因素在健康维护中的作用越来越重要，调动一切社会因素才能保持个体在身体、心理、社会和道德等方面的良好状态，健康的社会属性愈发受到重视。强调健康问题是所有社会政策制定时需要考虑的重要目标，加强对公共政策的健康影响评估评价，将对人民健康的影响作为政策评估的主要因素，强调健康融入所有政策。

2. 生活方式对健康的影响更加凸显

新中国成立初期，影响国民健康水平的主要因素为各类传染性疾病。卫生部在全国范围内开展爱国卫生运动，动员国民广泛参与，通过改善环境卫生条件，提倡讲究卫生的生活习惯，传染性疾病得到有效控制，公共卫生水平显著提高。

自 20 世纪 90 年代以来，我国经济水平进一步提升，大量人口离开农村，城镇化进程进一步加快，人民生活方式得到转变，我国的疾病谱发生重大变化，慢性非传染性疾病开始成为威胁人类健康的主要因素（具体见图 1）。

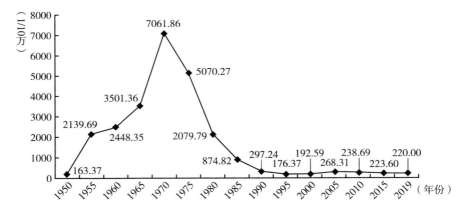

图1　1950~2019年我国甲、乙类传染病发病率

资料来源：国家卫生健康委员会编《2020年中国卫生健康统计年鉴》，中国协和医科大学出版社，2020。

在2019年我国城市与农村居民主要疾病死因构成中，排在前三位的都为恶性肿瘤、心脏病、脑血管病。在农村地区，死亡率排在首位的恶性肿瘤，死亡率为161.56/10万人。城市地区居民疾病死亡率排在首位的是心脏病，死亡率为164.66/10万人。心脏病、脑血管病、恶性肿瘤和呼吸系统疾病等慢性病占全部死亡人口的80%左右（具体见图2）。

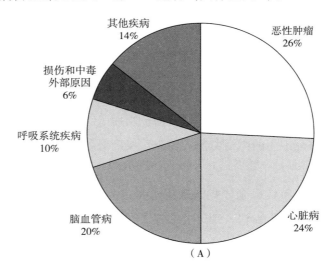

（A）

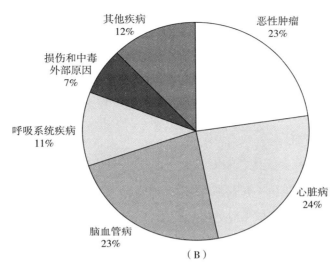

图 2　2019 年农村居民（A）和城市居民（B）主要疾病死因构成比

资料来源：国家卫生健康委员会编《2020 年中国卫生健康统计年鉴》，中国协和医科大学出版社，2020。

世界卫生组织指出，在遗传、环境、医疗条件、个人行为和生活方式等多种健康影响因素中，生活方式对健康的影响最大。然而在健康治理结构方面，我国将更多的工作重心放在了医疗服务体系建设，忽视了正确生活方式对于健康的重要作用。

2019 年《柳叶刀》杂志发布的一项统计时间跨度 30 年的研究报告，进行 195 个国家和地区的饮食结构与死亡率、疾病负担之间的关系研究。[①] 2017 年全球范围内，不良的饮食结构导致死亡的人数突破千万。造成的主要疾病前三为心血管疾病、恶性肿瘤和二型糖尿病。饮食所导致的心血管疾病和癌症死亡数，我国居世界首位。从饮食摄入来看，我国的钠摄入量严重超标，远超世界平均水平。但是每日的水果以及杂粮量摄入不足，低于推荐的最佳摄入量。不合理的饮食结构另一方面扩大了我国的肥胖人群。同时，我国也是烟草与酒精的生产与消耗大国，15 岁以上人群吸烟率以及成人一

① Collaborators G. D. , "Health Effects of Dietary Risks in 195 Countries, 1990 – 2017: A Systematic Analysis for the Global Burden of Disease Study 2017," The Lancet, 2019, 393 (10184): 1958 – 1972.

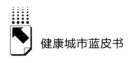
个月内饮酒率均超25%，且人群有着低龄化发展趋势。加上缺乏适量运动、过大的心理精神压力、不规律的生活作息等不正确的生活方式，正进一步加剧健康风险。

（二）家庭是人群社会性的基础构架及其对健康的影响

1. 家庭的变迁

家庭指的是社会成员之间以婚姻、血缘或收养关系为基础，以情感为纽带，所构成的生产生活单位。在我国传统文化中，多推崇"人丁兴旺"的理念，扩大的联合家庭是社会主要基本单元，多代人生活在一起，追求几世同堂。

新中国成立以后，我国颁布婚姻法，保障婚姻自由，取缔包办式婚姻，禁止"一夫多妻"制度，推行计划生育国策。随着改革开放与城镇化的推进，我国正快速进入工业化、信息化时代，社会发生了翻天覆地的变化。女性的地位与合法权利得到保障，男女之间趋于平等。在观念上，人们的思想空前解放。生活节奏加快，家庭的核心功能正在弱化，教育与养老功能逐渐由学校、教育培训机构、专业养老机构承担。社会愈加多元，出现新的家庭结构。如单亲家庭，重组家庭，有生育能力但是不选择生育的丁克家庭，同性别组成的家庭，等等。

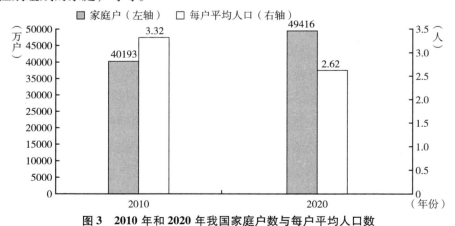

图3 2010年和2020年我国家庭户数与每户平均人口数

资料来源：《第七次全国人口普查公报（第一号）》，国家统计局网站，http://www.stats.gov.cn/tjsj/tjgb/rkpcgb/qgrkpcgb/202106/t20210628_1818820.html，最后访问日期：2021年8月8日。

家庭结构正朝着小型化、核心化趋势发展。2021 年公布的最新人口普查结果数据显示，与 2010 年统计数据相比，家庭户数增加，每户家庭人口数减少。2020 年全国共有家庭户 49416 万户，我国的家庭户规模进一步缩小，平均每户家庭人口数仅为 2.62 人（具体见图 3）。

2. 现代家庭结构变化对健康的不同影响

第七次全国人口普查结果显示，2020 年，我国出生人口数仅为 1200 万人，出生人口连续滑落。而我国居民的人均预期寿命则由新中国成立初期的 35 岁提高到 2019 年的 77.3 岁，人民健康水平显著提高。截至 2019 年，我国大陆 60 岁及以上人口为 25388 万人，占全国人口的 18.1%，其中 65 岁及以上人口为 17603 万人，占总人口的比例为 12.6%。预计 2035 年前后，中国老龄人口比例将超过 1/4，而在 2050 年前后将超过 1/3（具体见图 4）。

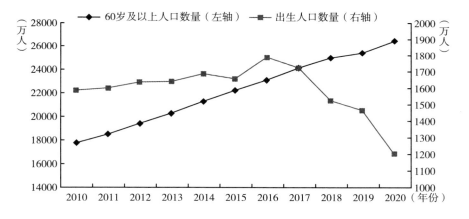

图 4　2010～2020 年老龄人口及新生儿数量变化

资料来源：《第七次全国人口普查公报（第一号）》，国家统计局网站，http://www.stats.gov.cn/tjsj/tjgb/rkpcgb/qgrkpcgb/202106/t20210628_1818820.html，最后访问日期：2021 年 8 月 8 日。

由于家庭中新生儿数断崖式的下跌，加上人均期望寿命的延长，我国正步入"少子高龄化"社会。劳动力逐渐减少，使得我国改革开放初期的人口红利正在消失，出现"未富先老"的局面。同时，"少子高龄"给我国基本医疗保险、养老保险等社会福利制度带来了沉重的经济负担。老龄群体同

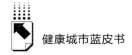

时也是医疗卫生资源的重要消费者，长期占用医疗资源，将进一步加剧我国看病难、看病贵局面。现阶段我国的健康养老产业尚处于起步阶段，发展水平仍较为低下，供需之间存在严重的失衡。不合理的家庭结构，给家庭养老功能带来了不小的冲击，传统的家庭养老模式正面临前所未有的挑战。

（三）健康家庭是健康细胞工程的重要组成部分

家庭是社会的基本细胞，家庭是连接社会群体与个人之间最为稳固的纽带，家庭环境是人群健康的决定因素，它可以延迟和减少对初级卫生保健的需求、减少住院和防止再入院、促进疾病康复等。同时，以家庭为着力点，有利于提高人口素质，优化人口结构，促进人口与经济、社会、资源、环境协调可持续发展，具有积极而重要的作用。发动个人、家庭、社区、各类健康促进和照护机构及政府部门力量，尝试以家庭健康为基础改进健康观，更有利于社会治理的健康目标的实现。

《"健康中国2030"规划纲要》中指出，开展健康中国建设，要从广泛的健康影响因素入手，强化基层在其中发挥的作用。健康中国行动涉及的专项行动中，离不开家庭的参与和支持，明确了个人、家庭、社会以及政府在其中承担的职责（见表1）。

表1　健康中国专项行动职责分布

	个人	家庭	社会	政府
一、健康知识普及行动	主动学习健康知识，提升健康文化素养	营造健康家庭环境，保持健康生活方式	社区、单位对居民进行健康知识宣讲，利用网络途径传播健康知识	建立健全健康信息传播机制和监督管理机制
二、合理膳食行动	学习科学膳食知识，合理搭配，每日摄入12种以上食物，细嚼慢咽，食不过量	选择新鲜、当季的食物，合理烹调，少油少盐；按需采购食材；倡导在家吃饭	推动营养健康科普宣传教育活动常态化，加强营养和膳食指导；为食堂、餐厅配备专业营养师	完善食品安全标准体系，重点开展风险监测工作，加大行业监管力度；推动营养政策的研究和实施

续表

	个人	家庭	社会	政府
三、全民健身行动	坚持参加体育锻炼活动,循序渐进,适度训练,做好防护措施,避免运动损伤,将科学锻炼融入日常生活	定期开展家庭体育活动,树立正确的家庭体育观念。使家庭成员意识到家庭体育的重要性	完善社区基础体育设施建设,推动社区体育馆和社区健身器材区域的建立	加大财政投入,推进体育场地设施的规划建设和管理;深化"体教结合",做好学校体育教育工作
四、控烟行动	主动了解吸烟和二手烟的危害;吸烟者尽早戒烟,不吸烟者不去尝试,尽量远离二手烟	创造无烟家庭,避免家人受到二手烟的危害	单位、社区以及社会组织积极参与控烟行动,利用世界无烟日等主题日,开展控烟宣传活动,倡导无烟文化	继续推进《公共场所控制吸烟条例》,强化监督执法;利用税收调节烟草价格,控制烟草销量
五、心理健康促进行动	提高心理健康意识,科学缓解压力,出现心理问题时及时寻求专业人员的帮助	关注家庭成员的心理健康,在家庭内营造良好的沟通环境;对出现心理问题的家庭成员给予充分的理解和支持	社区内设立心理健康咨询机构,组织社区工作人员开展心理健康服务,重点关注老年人、未成年人、残疾人等人群的心理健康	利用各类媒体和传播媒介大力宣传心理健康知识;重视专业人才的培养,组建专业团队,促进行业规范发展
六、健康环境促进行动	自觉维护环境卫生,养成绿色低碳的生活方式,倡导绿色出行,积极实施垃圾分类,节约用水用电,减少塑料制品的使用,抵制破坏环境卫生的行为		普及环境卫生基本理念和知识,倡导绿色低碳的生活方式;鼓励单位、企业落实环保责任	加快垃圾分类设施建设和政策落地,做好各环节的有机衔接;充分利用现有传播技术和资源,积极普及环境与健康科学知识
七、妇幼健康促进行动	孕育健康新生命、保障母婴安全、科学养育儿童、预防儿童疾病、促进生殖健康。积极学习、掌握妇幼健康方面的科学知识,科学孕育生命,坚持做好孕产期保健和产前筛查,优生优育		企业和单位做好女职工保护工作以及婚育指导;社区、村委会积极开展妇幼健康促进科学知识宣讲活动	推动医疗机构落实母婴安全五项制度,全面保障母婴安全;加强妇幼保健机构建设,开展绩效考核,试点体制机制创新

续表

	个人	家庭	社会	政府
八、中小学健康促进行动	坚持参与适当的体育运动,提高身体素质;注意用眼卫生,掌握健康用眼知识,养成科学用眼习惯;培养健康饮食习惯;不挑食、不偏食;作息规律,早睡早起;学习健康知识和安全知识	形成良好的家庭体育氛围,引导儿童积极参与户外体育锻炼活动,保证儿童每日进行适量运动,减少久坐、长时间面对电脑电视等电子产品时间;鼓励儿童不挑食,均衡膳食;以身作则,培养儿童健康的生活习惯,关注儿童心理健康	学校要积极响应国家政策,提高教学质量,改善教学设施和环境;落实国家健康与体育课程标准,确保学生体育运动时间;健全医务室建设,组建专业医疗人员和心理健康人员团队	研究修订《中小学健康教育指导纲要》等政策制度,进一步落实健康学校建设,全面推进义务教育全覆盖,重点关注贫困地区教育情况;实施网络游戏总量调控,采取措施限制未成年人网络游戏的使用时间;完善学生体质健康监测机制
九、职业健康促进行动	积极参加职业健康培训,了解工作场所存在的危险因素并采取防护措施;久坐职业人群可通过伸展运动缓解肌肉紧张,避免颈椎病的发生;职业病患者应及时诊断、治疗,强化法律意识,维护自己的合法权益	在家工作者应加强体育锻炼意识,培养良好的运动习惯;营造健康的家庭环境,勤通风,注意卫生	鼓励用人单位提供安全、健康的工作环境,提供完善的防护措施;定期为单位职工提供免费的身体检查,建立保护劳动者健康的相关制度;保证劳动者的休息时间,杜绝违法加班,按时缴纳工伤保险费,保障职工合法权益	研究修订《中华人民共和国职业病防治法》等法律法规,切实保护劳动者的合法权益;全面推进保护劳动者的新技术的研发与应用;建立健全职业病防治支撑体系,将职业病健康检查工作落实到指定医疗机构
十、老年健康促进行动	定期体检,积极参与疾病筛查;保持心情舒畅,多与家人沟通交流;坚持健康饮食,营养均衡,戒烟限酒;坚持参加体育锻炼,提高身体素质	关注老人的心理健康情况,与老人保持交流,提供心理支持;定期带家中老人去医院进行常规身体检查;注意老人饮食的健康和营养均衡,少盐少油;鼓励和陪伴老人进行适当的运动	全社会营造尊老敬老文化;社会组织为独居老人和失能老人提供照护服务;社区提供针对老年人的健康管理服务;鼓励科研机构和企业结合大数据、物联网信息技术手段开展"互联网＋老年健康服务"	全面推进长期护理保险制度试点工作,建立完善的家庭养老支持机制;促进中医药老年健康服务体系的发展

续表

	个人	家庭	社会	政府
十一、心脑血管疾病防治行动	定期自我监测血压,关注血压变化,控制危险因素;注意合理膳食,养成健康生活方式,戒烟限酒,少盐少油,增强有氧体育运动;学习心脑血管疾病初期的自救措施	家庭成员学习心脑血管疾病相关知识和疾病初期急救措施;有条件的家庭可在家中备有血压计以便进行血压自我监测;家中常备硝酸甘油等急救药品	社区定期开展免费的血压、血脂健康检查活动,提供健康管理服务,并积极宣传科学的防治知识,加强公众对疾病危害的认知,普及全民应急救护知识;完善公共场所和院前急救设施设备	各地区依托现有资源,加速推进急性胸痛协同救治网络;加大卫生财政投入,实现卫生资源配置合理化,每5万人配备1辆救护车,提高急救反应速度
十二、癌症防治行动	了解癌症防治相关知识,积极预防癌症发生;养成健康生活方式,重视适量运动和健康饮食;定期进行防癌体检,关注癌症早期信号;癌症患者要坚持康复训练,保持积极心态,家庭成员给予支持和鼓励	开展工作场所致癌物的定期检测,完善工作场所防护用具的配备;鼓励基层医疗机构提供癌症早期筛查服务;改善环境、用水卫生,减少癌症危险因素暴露	对发病率高、筛查手段和技术方案比较成熟的癌症制定筛查与早诊早治指南;鼓励抗癌药物的研发、完善现有治疗手段与技术;促进基本医疗保险、大病保险等制度的互补和联动,形成保障合力
十三、慢性呼吸系统疾病防治行动	关注疾病危险信号,高危人群每年进行一次肺功能检测;预防感冒,高危人群可接种流感疫苗;注意危险因素防护,在空气污染严重天气出门佩戴口罩	家中进行湿式清洁,勤通风,保持室内空气流通;有哮喘患者的家庭尽量避免饲养宠物	做好疾病早期筛查,将肺功能检查纳入40岁以上人群常规体检内容;利用世界慢阻肺日等主题宣传日做好疾病防控宣传工作,提高公众疾病预防意识	将慢阻肺患者健康管理纳入基本公共卫生服务项目,重点关注高危人群,完善三级诊疗制度,便于疾病的早期发现和治疗;加强科技攻关和成果转化,促进疫苗和治疗方法、药物的研发

续表

	个人	家庭	社会	政府
十四、糖尿病防治行动	学习糖尿病相关知识，关注个人血糖情况；培养糖尿病防控意识，日常生活中有意识地控制糖分摄入，均衡膳食；参加合适的体育锻炼	日常饮食中控制糖分摄入，可参照《中国糖尿病膳食指南》；积极开展家庭体育活动，养成健康生活方式	开展面向公众的、多种形式的糖尿病防控知识宣传，培养公众的健康意识；社区定期组织健康义诊，为居民提供血糖检测、健康咨询等服务	加强对基层糖尿病患者的管理，将"互联网+"融入糖尿病患者的日常管理中，实现实时监测
十五、传染病及地方病防控行动	学习了解传染病的危害、防治知识和相关政策，发生易感行为后主动进行检测；在医生的建议下接种疫苗	不加工、不食用病死禽畜或未经卫生检疫合格的禽畜肉；饲养猫、犬家庭为宠物接种兽用狂犬疫苗并定期驱虫	提高医疗机构诊疗水平，加速疫苗和药物的研发；社区疫情防控工作常态化，将社区作为防控传染病的第一道防线；鼓励有条件的地区免费为高危人群接种疫苗	坚持开展传染病监测和防控工作，降低传染病传播扩散风险；加大重点地区和重点人群的疾病筛查力度；提高预防传染病宣传教育的针对性、综合干预的实效性，提高检测咨询的可及性和随访服务的规范性

资料来源：《国务院关于实施健康中国行动的意见》（国发〔2019〕13号）。

　　家庭是社会的基本单元，开展健康细胞工程建设，应当以健康社区、健康单位和健康家庭为重点，就近向个人、家庭提供生理、心理和社会等健康服务，使健康家庭成为健康细胞工程实施的基础与落脚点。

　　家庭是更为基础的社会组成单位，家庭成员之间紧密联系在一起。以健康家庭为单位，健康社区为基础，规范健康细胞工程建设，建设相关评价指标。根据城乡间的实际情况，完善健康家庭的监测与评价体系，依托第三方组织实施，利用大数据技术，定期开展评估工作，更有利于建立起健康细胞工程监测评估机制。

三 国外家庭健康计划的借鉴

（一）巴西

1. 背景

巴西被视作贫富差距最大的国家之一，其免费初级保健服务覆盖了1.2亿人。公立卫生机构在提供医疗卫生服务时，存在供应紧张、排队等候时间过长、卫生服务质量低下等问题，偏远农村地区以及城市贫困人群中这些现象更加普遍。作为巴西公立医疗统一系统的重要补充，家庭健康策略受到了卫生部的大力引导和支持，在全国范围内推行，其覆盖面与覆盖范围不断扩张，被视作实现健康公平的重要推动者。家庭健康策略正在逐步取代全科医生或专科医生的传统初级保健服务模式。[1]

2. 实践

家庭健康计划主要通过家庭保健团队来开展相应的工作，由医生、护士、护理助理和至少四名社区保健人员以及口腔保健专业人员共同组成特定的医疗小组，为负责区域中的特定人群提供医疗服务，每名小组成员都扮演着相应的角色，承担其中的责任与任务。[2] 国家通过制定规范与标准，指导医疗小组处理在提供医疗服务过程中可能会出现的各类问题。医疗小组按地理空间分布，每个小组团队覆盖1000个家庭，每个团队最多可容纳4000人，根据所覆盖人群的风险和社会脆弱性的评估结果，进行动态规划。

巴西的家庭计划除了扩大医疗保健团队的覆盖面之外，另一个方面是改变服务的优先次序。以教育和收入水平为考察因素，为脆弱性高风险人群提供优先的医疗服务，以及更高频率的家庭访问。

家庭健康计划的推行很大一部分依赖于社区保健人员这一角色，其是系

---

[1] Bastos, M. L., et al., "The Impact of the Brazilian Family Health on Selected Primary Care Sensitive Conditions: A Systematic Review," *Plos One*, 2017（12）8：e0189557.

[2] 汪颖：《巴西家庭医生制对我国的启示》，《中国卫生经济》2018年第5期。

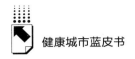

统运转的重要因素。通过对家庭进行走访，一方面收集健康信息数据，了解居民的就诊情况，检查其是否按照医嘱进行服药，是否存在药物滥用，以及为有就医需求的居民进行就诊预约。另一方面，对居民进行包含高血压、糖尿病等在内的慢性病的健康检查，及时发现健康隐患，指导其拥有健康的生活方式。由于社区保健人员的存在，患者在接受治疗前，医生对其健康状况已经有了基本了解，在接受治疗后，也能够对其病情进行持续的跟踪。

3. 效果

现如今的家庭保健团队，其功能正在逐步丰富，越来越多的专科医生加入其中，家庭保健团队同时加强与社工组织、学校等组织机构的合作，使其卫生健康职能进一步完善。从结果上看，巴西政府通过开展家庭健康计划，对初级卫生保健进行投资，带来了积极有益的结果。巴西的社会经济和卫生条件有了显著改善。极大降低了疟疾以及其他传染性疾病发病率和婴儿死亡率，延长了期望寿命，减少了住院次数与天数，降低了卫生服务的提供成本，提高了卫生服务的公平性。

（二）瑞典

1. 背景

瑞典是西方福利制度国家的代表，但随着老龄化程度的不断加深，老龄人口的社会养老以及医疗护理服务所产生的费用，给瑞典的养老基金带来沉重负担。为缓解人口老龄化带来的冲击，瑞典政府强调家庭在养老问题上的重要性。

2. 实践

居家养老在瑞典健康服务体系中发挥了重要作用。1957 年，瑞典政府提出公共养老服务不应该继续采取住院式养老，而应该根据老年人的自身需求，让他们生活在自己家中享受养老服务。[1]

---

① Jarling, A., et al., "Perceptions of Professional Responsibility When Caring for Older People in Home Care in Sweden," *Journal of Community Health Nursing*, 2020 (37) 3: 141 – 152.

1982 年瑞典政府颁布了《新社会服务法》，鼓励老年人居家养老，拓展家庭以及社区的职能范围，转变原先的服务方式与内容，强调对老年人提供更多的生活援助支持，而非医疗护理服务，以此来降低养老机构的入住率。瑞典政府倡导要让老年人尽可能长时间地在自己的家中接受各项养老服务。[1]

20 世纪 90 年代，瑞典政府通过改革社区服务方案，不再包办全体公民的全部福利服务。强调地方政府在提供社区服务方面的职责，赋予地方政府更多的自主权。据此，瑞典逐步展开了养老服务的去机构化运动，居家养老服务得到推广。

地方政府为了削减服务成本，一方面执行严格的需求评估服务方案，为老年人提供相对应的养老服务。通过资源的重新规划与配置，实现居家的适宜养老服务与专业医疗护理服务相结合。另一方面，瑞典的各郡市根据自身情况将一些养老服务以竞争招标的形式外包给营利组织或非营利组织，由它们来提供具体的养老服务，通过养老服务的市场化改革，瑞典的居家养老服务焕发出了新的生机与活力，市场化的竞争和监督机制不仅提高了养老服务的质量，也降低了服务的提供成本。[2]

3. 效果

瑞典政府通过居家养老，不仅减轻了养老基金的财政压力，同时缓解了人口老龄化所带来的冲击与压力。以居家养老为基础，建立起了完备的老年社会保障制度，现如今的瑞典，被誉为全球最适合养老的国家之一。

（三）日本

1. 背景

进入 21 世纪后，日本经济快速发展，建立起了完善医疗卫生服务体系

---

①　钟慧澜、章晓懿：《从国家福利到混合福利：瑞典、英国、澳大利亚养老服务市场化改革道路选择及启示》，《经济体制改革》2016 年第 5 期。

②　Winblad, U., P. Blomqvist, and A. Karlsson, "Do Public Nursing Home Care Providers Deliver Higher Quality Than Private Providers? Evidence from Sweden," *Bmc Health Services Research*, 2017 (17) 1: 487.

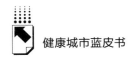

与社会保障制度。日本一方面是老龄化最严重的国家之一，另一方面也是全球健康期望寿命最长的国家之一，人口比例的严重失衡给国家的医疗卫生事业和经济造成了极大的负担。

2. 实践

日本各地区为了缓解日益增长的社会医疗保障费用问题，进行了积极探索。1950 年，大阪等地区设立"家庭养护妇派遣事业"和"老人家庭巡回奉仕员制度"，对有需要的家庭提供上门服务，由此"介护"服务开始进入人们的视野。日本政府进一步完善居家介护服务业，加快人员队伍建设。2000 年 4 月，日本政府正式实施《介护保险法》，是介护服务转变为一种"契约制度"的标志。

介护服务是介于照顾和护理之间的一种服务，一方面经过专业培训的介护服务师具备广泛的医疗相关知识和各项医疗服务技能，能够为被介护者提供基本且必要的医疗卫生以及护理服务。另一方面，居家介护服务秉持着"自立支援"的服务理念，介护师仅在患者或老人无法独立完成某项生活动作时提供帮助，以保持患者、老人的自主性为原则。

介护服务根据介护发生的场所分为居家介护以及设施介护，其中的居家介护服务从服务内容来看，整合了社会福祉服务与医疗照护服务。一方面提供包括为申请者洗浴、照顾其饮食、帮助其排泄在内的日常生活中的支援，另一方面提供包括机体康复训练、用药指导、健康体检与疾病筛查等在内的医疗卫生服务。以此来保障被介护人的生活质量，并帮助其恢复到可独立自主生活的状态。①

3. 效果

居家介护服务锻炼了患者和老人的生活自主性，避免社会性住院，减轻了其经济负担，同时有利于他们的心理健康，有利于提升自我效能感。介护服务在老龄化严重的日本起到了重要的作用，大大缓解了青年人的养老压

---

① 刑鸥、张建：《人口老龄化背景下日本健康产业发展现状、政策及启示》，《中国卫生经济》2020 年第 3 期。

力，并减轻了失能患者家庭成员的负担。作为一种长期照顾制度，其利用有限的人力和医疗卫生资源减轻了一种巨大的社会负担。

四　家庭健康计划的实施

（一）加强政策引导

1. 将以家庭健康为基础的健康细胞工程建设纳入地方政府绩效考核指标

健康中国战略提出要将健康融入所有政策，维护健康不仅仅涉及卫生领域，也涉及自然环境、教育、社会保障、就业等诸多领域，需要政府在其中发挥统筹协调的积极作用，需要加强政策方面的引导。在健康中国战略行动及相关政策文件中明确对家庭健康的工作要求，强调健康家庭的内涵与重要意义。通过科学研判，确定构建家庭的政策目标，联合政府部门中的卫生健康委、教育部、民政部、财政部等多部门广泛参与，共同行动，制定科学的行动部署，健全组织架构，统筹推进健康家庭的实施与落实、监测评估情况以及相应考核工作，确保行动目标的推进与落实。将健康家庭作为主要健康指标纳入到对各级党委政府及有关部门的绩效考核中去，考核结果及时公布通报，以便及时了解有关工作的进展情况。

2. 探索以健康家庭为目标的健康保险计划，加大政府经费预算

由于步入"少子高龄化"社会，劳动力减少，社会资源消耗增多，我国医保基金已连续多年出现收不抵支的局面，基金缺口进一步扩大。一方面应当借鉴日本经验，探索建立健康家庭保险计划，根据申请人的健康状况，划分为不同等级，强调居民正常生活的独立自主性，以家庭为场所，提供必要的生活支援帮助以及基本的医疗卫生服务，避免因住院而消耗大量的医疗卫生资源，同时保障居民的生活质量。

另一方面加大政府在健康家庭构建与维护上的经费预算投入。我国在医疗费用上的投入与发达国家相比具有较大差距。政府要加大经费预算投入，建立起长效的投入机制，确保健康家庭构建与维护上的经费来源，以经济手段作为健康家庭建设的动力机制。同时拓宽筹资渠道，鼓

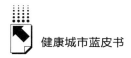

励商业保险参与，以政府为主导，充分发挥市场在健康家庭构建中的积极作用，建立多层次的健康保障制度，不断规范商业健康保险市场，完善对其监督管理。

（二）加大社会协同

1. 积极发挥社会组织的作用

由于健康事业的福利性，政府在其中要承担起主要责任，但是政府的力量也是有限的，不足以实现对健康领域所有问题的包办，而社会的参与可以弥补其中的不足。要重视健康服务领域中非政府组织的作用，如红十字会、基金会、行业协会等非政府组织，对于我国健康治理起到了很重要的作用，如健康权保障、卫生事业资金支持、健康生活方式普及等。但由于社会组织本身具有不成熟性，政府要加强支持与引导，进一步激发其活力。

2. 加强媒体宣传和健康宣教

由于健康的最大影响因素是不合理的生活方式，应当利用好新闻媒体的传播作用，普及符合国人体质的科学膳食结构和全民健身计划，宣传吸烟、酗酒等生活行为的危害，对居民自身如何进行慢性病管理进行科普。采取线上线下相结合的方式，开展行动多样的健康普及活动。举办主题宣传活动，搭建社会倡导平台，利用新媒体技术，发布权威的健康信息等。通过普及健康知识，倡导健康的生活方式，营造健康的社会氛围，充分发挥整个社会的生机与活力，在社会层面维护健康的环境。

3. 家庭与个人的广泛参与

在健康事业的建设工作中，家庭与民众个人是最密切的利益相关者，是最终的受益主体，同时也是健康的第一责任人。要在家庭中普及健康行为，提高家庭成员的健康素养，提倡健康自理，即对自身健康负责，由于健康的社会属性，同时也需要对他人健康负责。家庭成员之间应当互相监督，互相鼓励，积极践行科学的生活方式，实现共同健康。

（三）发挥社区在家庭健康计划中的核心作用

1. 探索建立城市社区家庭健康服务站和农村家庭健康服务站

社区作为综合的、基础的群众自治组织，在我国社会管理中发挥了重要作用。以抗击新型冠状肺炎疫情为例，离不开依靠于社区所进行的网格化管理。要结合实际，因地制宜地在农村和城市社区实施家庭健康计划，探索建立家庭健康服务站。首先，提供预防为主的公共卫生服务，防范重大传染性疾病的传播，做好疾病的筛查与重点人群的健康管理。其次，在家庭健康服务站中，以家庭医生为核心，发挥其健康"守门人"角色，建立基层首诊、双向转诊的分级诊疗制度，缓解卫生资源紧张的局面。发展多学科队伍建设，在社区层面提供包括疾病预防、康复治疗、精神卫生等在内的综合服务。最后，依托家庭健康服务站，建立起健康服务体系。发挥其在居民健康生活方式普及、健康照护、健康环境维护、健康产业发展等方面的支撑作用，使之成为落实健康家庭计划的主承载体。

2. 家庭健康服务专业队伍建设

在我国城市社区与农村地区建立家庭健康服务站，提供综合化的健康服务，离不开专业人才队伍的支撑。应做好家庭健康服务专业队伍的顶层设计，优化人力资源结构。一方面要保障专业队伍人才的数量。当前卫生人力资源紧缺，是我国卫生健康领域的一大短板。要以家庭医生为核心，组建包括专科医生、护士、健康照护师等在内的多学科服务团队。同时，居民的健康意识不断觉醒，健康需求不断提高，健康领域产生了很多新型职业，例如，健康生活方式指导员、呼吸治疗师、健康照护师、社区健康师、运动健康师等，要做好复合型人才以及新型人才的培养建设工作。另一方面要提升专业队伍的健康服务能力，通过建立起长期的教育培训制度，不断提升其业务水平，建立以健康结果和服务质量为核心的考评制度。实现以疾病治疗为中心向健康结果为中心的转变。

3. 发挥妇女、儿童在家庭健康服务中的关键作用

在我国家庭中，受传统文化以及自然属性的影响，女性在家庭中扮演了

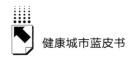
重要角色，在养育后代以及照顾家庭中的老人方面发挥了重要作用，同时越来越多女性走出家庭，参与到政治、经济、文化等诸多职场领域。一方面要通过法律手段保障妇女在职场、婚姻中的合法权益，另一方面以妇女为家庭健康服务中的主体，对其进行健康教育，普及健康知识。促使家庭妇女意识到自己在家庭健康中所处的地位和具有的积极意义，主动参与家庭健康计划，主动获取健康知识。在家庭中提倡合理膳食，创建卫生的家庭环境，消除家庭中的健康危险因素，普及健康的生活方式，养成健康习惯。发挥家庭在疾病预防、康复照护中的职能。妇女在其中既是参与者也是重要的实施者。

而儿童作为家庭以及国家的未来，家庭中儿童的健康水平决定了国家的健康水平。对儿童进行科学养育，培养良好的生活方式，促进其身心健康，对于提高人口健康素养，实现健康家庭、健康中国，具有积极深远的意义。

（四）开展家庭健康评估

由于健康观的不断演变，现阶段的健康不再是仅仅没有疾病，而是包含多方面的完好状态，人们对健康的认识开始从单一的转向多维度的。但是目前对于健康的评估多集中于对于疾病与死亡状态的描述，对于家庭健康没有建立起相适应的评价指标。科学的家庭健康评估制度，在收集家庭成员的基本健康信息基础上，要充分考虑影响家庭健康的自然环境因素、生理与心理因素、社会因素、健康行为因素等。建立适宜指标与具体评价内容，规范家庭健康评估工作流程，结合家庭类型，分析存在的主要家庭健康问题与家庭健康影响因素。利用形成的评估指标与评估体系，依托大数据技术，对家庭成员健康进行全面监测与评估，进行健康危险因素干预，提供覆盖全过程的健康指导与健康管理，从而实现健康家庭环境的营造。同时将健康家庭评估指标纳入到对政府及有关部门的绩效考核中去，以行政化手段促进健康家庭计划推进与落实，也为政府部门下一步的决策部署提供依据与支持。

（五）积极发展健康家庭相关产业

随着计算机技术的不断发展，我国正逐步进入信息化、数字化、智能化社会，计算机技术在生产生活中发挥了重要作用，极大提升了工作效率，给各行各业带来了新的发展机遇。在健康家庭计划的实施中，要发挥计算机产业在其中的支撑作用。

在健康管理领域，利用信息化手段，建立共建共享的健康信息档案，收集居民的卫生服务利用情况，结合性别、年龄、既往病史、职业等多种人口统计学数据，利用可穿戴设备，进行健康监测，建立风险分层与预测机制，识别出风险人群，提供重点服务。利用深度学习技术，为居民提供定制化的健康管理方案，指导其拥有均衡饮食、科学锻炼等健康生活方式。

在日常生活中，利用人工智能技术，做好安全监护工作。一方面是保障住房安全，利用智能监控系统，做好房屋的安防工作。普及智能家居产品，对家庭居住环境进行监测，调节适宜的温度、湿度以及家庭中的空气质量。同时排除家庭中可能存在的漏电、煤气泄漏等安全风险，保障基本的用水、用电、用气安全。另一方面是做好健康行为的监测，利用可穿戴设备，对意外摔倒、心脏骤停等突发状况进行监测，及时联系家庭成员并拨打救援电话。

在医疗服务方面，探索建立数字化家庭病房。利用信息技术，突破传统的空间限制，将传统的医疗卫生服务提供场所由医院转移到家庭中来。在家庭中开展居家养老、慢病康复等卫生健康服务。利用远程医疗技术，加强与家庭医生之间的联系，指导其合理用药，以及提供个性化、便民化的医疗服务。普及机器人在家庭中的落地应用，利用护理机器人，提升护理服务效率。利用康复机器人，进行康复性的锻炼。对于需要长期照护的病人以及独居老人等特殊人群，配置机器人进行沟通交流，满足其情感陪伴的需要。同时，基于深度学习，提供个人性的推荐陪伴项目。

B.5

基于健康管理理念的医院—社区综合
烟草依赖管理模式探索与实践[*]

乔昆　白欣苑　谷明宇　王尧　李星明**

摘　要： 吸烟是全球重要的公共卫生问题，中国拥有超3亿的吸烟人
群，是世界上最大的烟草生产国和消费国，存在巨大的戒烟
服务需求。然而，戒烟过程是个复杂的系统工程，我国成年
吸烟人群戒烟成功率普遍较低，创新戒烟服务的有效干预模
式尤为重要。研究发现，中国吸烟人群烟草依赖管理存在的
问题是：戒烟过程复杂而曲折；居民戒烟意愿较低，居民控
烟意识不足，政府控烟政策制度缺位；烟草依赖患者缺乏专
业、科学和综合的健康指导和干预；居民自主戒烟率高，构
建基于社区的戒烟支持环境尤为重要。医院—社区综合烟草
依赖管理模式紧密围绕医院和社区，可以为社区吸烟者提供
方便、多元、健康的戒烟干预。根据目前该模式在社区的试
点实施效果，可以从以下几个方面加以改进：增进多部门间
紧密合作，建立线上信息共享平台，加大社区宣传动员力
度，优化干预活动流程内容。

关键词： 社区　健康管理　烟草依赖

---

* 基金项目：科技部国家重点研发计划"基于医院和社区的烟草依赖管理模式优化研究"（项
目编号：2017YFC1309404）。

** 乔昆、白欣苑、谷明宇、王尧，首都医科大学公共卫生学院在读硕士研究生，专业为社会医
学与卫生事业管理学，主要研究方向为健康管理理论与实践；李星明（通讯作者），博士，
首都医科大学公共卫生学院教授，主要研究方向为健康管理理论与实践。

吸烟是当今世界重大公共卫生问题，根据《中国吸烟危害健康报告》①和《2000～2025 年全球烟草使用流行趋势全球报告》第三版②，我国拥有超3 亿的吸烟人群，是世界上最大的烟草生产国和消费国。烟草依赖及相关疾病严重危害人群健康，每年导致全球近 600 万人死亡并造成数千亿元的经济损失，我国每年有超过 100 万人死于吸烟相关疾病，另外约有 10 万人死于二手烟暴露。《国际烟草控制政策评估项目（ITC 项目）中国调查第一轮至第五轮（2006—2015）调查报告》指出：如果不采取有效措施减少烟草使用，预计到2050 年，中国与烟草相关的死亡人数将达到 300 万。③《"健康中国 2030"规划纲要》提出"到 2030 年，15 岁以上人群吸烟率降到 20%"，并强调要加大控烟力度，深入开展控烟宣传教育，积极推进无烟环境建设并强化戒烟服务④，《健康中国行动（2019—2030 年)》针对烟草危害提出了个人和家庭、社会、政府应采取的举措，其中包括提倡个人早戒烟，创建无烟家庭，领导干部、医生和教师发挥引领作用，鼓励企业、单位出台室内全面无烟政策，鼓励志愿者组织和其他社会组织参与控烟工作。因此，控制吸烟行为，减少吸烟人数，提供专业的戒烟干预，已成为当前重要的公共卫生问题。

一　中国吸烟人群烟草依赖管理存在的问题

　　烟草依赖即尼古丁依赖，是一种慢性疾病⑤，国际疾病分类编码（ICD－10）为 F17.2，主要症状为吸烟的强烈欲望、难以控制吸烟行为、停

---

① 中华人民共和国卫生部编著《中国吸烟危害健康报告》，人民卫生出版社，2012。

② WHO, *WHO Global Report on Trends in Prevalence of Tobacco Use* 2000 – 2025, the Third Edition, https：//www. doc88. com/p – 6911656868734. html, Accesssed on 05 – 27 – 2021.

③ 《国际烟草控制政策评估项目（ITC 项目）中国报告摘要发布》，中国疾病预防控制中心网站，http：//m. chinacdc. cn/xwzx/zxdt/201705/t20170531 _ 143634. html，最后访问日期：2021 年 5 月 27 日。

④ 《中共中央　国务院印发〈"健康中国 2030"规划纲要〉》，中国政府网，http：//www. mohrss. gov. cn/SYrlzyhshbzb/zwgk/ghcw/ghjh/201612/t20161230_ 263500. html，最后访问日期：2021 年 5 月 27 日。

⑤ 肖丹、王辰、翁心植：《烟草依赖是一种慢性疾病》，《中国健康教育》2008 年第 9 期。

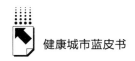

止吸烟或降低吸烟量后出现戒断症状、尼古丁耐受表现、为吸烟放弃或减少其他的活动喜好、不顾吸烟危害而坚持吸烟①，烟草依赖成为影响我国控烟和戒烟工作的主要因素。其发生机理从生物—心理—社会医学模式来看，烟草依赖与尼古丁具有成瘾性有关，还与吸烟者心理因素、社会与家庭环境和遗传因素有关，如心理特质、应对方式、模仿行为、合群心理、礼品烟②等社会现象和社会压力等；社会经济的发展提高了烟草的可得性，也是烟草流行的原因之一。这提示我们烟草依赖管理不仅仅依靠克服戒断症状、治疗尼古丁依赖等生物医学手段，还需要从心理与社会角度综合考虑，采用政治手段或经济手段，是一个复杂而曲折的过程，这与同样需要综合管理的高血压、糖尿病等慢性病的健康管理理念不谋而合。

（一）戒烟过程复杂而曲折，居民戒烟意愿较低

戒烟意愿是决定戒烟成功与否的关键因素，也是预测未来戒烟尝试和戒烟是否成功的重要指标，然而，我国吸烟人群戒烟意愿很低。根据《2018年中国成人烟草调查报告》，我国仅有 16.1% 的吸烟者打算在 12 个月内尝试戒烟，吸烟者仅有 19.8% 有戒烟尝试③，《国际烟草控制政策评估项目（ITC 项目）中国调查第一轮至第五轮（2006—2015）调查报告》显示，我国吸烟者不打算戒烟的比例高达 59%，计划在 1 个月内戒烟的比例仅为 5.6%，在 20 个参与 ITC 调查的国家中，中国没有戒烟意愿的吸烟者比例排名第 3。④此外，戒烟成功通常是内在戒烟动机和外在戒烟干预帮助联合作用的结果，吸烟者在缺少外界帮助干预措施的情形下戒烟困难且成功率低，我

---

① 肖丹、王辰：《预防戒烟者复吸》，《中华全科医师杂志》2009 年第 6 期。
② 李星明、崔小波：《北京市吸烟人群中礼品烟接受情况及其相关社会因素分析》，《中国健康教育》2016 年第 11 期。
③ 《2018 年中国成人烟草调查结果发布——我国 15 岁及以上人群吸烟率呈下降趋势》，中国疾病预防控制中心网站，http://www.chinacdc.cn/yw_9324/201905/t20190530_202932.html，最后访问日期：2021 年 5 月 27 日。
④ 《国际烟草控制政策评估项目（ITC 项目）中国报告摘要发布》，中国疾病预防控制中心网站，http://m.chinacdc.cn/xwzx/zxdt/201705/t20170531_143634.html，最后访问日期：2021 年 5 月 27 日。

国一般人群的自然戒烟率低于 5%①，自身健康状况、经济状况等个体因素，家庭戒烟环境、人际关系、政策制度等社会因素都一定程度影响烟草依赖患者的戒烟动机与戒烟意愿，从而影响其戒烟成功率，即使戒烟成功，这些因素的存在也可能会导致戒烟者复吸。

（二）居民控烟意识不足，政府控烟政策制度缺位

目前我国居民缺乏控烟意识，经过多年的健康宣教，"吸烟有害健康"的知晓率很高，但我国对于戒烟的宣传多局限于大众化的吸烟危害宣传，很难引起人们充分的重视。② 对于占吸烟者绝大多数的烟草依赖患者而言，戒烟意愿戒烟尝试和戒烟成功需要综合控烟干预策略和手段，但是自《烟草控制框架公约》在中国生效以来，我国政府制定了系列控烟政策，推动了控烟工作的进程。但与其他控烟较好的国家相比，我国在无烟环境的创建、戒烟服务提供、烟盒包装警示、禁止烟草广告赞助和促销、烟草危害的健康教育和提高烟草税方面都有较大差距。控烟政策制度缺位，大部分地方缺乏明确的控烟法律法规，部分地方的法律法规对控烟的范围、执行部门、惩罚和监督机制等方面规定得不够详细，强制约束性不足，甚至缺少与之相适应的处罚措施，影响了控烟政策的可操作性和效果。③ 居民对"二手烟"危害的认识明显不足，当受到被动吸烟危害时，绝大多数人不主动出面制止，反烟意识不够，尚未形成良好的控烟意识和控烟氛围，这会直接影响到戒烟者的动机和行为。我国的控烟工作进入了关键时期，因此需要探索有效的戒烟干预模式和控烟路径。

（三）烟草依赖患者缺乏专业、科学和综合的健康指导和干预

戒烟需要科学、专业的指导，目前国内的戒烟方法主要有戒烟门诊咨询、门诊医生开处戒烟药物、电话热线干预疗法、尼古丁代替治疗以及联合

---

① 刘疆东、张建国：《戒烟的干预模式及实施方式》，《中华全科医师杂志》2017 年第 4 期。
② 赵国栋等：《六城市媒体控烟宣传覆盖的现况研究》，《中国慢性病预防与控制杂志》2009 年第 5 期。
③ 贝品联、李艳玲：《中国控烟工作的特点与困境》，《健康教育与健康促进》2013 年第 3 期。

戒烟治疗等①，其中戒烟门诊是帮助吸烟者戒烟的最有效途径之一，在劝导吸烟者戒烟和开展戒烟帮助方面具有不可替代的作用，戒烟门诊的特点就是针对烟草依赖患者的客观需要和实际条件（包括戒烟意愿、身体状况、对于烟草的依赖程度以及接受服务的可持续性等）提供服务，使针对个人的戒烟方案更加具有针对性和有效性，从而大大地提高戒烟成功率。一项在戒烟门诊开展的戒烟相关因素的研究发现，戒烟成功率可达到30%。② 许多国家和机构早已经开始广泛地开设戒烟门诊，并取得了明显的效果，但在我国，由于公众对戒烟门诊的认识不足、戒烟药物自费、戒烟药物治疗缺乏特效药以及戒烟药物不良反应等问题，且戒烟门诊医生戒烟咨询和指导没有像其他疾病治疗一样纳入医保，所以医务人员戒烟干预动力不足，我国戒烟门诊的就诊率长期处于极低状况③，其他各种专业的戒烟方法在国内的应用也不广泛。④

（四）居民自主戒烟率高，构建基于社区的戒烟支持环境尤为重要

我国居民自主戒烟率高，ITC调查显示我国烟草依赖患者在戒烟时未使用任何方法的比例高达90.1%，在杨廷忠等的研究中，有87.6%的吸烟者没有获得戒烟帮助。⑤ 而且社区等公共场所内吸烟的现象随处可见，想戒烟的居民缺乏有利的戒烟支持环境。⑥ 金倩莹等关于不同戒烟模式干预效果的

---

① 吴蕾等：《戒烟干预模式及方法研究的国内外进展》，《中华保健医学杂志》2014年第2期。
② Fiore M. C., "Treating Tobacco Use and Dependence: An Introduction to the US Public Health Service Clinical Practice Guideline," *Respiratory Care*, 2000, 45 (10); Foulds J., Gandhi K. K., Steinberg M. B., et al., "Factors Associated with Quitting Smoking at a Tobacco Dependence Treatment Clinic," *American Journal of Health Behavior*, 2006, 30 (4): 400 – 412; 何桦等：《戒烟门诊与普通门诊戒烟效果的比较》，《广州医学院学报》2013年第4期。
③ 王立立等：《中国戒烟门诊现状调查》，《中华流行病学杂志》2015年第9期；彭金玲等：《北京市戒烟门诊现况调查与分析》，《慢性病学杂志》2013年第3期。
④ 杨小丽、尚琪、杨焱：《国内外戒烟方法研究》，《卫生研究》2004年第3期。
⑤ Tingzhong Yang, Zan Zhu, Ross Barnett, Weifang Zhang, Shuhan Jiang, "Tobacco Advertising, Anti-Tobacco Information Exposure, Environmental Smoking Restrictions, and Unassisted Smoking Cessation Among Chinese Male Smokers: A Population-Based Study," *American Journal of Men's Health*, 2019, 13 (3).
⑥ 赵国栋等：《六城市媒体控烟宣传覆盖的现况研究》，《中国慢性病预防与控制杂志》2009年第5期。

网状 Meta 分析结果显示，结合心理、行为干预措施以及药物治疗的联合戒烟干预模式在 9 种戒烟模式中效果最好，而由于我国戒烟门诊大部分设立在三级医院，联合模式如果在戒烟门诊实施，心理行为干预实施和干预效果难以保证。① 而社区作为居民社会生活工作的基本单位，具备了社区医院联合戒烟干预模式长期实施的条件，我国传统文化十分重视家庭和社区在个人健康促进中的作用，强调集体价值观在个人生活和行为改变中的重要性②，这也为我国以家庭和社区为基本单位构建戒烟支持环境提供了条件，为烟草依赖患者成功戒烟奠定了基础。

二 以健康管理理念为指引，创新烟草依赖管理思路

社区卫生服务和健康管理是完善医疗服务体系、预防控制慢性病、降低医疗费用的科学理念和有效举措，二者互相促进、互相补充③，为烟草依赖管理思路创新提供了重要参考。健康管理是针对健康需求，对健康资源进行计划、组织、指挥、协调和控制的过程，也就是对个体和群体健康进行全面监测、分析、评估、提供健康咨询和指导及对健康危险因素进行干预的过程。而慢性病健康管理则是以生物—心理—社会医学模式为指导，为健康人群、慢性病风险人群、慢性病患者提供全面、连续、主动的健康管理。④ 社区具有地理、价格等方面的优势，社区家庭医生团队有条件为居民提供个性化的、连续的健康管理，并辐射到家人、周围的人群，扮演好健康"守门人"的角色。社区家庭医生团队通过社区健康教育、社区家庭访视护理、社区医生随访监测等形式对慢性病患者开展长期、系统、连续和全方位的健康管理，并与综合医院和专科医院形成互补，对于烟草依赖等慢性病的防治

① 金倩莹等：《不同戒烟模式干预效果的网状 Meta 分析》，《中国健康教育》2020 年第 3 期。
② 蒋姝函：《自主戒烟有效性的人群行为动力模式研究》，浙江大学，博士学位论文，2018。
③ 李星明、黄建始：《健康管理和社区卫生整合对慢性病防治的意义与服务模式探讨》，《疾病控制杂志》2008 年第 1 期。
④ 黄建始：《从医学模式的演变探讨健康管理的实质》，《中华健康管理学杂志》2010 年第 1 期；杨金侠：《健康管理：从概念到实践》，《中国卫生》2018 年第 7 期。

具有重要意义，社区家庭医生团队在疾病预防控制的三级网络中起着最为基础和广泛的作用。[1] 对于社区戒烟干预而言，该思路可以充分利用其所在社区各层次的医疗服务资源，帮助烟民识别、控制影响戒烟效果的因素，实时提供个体化的健康教育和戒烟指导，满足社区内不同层次烟草依赖患者的戒烟需求。我国目前基于社区的戒烟干预主要为烟草危害健康教育和临床简短戒烟[2]，缺乏长久有效的系统管理和持续的戒烟技术以及社会支持环境。且烟草依赖作为一种慢性病，除引入慢病健康管理的理念外，医生专业的治疗方法在其间不可或缺。

基于上述理念和居民健康管理需求，本研究紧密围绕医院和社区优势，开发以医院戒烟门诊医生与社区家庭医生服务团队密切合作，戒烟门诊医生提供专业戒烟指导，家庭医生团队负责戒烟者随访管理的烟草依赖管理模式，并通过培训社区志愿者，强化其控烟意识，促使其自觉产生控烟宣传以及劝导吸烟者戒烟的行为，最终形成综合连续的社区戒烟支持环境。[3]

（一）医院—社区综合烟草依赖管理模式的提出

针对目前我国社区居民吸烟率高、戒烟意愿和戒烟成功率较低、自主戒烟率高的特点[4]，本课题立足于我国目前控烟社会环境较好的北京地区，首先通过社区诊断来了解影响社区居民的烟草相关知识知晓情况、戒烟意愿、

---

[1] 张传政等：《我国社区慢性病管理 10 年文献研究》，《上海交通大学学报》（医学版）2013 年第 9 期；Cooper R. S. , "Using Public Health Indicators to Measure the Success of Hypertension Control," *Hypertension*, 2007, 49 (4): 773 – 774。

[2] 王泽林、肖丹：《基于社区初级保健理论指导下戒烟干预项目的开展》，《中华健康管理学杂志》2016 年第 2 期；陈亮等：《简短戒烟干预法在社区门诊的应用效果》，《临床医学研究与实践》2017 年第 8 期。

[3] S. Zimmerman, J. Tilly, et al. , *A Manual for Community-Based Participatory Research: Using Research to Improve Practice and Inform Policy in Assisted Living*, BeiJing: The Center for Excellence in Assisted Living, 2009, pp. 1 – 3.

[4] 《国际烟草控制政策评估项目（ITC 项目）中国报告摘要发布》，中国疾病预防控制中心网站，http://m.chinacdc.cn/xwzx/zxdt/201705/t20170531 _ 143634.html，最后访问日期：2021 年 5 月 27 日。

戒烟需求及其影响因素；并通过专家访谈和检索相关文献、控烟政策和戒烟专题研究报告等，对收集的文献进行梳理分析，从而形成本研究的理论基础。结合文献资料、专家意见以及预调查的需求分析结果，紧密围绕基于健康管理的理念，构建医院—社区综合烟草依赖管理模式的合作框架和干预方案。召开工作组会和专家咨询会，修订完善模式方案，并采取社区干预实验研究来验证该模式的科学性与可行性。

（二）烟草依赖干预需求评估

采用拦截调查方法，调查了解吸烟者戒烟需求及相关因素。调查结果显示在愿意接受的各类戒烟干预和帮助的形式中，吸烟者选择在戒烟门诊接受医生一对一指导，开具戒烟药物的较多（397/651，61.0%），其次是利用微信群等互联网工具的线上咨询和指导（285/651，43.8%）；在活动场所上，选择在社区医院进行戒烟活动的人较多（358/651，55.0%），其次是选择在居住的社区进行戒烟活动（322/651，49.5%）；在戒烟干预提供者的偏好上，调查对象选择最多的为专业医务人员（328/651，50.4%）和家人朋友（310/651，47.6%）；在信息获取渠道上，烟草依赖患者选择较多的渠道为微信群、微信公众号（369/651，56.7%），其次为社区宣传栏、展板等（272/651，41.8%），结果如表1所示。

表1　基于拦截调查的吸烟者戒烟服务需求调查结果（n = 651）

戒烟服务需求	类别	人数（人）	频率（%）
干预或帮助形式	戒烟门诊医生一对一指导,开具戒烟药物	397	61.0
	戒烟健康讲座	226	34.7
	戒烟比赛、知识问答等控烟活动	87	13.4
	利用微信群等互联网工具的线上咨询和指导	285	43.8
	戒烟热线咨询	148	22.7
	社区志愿者组织的干预和随访	195	30.0
	其他	23	3.5

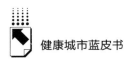
续表

戒烟服务需求	类别	人数(人)	频率(%)
活动场所	居住的社区	322	49.5
	社区医院	358	55.0
	综合医院戒烟门诊	149	22.9
	指定活动地点或其他	54	8.3
干预提供者	家人朋友	310	47.6
	社区志愿者	175	26.9
	戒烟课题组成员	151	23.2
	专业医务人员	328	50.4
	其他	39	6.0
信息获取渠道	社区宣传栏、展板等	272	41.8
	发放的宣传折页	191	29.3
	社区医生或志愿者口头传达	226	34.7
	微信群、微信公众号	369	56.7
	面向社区的知识讲座和咨询	193	29.6
	电话热线	114	17.5
	其他	21	3.2

上述需求评估结果提示多数吸烟者也意识到戒烟需要更为科学专业的医学方法支持，希望获得来自专业医务人员的帮助，但由于经济实力、时间、距离各方面现实条件的限制，专门前往戒烟门诊或寻求其他专业途径对于吸烟者还是存在诸多不便，人们更偏好于在居住的社区就近接受干预，或是通过微信群等互联网手段获取相关信息，调查提示探索构建一种医院—社区—微信等于一体的综合烟草依赖管理模式是非常必要的，并以此拓宽戒烟信息的供给渠道，增加专业性干预普及与认知，建立完善医院与社区间的互动合作机制和院内转介机制。

（三）医院—社区综合烟草依赖宏观管理模式内涵

在前期专家咨询和现场访谈基础上，初步构建了医院—社区综合烟草依赖宏观管理模式。在该模式构建过程中，课题组与综合医院戒烟门诊和社区卫生服务机构，中国健康教育中心等宣传教育机构，街道办事处、社区居委会等社区管理部门，以及北京市控制吸烟协会等社会公益组织达成良好的合作共识，各机构派专人共同组建起该模式的服务供给方管理团队，并明确各自分工和合作机制，最终形成全市级的医院—社区戒烟干预合作框架。课题组统一设计干预方案、统筹规划，组织基线调查和结局调查，评估完善整套模式；综合医院戒烟门诊为社区动员来的烟草依赖患者进行戒烟干预，开处戒烟药物、进行戒烟相关并发症处理以及健康咨询指导，培训社区医生；健康教育中心为社区戒烟宣传教育提供具体素材；控烟协会协同社区选拔联系志愿者并组织志愿者的戒烟业务培训；邀请区卫健委和疾病控制预防中心协助督导；社区管理机构充分发挥基层群众特色和优势，进行广泛宣传动员，进行戒烟健康教育，构建持续的戒烟环境（具体见表2）。

表2　医院—社区综合烟草依赖宏观管理模式

参与主体	烟草依赖患者的健康管理环节、流程和分工			
	社区宣传动员	筛查发现	建档评估和人群分类	社区干预和随访管理
综合医院戒烟门诊	配合开发健康宣传和健康教育资料	患者体检（包括肺功能检查）	参与烟草依赖程度评估和是否用药评估	烟草相关健康问题咨询、药物治疗和健康指导
社区卫生服务机构	配合课题组进行社区动员和戒烟者招募工作	把居民登记信息与课题组信息对接	提供活动场地，参与戒烟者抽血工作	利用信息平台参与戒烟者的随访、咨询和健康教育
社区管理部门	社区动员和人员招募，开展社区烟草危害宣传教育	做好登记，与社区医院和课题组实现信息对接，开展健康宣教	与社区医院和综合医院信息对接	持续的控烟健康教育和社区无烟环境建设
区卫生行政部门/北京市控制吸烟协会	组织协调相关街道和居委会等管理机构	组织协调并与社区医院信息对接	组织协调并与社区医院信息对接	参与社区志愿者戒烟培训，并提供群体戒烟方法
中国健康教育中心	负责健康教育材料设计和开发	与综合医院和社区戒烟等健康教育信息对接	健康教育材料与信息网络平台对接	持续的社区戒烟环境营造，提供社区戒烟的健康教育宣传材料
课题组	总体设计，参与社区组织、现场协调和人员招募	过程督导，纳入研究对象，做好入组人员管理	组织戒烟人群的信息采集和管理	监测戒烟干预依从性、评价干预效果、督导干预过程和质量控制

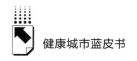

（四）以烟草依赖患者为中心的医院—社区戒烟干预微观模式

为方便上述干预模式在社区落地实施，课题组在社区调研基础上，结合医院—社区烟草依赖宏观管理模式框架思路，形成了以烟草依赖患者为中心的医院—社区戒烟干预微观模式。该模式是以社区戒烟干预小组形式实施戒烟干预，每个社区戒烟小组包括烟草依赖患者 20～30 人、医院戒烟门诊医生 1 人、社区医生 1 人、社区负责人 1 人、社区志愿者和带头人若干、心理辅导员 1 人。该模式是一种互动的、连续的、综合的管理模式，以社区为单位，以居民中的烟草依赖患者为中心，医院戒烟门诊专家团队为技术支撑，药物＋心理治疗、同伴教育者和社区志愿者为辅助，在社区成立戒烟宣传管理小组，实施烟草依赖管理服务。此模式强调在社区开展多元合作①、社区参与的综合干预活动②，贯彻每一个社区戒烟者招募入组、检测评估、咨询指导、随访干预和反馈评价的全过程，与之共同营造持久绿色健康的社区戒烟支持环境。具体如图 1 所示。

社区戒烟同伴支持小组是该烟草依赖管理模式的基本单位，组内除负责专业医学指导的医务人员、心理支持的心理辅导员、协调管理的社区负责人外，还设有经过特别挑选与培训的社区志愿者。该志愿者群体从社区较为有公信力的人群中选拔③，经戒烟门诊医师专门培训，在小组内定期组织大家开展有关烟草依赖知识和技能的小组讨论，同时承担随访管理的责任。同时，课题组将同伴支持的理念引入该烟草依赖管理模式，利用戒烟干预微信平台和线下随访干预活动，可以使烟草依赖患者相互交流分享戒烟经验和体会、相互鼓励支持戒烟动机，既能有效缓解其在戒烟过程中产生的戒断症状，又能增强其对戒烟的自我效能④，有效改善戒烟效果。

---

① 李星明：《社区慢性病健康管理多部门合作：理论、实证与模式》，中国协和医科大学出版社，2016，第 40 页。

② 刘洋：《浅谈我国社区居民参与问题》，吉林大学，硕士学位论文，2006；朱斯玉：《社区居民参与社区决策的困境与对策》，《求知导刊》2016 年第 2 期。

③ 杨文珍等：《基于社区参与式研究方法的农村结直肠癌筛查组织动员模式效果评价》，《中国全科医学》2017 年第 6 期。

④ 杨文珍等：《农村结直肠癌筛查组织动员模式探讨》，《中国全科医学》2017 年第 6 期。

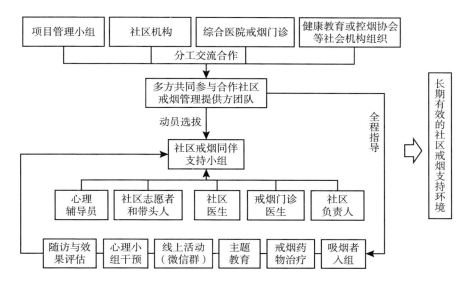

图1　医院—社区综合烟草依赖管理模式构成

（五）医院—社区综合烟草依赖管理模式运作

该医院—社区综合烟草依赖管理模式贯穿慢病健康管理的全过程，社区是干预实施的主要场所，烟草依赖患者足不出社区，便能享受到综合、全面、连续的干预服务，帮助其轻松戒烟。社区利用家庭医生签约服务优势和社区社会服务优势动员和招募吸烟者、推荐并协助干预团队培训和选拔志愿者，并为定期开展的专家讲坛、小组活动、心理辅导提供场所，协助志愿者和医生开展随访管理等工作。在社区现场开展的活动主要分为戒烟者招募入组、戒烟者信息收集和评估、实施干预、效果评估和反馈4部分。

（1）戒烟者招募入组：本项目充分利用家庭医生签约服务优势，动员各个家庭医生签约团队采用首诊问吸烟史，采用 2A + 1R 干预技术方法（Ask 询问，Advice 建议，Refer 转诊），尽可能为吸烟者提供明确的、有针对性的戒烟建议，并在初步评估其戒烟意愿基础上，动员吸烟者参与社区戒烟活动。

（2）戒烟者信息收集和评估：收集信息包括基线信息采集和评估、CO

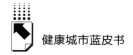

呼气试验、肺功能测试、血生化检测。综合戒烟门诊的医生会根据戒烟者烟草使用情况、烟草危害的认知、戒烟意愿、戒烟心理状况、CO值、肺功能测试结果等信息评估其烟草依赖程度、心理状况、个人戒烟需求、戒烟家庭与社会环境信息和个人戒烟失败原因，并对戒烟者进行初步分类，分别采用心理干预、药物治疗，或者心理＋药物＋家庭社会支持等个性化的戒烟方案。

（3）实施干预：主要分为线上和线下干预活动。线下活动主要是在社区卫生服务机构，由戒烟门诊医生为戒烟者提供药物治疗和咨询指导，还会同社区医生举办特色主题教育活动：如戒烟知识大讲堂、戒烟同伴小组活动等；社区线上干预活动包括：主要利用各个社区戒烟微信群，组织健康教育专业机构每周定时推送宣传教育材料、戒烟门诊和全科医生在线答疑解惑、心理专业人员为戒烟者提供戒断症状心理应对方案、通知活动和随访事宜、组员间线上讨论，分享戒烟感受和经验，等等。药物治疗与心理辅导、组员互助与专家指导互相配合，有机衔接，从而提高社区烟草依赖患者对烟草相关知识的认知度，并通过自我管理、同伴支持、专家指导得到持续的支持，从而改变生活方式，改善生活质量，提高戒烟有效率。①

本研究还创新性地加入了系统的小组心理干预活动。与其他慢性疾病的治疗不同，烟草依赖治疗过程中心理及行为干预具有非常重要的地位。主要针对戒断症状带来的心理障碍提供线上的专业咨询和指导，并针对烟草依赖患者不同阶段，根据认知行为理论及"知信行"理论设计和制作了戒烟有关的折页、海报、易拉宝等宣传材料，同时本研究也制作了可供线上阅读的一套电子文档和微视频。它们是这整套戒烟干预方案中必不可少的部分，是

① Lawrence C., et al., "The Comparative Effectiveness of Clinic, Work-site, Phone, and Web-based Tobacco Treatment Programs," *Nicotine & Tobacco Research*: *Official Journal of the Society for Research on Nicotine and Tobacco*, 2010, 12 (10); 王立立、王燕玲、姜垣：《手机戒烟干预和网络戒烟干预的国际进展研究》，《中国慢性病预防与控制》2011年第4期；俞红霞、臧英年、林江涛：《尼古丁替代治疗联合心理行为干预对辅助戒烟的作用》，《中国康复医学杂志》2016年第12期。

入组吸烟者获取健康信息的重要来源。旨在增强戒烟的动机和信心、提高拒烟自我效能，协助管理情绪与压力，帮助参与者合理有效地戒除烟瘾。另外，对于组内符合特定心理治疗认知条件并保证持续参加后续活动的患者，由心理辅导员根据认知行为理论为其设计与组织心理小组活动。

（4）效果评估和反馈：以现场或电话、问卷调查等形式每两周一次对烟草依赖患者进行戒烟现况问询，包括是否戒烟、日均吸烟量等，再次评估其烟草依赖程度，并在基线时点的 6 个月后进行终末调查。同时，及时把戒烟效果信息反馈给戒烟者，以增强其戒烟自信心。

三 医院—社区综合烟草依赖管理模式初步效果评价

（一）材料与方法

1. 研究对象

通过方便抽样方法在北京市抽取了 19 家社区卫生服务中心作为调查现场，干预前在选定的社区进行项目宣传，以招募到的有意愿参与社区干预试验的成年烟草依赖患者为调查对象，经过培训的调研员与调查对象面对面问答并填写调查问卷。

纳入标准：年龄 18 周岁及以上；社区常住居民中的吸烟者；能流畅进行语言沟通，并且愿意接受调查的患者；有戒烟意愿；签署知情同意书。

排除标准：年龄 18 周岁以下；不吸烟者；患有严重精神疾病，无法流畅进行语言沟通者；完全没有戒烟意愿或不愿意接受调查的患者。

2. 模式实施效果评价内容

拟选择随访时点成功戒烟比例和时点日均吸烟量作为医院—社区综合烟草依赖管理模式效果的初步评价指标，由于目前对成功戒烟没有统一的标准，国内外常以 7 天（7-day point prevalence abstinence）和 1 个月（30-day point prevalence abstinence）时点戒烟率，以及 3 个月、6 个月、12 个月以及更长期的持续戒烟率（long-term/prolonged/sustained Rates abstinence）评价

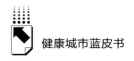

戒烟干预的效果[1]，故本次评价采用干预实施后第3个月和第6个月的戒烟率和日均吸烟量作为评价指标。

3. 统计分析方法

采用 SPSS 19.0 统计软件处理数据。计量资料以均数 ± 标准差（$\bar{\chi} \pm s$）表示，戒烟率使用卡方检验，各时点日均吸烟量（支数）比较使用重复测量方差分析。本次研究对中途脱落者的处理，采用意向性治疗分析（ITT）方法，在随访时点，将脱落者最近一次随访的吸烟量记为本次随访的吸烟量，并记为戒烟失败。采用 ITT 方法进行重复测量方差分析结果偏保守。[2]以双侧 $p \leqslant 0.05$ 为差异具有统计学意义。

（二）医院—社区综合烟草依赖管理模式实施情况

试点实施前的需求调查结果显示，该服务模式在多个社区的吸烟者中的可接受度皆很高，超过 40% 的社区吸烟者表示愿意参与全程管理活动。该烟草依赖管理模式已在 19 个社区中实施，且完成了各时间点的随访，干预组实施 2A + 1R 简短干预[3]，即问询烟草使用及相关健康信息后，对其戒烟计划给予个性化指导和建议，推荐他们前往医院戒烟门诊就诊，告知其拨打戒烟热线等其他能获取戒烟支持信息的方法，并按照前面介绍的医院社区戒烟干预模式实施干预活动（又称为医院—社区戒烟药物 + 线上健康促进组）。而对照组除了缺乏线上和线下的健康教育随访外，其入组招募、

① 姜斌等：《心理干预联合药物对吸烟者的戒烟效果评价》，《中华流行病学杂志》2014 年第 12 期；Bricker J. B., Mull K. E., Mcclure J. B., et al., "Improving Quit Rates of Web-Delivered Interventions for Smoking Cessation: Full Scale Randomized Trial of WebQuit. org versus Smokefree. gov," *Addiction*, 2018, 113（5）: 914 – 923；Cinciripini P. M., Robinson J. D., Karam-Hage M., et al., "Effects of Varenicline and Bupropion Sustained-Release Use Plus Intensive Smoking Cessation Counseling on Prolonged Abstinence From Smoking and on Depression, Negative Affect, and Other Symptoms of Nicotine Withdrawal," *Jama Psychiatry*, 2013, 70（5）: 522。

② Elizabeth L. et al., "Intent-to-treat Analysis of a Simultaneous Multisite Telehealth Diabetes Prevention Program," *BMJ Open Diabetes Research & Care*, 2018, 6（1）.

③ 中国疾病预防控制中心控烟办公室：《简短戒烟干预手册》，军事医学科学出版社，2013，第 10 页。

信息采集和健康评估以及药物干预方案与试验组一致（又称为医院—社区戒烟药物干预组）。本次研究在 3 个月时点后不再进行定期干预，三个时点的试验组和对照组人数情况如图 2 所示，万事开头难，戒烟过程也是如此，这提示我们在戒烟干预开始阶段如何促使烟草依赖患者坚持下来是工作重点。

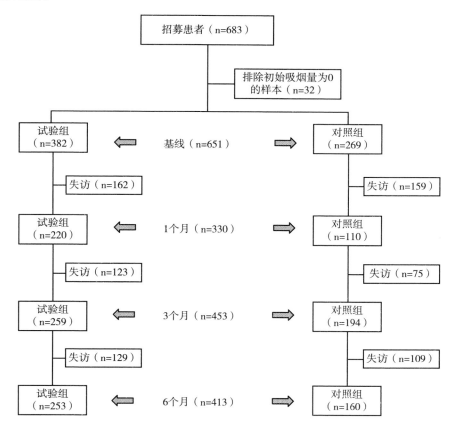

图 2　试验组和对照组各时点人数及脱落情况

（三）烟草依赖管理模式效果初步评价

1. 烟草依赖患者时点戒烟率情况

从烟草依赖患者时点戒烟率角度来看，试验组和对照组在 3 个月和 6 个月的戒烟率情况见表3，结果显示，干预第一个月时，试验组戒烟率为13.1%，对照组戒烟率为9.3%，两组戒烟率不存在统计学差异（$\chi^2 = 2.231$，$p = 0.135$），戒烟成果不明显，可能是由于干预时间较短。而干预第3个月时，试验组戒烟率为19.9%，高于对照组戒烟率13.0%，两组戒烟率存在统计学差异（$\chi^2 = 5.289$，$p = 0.021$），提示该综合烟草依赖管理模式在短期戒烟效果优于2A + 1R简短干预模式。

干预第6个月时，试验组戒烟率为22.0%，对照组戒烟率为17.1%，两组戒烟率不存在统计学差异（$\chi^2 = 2.361$，$p = 0.124$），这可能与3个月后进行不定期干预，患者的依从性和响应度有所下降有关，对照组戒烟率有明显上升可能是失访导致的选择偏倚。结果一定程度上说明了烟草依赖干预和其他慢性病管理一样，是一个漫长的过程，需要适当延长定期干预时间。

表3 试验组和对照组时点戒烟率情况

时点	变量	试验组（n = 382）		对照组（n = 269）		总计	χ^2	p 值
		例数	百分比	例数	百分比			
1 个月	已戒烟	50	13.1	25	9.3	75	2.231	0.135
	未戒烟	332	86.9	244	90.7	576		
3 个月	已戒烟	76	19.9	35	13.0	111	5.289	0.021
	未戒烟	306	80.1	234	87.0	540		
6 个月	已戒烟	84	22.0	46	17.1	130	2.361	0.124
	未戒烟	298	78.0	223	82.9	521		

2. 烟草依赖患者时点日均吸烟量情况

从烟草依赖患者日均吸烟量角度来看，通过重复测量方差分析，结果显示不同时间点烟草依赖患者时点吸烟量存在显著差异（$F = 289.300$，$p < 0.001$），时间和分组不存在交互作用（$F = 0.977$，$p = 0.356$）。进一步对烟草依赖患者日均吸烟量进行组间和组内比较。

各时点烟草依赖患者日均吸烟量组间比较结果显示，基线时点试验组和对照组日均吸烟量分别为 17.17 支和 17.75 支，不具有统计学差异（$p = 0.451$），实施干预 1 个月后，对照组日均吸烟量为 14.07 支，试验组日均吸烟量为 11.87 支，比对照组日均吸烟量低 2.2 支，存在统计学差异（$p = 0.005$），干预 3 个月后，对照组日均吸烟量为 11.73 支，试验组日均吸烟量为 10.25 支，比对照组日均吸烟量低 1.48 支，存在统计学差异（$p = 0.040$），干预 6 个月后，试验组和对照组日均吸烟量分别为 9.52 支和 10.75 支，不具有统计学差异（$p = 0.092$）（具体见表 4）。

表4　各时点烟草依赖患者日均吸烟量组间比较

分组	基线	1 个月	3 个月	6 个月
试验组	17.17 ± 9.81	11.87 ± 0.51	10.25 ± 8.87	9.52 ± 8.90
对照组	17.75 ± 9.51	14.07 ± 0.61	11.73 ± 9.22	10.75 ± 9.65
MD	0.581	2.204	1.480	1.239
p	0.451	0.005*	0.040*	0.092

注：重复测量方差分析中，时点效应 $F = 269.223$，$p < 0.001$，采用 Greenhouse & Geisser 方法进行校正，自由度由 2 调整为 1.493，* 表示差异具有统计学意义，$p < 0.05$。

试验组和对照组烟草依赖患者日均吸烟量组内比较结果显示，随着干预的进行，不论是试验组还是对照组，与前一个时点相比，烟草依赖患者日均吸烟量均有所减少，具有统计学差异（$p < 0.05$）。此外，在整个干预期间，前 3 个月对照组和试验组烟草依赖患者的日均吸烟量下降最明显，分别为 6.02 和 6.92，试验组效果更明显（见表 5 和图 3）。

表5　烟草依赖患者时点日均吸烟量组内比较

分组	试验组	对照组
基线	17.17 ± 9.81	17.75 ± 9.51
1 个月	11.87 ± 0.51	14.07 ± 0.61
MD	5.300	3.677
p	$p < 0.001$*	$p < 0.001$*

续表

分组	试验组	对照组
基线	17.17 ± 9.81	17.75 ± 9.51
3个月	10.25 ± 8.87	11.73 ± 9.22
MD	6.918	6.019
p	$p < 0.001$ *	$p < 0.001$ *
基线	17.17 ± 9.81	17.75 ± 9.51
6个月	9.52 ± 8.90	10.75 ± 9.65
MD	7.651	6.993
p	$p < 0.001$ *	$p < 0.001$ *
1个月	11.87 ± 0.51	14.07 ± 0.61
3个月	10.25 ± 8.87	11.73 ± 9.22
MD	1.618	2.342
p	$p < 0.001$ *	$p < 0.001$ *
1个月	11.87 ± 0.51	14.07 ± 0.61
6个月	9.52 ± 8.90	10.75 ± 9.65
MD	2.351	3.316
p	$p < 0.001$ *	$p < 0.001$ *
3个月	10.25 ± 8.87	11.73 ± 9.22
6个月	9.52 ± 8.90	10.75 ± 9.65
MD	0.733	0.974
p	$p < 0.001$ *	0.004 *

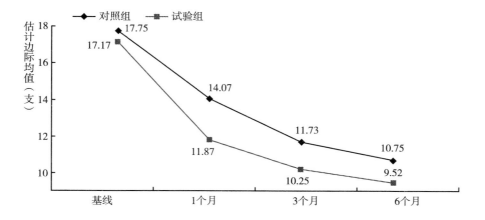

图3 医院—社区烟草依赖干预模式下试验组和对照组日均吸烟量变化情况

四　模式改进措施与发展建议

烟草依赖作为世界公认的慢性疾病，其发病与社会因素、心理及遗传等诸多因素相关，在缺少外界帮助的情形下戒烟困难且成功率很低。[①] 本模式紧密围绕医院和社区，在世界卫生组织综合戒烟体系方案指导下，为社区吸烟者提供方便、多元、健康的戒烟干预，根据目前该模式在社区的试点实施效果，提出以下改进措施与发展建议。

（一）增进多部门间紧密合作

慢病防治不单单是卫生行政部门的工作，慢病管理离不开各级政府的支持，烟草依赖的干预管理亦是如此。政府加强相关政策的支持与保障，促进医院—社区戒烟干预策略可持续性发展，医保部门要积极探索医疗保险对戒烟药物的支持策略与支持路径；财政部门会同医保部门在精准经济学评价基础上，鼓励医院和社区卫生服务中心设立合适的戒烟干预激励机制，以提升社区戒烟能力；卫生与健康行政部门要积极探索把戒烟门诊和戒烟药处方权延伸到社区实施路径，由上级医院对社区医生进行戒烟技能方面的培训。通过上述措施以进一步整合社区的卫生、文化、体育活动等社会资源，形成动态协调的合作机制，真正体现公共卫生的价值和功能，为居民提供更丰富多元的干预活动。

（二）建立线上信息共享平台

使各部门各机构紧密相连、分工合作，线上信息共享平台必不可少。采用现代化信息网络技术，构建烟草依赖管理信息网络系统，各机构通过该平台实现联络沟通、任务分配、经验交流、监督评估的目的。借助该网络平台还可为社区烟草依赖患者建立电子信息档案，连接医院的慢病患者电子病历

[①]　刘疆东、张建国：《戒烟的干预模式及实施方式》，《中华全科医师杂志》2017 年第 4 期。

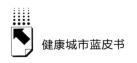

和管理系统，使其具备管理目标评估和双向转诊的功能。目前本研究已开发一套适用于该模式的手机 App，具备建档、通信、咨询、随访等功能，待调试结束即可投入使用。

（三）加大社区宣传动员力度

干预模式的推广需要建立在干预需求的基础上，吸烟者自身的戒烟意愿是形成戒烟需求和依从管理的前提。大部分烟民依旧直到出现不良症状才尝试戒烟，人们往往对烟草依赖缺乏深层次的认识。想形成良好持久的社区戒烟支持环境，需要社区的每一个成员都参与进来，使绿色健康的理念和知识通过口口相传扎根在每一个人的心中。与其他慢性病健康管理一样，烟草依赖的教育宣传需要多部门合作，为此，下一步希望在政府的支持和督导下，鼓励社区加大宣传动员力度，招募更多的吸烟者参与到该模式中。全社会共同参与运用健康频道、网站、微信、微博、移动客户端等媒体方式，加强烟草危害的传播和教育。同时从社区较具威信的居民中招募更多的戒烟志愿者并加强培训，若能充分发挥社区领袖的能力，利用社区中存在的以感情、人情、互惠、信任为基础的社区互动网络，则可动员更多的人参与到社区的戒烟干预支持环境塑造中。

（四）优化干预活动流程内容

实践发现，活动时间是影响吸烟者参与度的关键，不同时间段开展干预活动，患者的参与度是不同的，最佳的时间选择应为上午的 9：00 ~ 10：30，以及下午的 1：30 ~ 4：00，且活动时间控制在 90 分钟之内，超过这个时间段居民多会因着急回家做饭或接送子女而出现不耐烦等低依从性的表现，因此应合理安排时间，精简活动环节，通过合理控场和秩序维持控制好活动时间。另外，宣传教育的方式是吸烟者接受程度的决定因素，教育宣讲时应注意语速、音量、演讲方式以及 PPT 中字体的大小等，让患者更易接受演讲内容，宣传材料除现有的宣传手册、宣传单外，还可以制作一些电子光盘、图册等，增加宣传形式，提高患者对烟草问题的关注度，同时利用壁报、宣传栏、网络等隐蔽课程实施健康宣教，形成全方位、立体化的烟草依赖管理。

综上所述，在良好的戒烟政策、管理体制、物质和信息条件的支持下，通过不断地对医院和社区的综合烟草依赖管理模式优化，可以为社区烟草依赖患者提供综合戒烟干预服务，能有效缓解烟草依赖患者的心理问题和戒断症状，提高戒烟成功率，进一步改善戒烟效果。总之该模式进一步丰富了我国社区控烟戒烟的理论和实践，进而为实现健康中国 2030 控烟规划目标提供了具有科学性和可推广性的实践经验。

健康服务篇

Healthy Service

B.6
慢病治理与叙事医学研究

王春勇　马仲良*

摘　要： 伴随中国的社会快速发展，城镇化水平不断提高，老龄化社
会逐渐到来，慢病患者日益增多，成为困扰患者、家庭、医
院、社会的重要问题。慢病成因的综合性、复杂性决定了慢
病防治任务的长期性和艰巨性。运用叙事医学的方式、重视
情绪管理、实施健康管理，是有效防治慢病的路径。患者、
医生、医院、社区和政府，都应该以"大卫生、大健康"理
念为指导，坚持以人民健康为中心的发展思想，针对慢病的
生理－心理－社会源头，进行多种因素的综合干预。从源头
系统治理慢病，可以提高医疗效果，减少医疗成本，使患者

---

* 王春勇，北京大学第三医院，副主任医师，中医学博士，主要研究方向为中医内科、叙事医
学方法、情绪管理和慢病治理；马仲良，研究员，北京市社会科学院原副院长，北京市社会
科学界联合会原党组副书记、巡视员。

利益最大化，为慢病治理提供新思路。

关键词：　慢病治理　情绪管理　中医学　叙事医学

伴随中国的社会快速发展，城镇化水平不断提高，老龄化社会逐渐到来，慢病（"慢病"是"慢性病"的简称）患者日益增多，成为困扰患者、家庭、医院、社会的重要问题。如何有效地解决慢病，单一依靠生物医疗技术参与的医疗活动，使医疗成本日益增加，医患矛盾时常激化，医疗结果时常并不如意。医学的进步，迫切需要进一步完善当前的医疗模式。伴随现代医学从生物医学模式发展到"社会－心理－生理"医学模式，最重要的创新，就是发现疾病的产生，不仅仅是患者的生理、生物方面的问题，而且是有着丰富心理活动、有着多彩社会经历的人的问题。疾病是否发生，与社会适应、心理状态、个人行为等密切相关。如何在医疗中实现对慢病患者整体救治，有效开展新的医学模式，叙事医学的出现，给出解决慢病问题的新思路。

一　慢病治理的思路探讨

慢病成因的综合性、复杂性决定了慢病防治任务的长期性和艰巨性。如何从源头有效地治理慢病，对慢病实施综合治理，减少医疗成本支出，使慢病患者受益，需要开启慢病治理的新思路。

（一）个人健康管理是治理慢病的关键因素

慢病是严重威胁我国居民健康的一类疾病，已成为影响国家经济社会发展的重大公共卫生问题。每个人作为自己健康第一责任人，维护自身健康，积极参与慢性病防治，最为关键，也责无旁贷。世界卫生组织发现，影响健康的因素中，生物学因素占15%、环境因素占17%、行为和生活方式占

60%、医疗服务仅占8%（具体见图1）。由此可见，获得健康最简单也是最有效的方法，也是最重要的策略，就是个人健康管理。慢性病的发生和流行与经济、社会、人口、行为、环境、心理等诸多因素密切相关。随着我国工业化、城镇化、人口老龄化进程不断加快，居民生活方式、生态环境、食品安全状况等对健康的影响逐步显现，个体的健康状态同其适应变革的能力变得更为相关。一方面政府、社会要为"健康中国"创造必要的物质条件，另一方面，政府和社会还要为"健康中国"营造丰富的精神氛围，提升大众的健康管理能力，培养健康思维和生活方式，更好地适应新时代变革，把健康融入生活的方方面面。

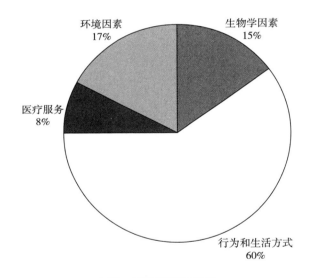

图1 影响健康的因素

习近平总书记指出："人民健康是社会文明进步的基础，是民族昌盛和国家富强的重要标志。""要坚定不移贯彻预防为主方针，坚持防治结合、联防联控、群防群控，建立稳定的公共卫生事业投入机制，加快理顺体制机制、完善基础设施、提升专业能力，加大疾病预防控制体系改革力度，增强早期监测预警能力、快速检测能力、应急处置能力、综合救治能力。要在做好常态化疫情防控的同时，聚焦影响人民健康的重大疾病和主要问题，加快实施健康中国行动，深入开展爱国卫生运动，完善国民健康促进政策，创新社会动员机制，健全健康教育制度，强化重点人群和重大疾病综合防控，从源头上预防和控制重大疾病。"① 慢病预防的关键，就是强调一个"早"字。提升慢病预防的效率，必须及早预防，早到从改变大众的行为方式入手，从改变大众的思维方式入手，培养健康的生活方式，保持健康的心理状态，学会正确使用身体，学会看待我与他人、我与世界的关系，良好地适应自然和社会的变化，积极预防慢性病的发生。

（二）情绪管理是个人实施健康管理，有效防治慢病的技术路径

从人类的文明进步历程来看，一方面科技的进步，提升了我们的自然适应能力，另一方面文化的修养，提升了我们的社会生存智慧。现代医学认为健康不仅包括身体健康，还包括心理健康和社会适应状态。当代医学，医疗技术提供了专业的技术服务，医学人文给予患者心灵关怀。疾病的疗愈和康复，离不开医学技术和人文保证，两者都是改善慢性病的关键环节。在中国传统医学，情志致病是中医学认为最为重要的病因之一。人的身体和心理之间相互依存，互相影响。心理状态不仅影响人的生理功能，还直接影响人的认知和行为。因此管理好个人健康，需要在生活中，包括在家庭、工作、社交活动中，管理好心理状态，管理好情绪。而好的情绪，需要培养正确的人生观、世界观、价值观，需要养成健康的生活、工作习惯，最终以稳定的心理状态，从容应对来自方方面面的矛盾和压力，增强患者的社会生活能力。中国传统的儒家文化所倡导的正心诚意，格物致知，修身齐家，治国平天下的思想，就是由内向外，由小及大的生命实践，正是这些优秀的民族文化造就了历朝历代中华优秀儿女。他们的成长经历，也就形成了我们这个民族宝贵的精神财富。因此在个人的健康管理中实施情绪管理，可以吸收我们民族宝贵的精神财富，帮助个体发挥积极情绪，避免消极情绪，在社会生活中保

---

① 习近平：《在教育文化卫生体育领域专家代表座谈会上的讲话》，人民出版社，2020，第8~10页。

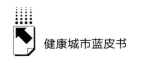
持乐观的心理状态，良好的社会适应状态，同时也收获健康的生理状态。因此，以倡导人文精神为核心思想的叙事医学，为医者协助患者实施情绪管理，指导患者在健康管理中主动地实施情绪管理，给患者有力的精神支持，提供了合理技术路径。

二 叙事医学有利于对慢病实施以情绪管理为主导的综合治理

医学的初衷，是回应患者的身心病痛。解除患者的身心病痛，是医学工作的目标，也是患者切身的需求。医生如何完整地把握疾病，患者如何能有效参与自身疾病的疗愈，需要医学技术给予患者生理上的帮助，更需要医学人文给予患者社会和心理层面的支持。叙事医学的出现，把社会的人，在生理和精神层面上，给予更为广泛的关照，关注疾病相关的情绪，关注引发情绪的社会、个体事件，吸收心理学、社会学、文学等方法，融入中医学天人合一、形神统一、情志治病思想，使慢病的综合治理有了有效的方法和工具。

（一）叙事医学的产生及意义

2001 年美国哥伦比亚大学内科医生丽塔·卡伦（Rita Charon）提出叙事医学。丽塔·卡伦认为，叙事医学是"由叙事能力所实践的医学"，而叙事能力指的是"认识、吸收、解释并被疾病的故事所感动的能力"。① 叙事医学自 2011 年被北京大学郭莉萍教授引入国内后②，此概念很快就被医院管理者、医疗工作者和社会工作者，乃至文学家、艺术家广泛认同。2018 年 7 月创建《叙事医学》杂志，韩启德院士接受了题为"始于医者仁心的

---

① Charon R. ，" The Patient-physician Relationship. Narrative Medicine：A Model for Empathy，Reflection，Profession，and Trust，" *The Journal of the American Medical Association*，2001，286（15）：1897 – 1902.

② 郭莉萍：《叙事医学在中国：现状与未来》，《医学与哲学》2020 年第 10 期。

叙事医学"的开篇访谈。① 2019 年举办了叙事医学首届学科发展论坛，2020年 4 月出版了《叙事医学》教材，大家以维护人的尊严和健康为目标，推动医学的人文和技术充分融合，用患者和医者共同与疾病抗争的故事，触动和感染所有关注健康的人们。

临床中的叙事医学，就是由专业医生主导，记录医学技术与医学人文并重的临床病例和疾病故事。其内容注重引导、帮助、启发患者了解健康的社会－心理－生理知识，配合医务人员的医疗活动，积极实施自我管理，促进疾病疗愈。由于慢病的致病因素多具有综合性、复杂性，单纯地依靠以医疗技术为主导的预防和治疗难以独自担当，需要叙事医学积极地动员患者参与慢病防治。通过叙事医学，引导患者建立正确的健康观念，树立慢病预防为主的思想，积极主动地及早实施自我管理。可见叙事医学的作用，正好满足慢病治理所需要的医学人文内容。

临床叙事医学，可以结合中医治未病思想，注重患者自身的精神养护和形体养护内容，以中医"得神者昌，失神者亡"和"病起于过用"为理论依据，运用叙事医学对疾病相关过程的人员、事件和情感叙事，客观地再现疾病的生理－心理－社会背景，积极引导患者参与疾病的治疗。叙事医学使未病人群客观地认识到在疾病的发生、发展、治疗过程中的事件和情绪的重要作用，使大家能够充分理解与疾病密切关联的病情、心情、事情的内在联系，提升患者对健康的认识，提高患者的健康管理能力，形成良好的情绪管理能力，造就稳定平衡心理状态，最终使民众在生理－心理－社会层面上，全方位、多角度重视疾病的预防，全面干预慢性疾病。对于慢病患者，通过叙事医学的参与，可以建立医患相互理解渠道，增进医患彼此信任，进而改善医患关系，提升医疗救治效率，为患者提供全方面照护和救治的技术路径。因此，叙事医学的出现，成为医务专业人员实施人文关怀、全面照护和治疗患者的有效工具，有利于针对慢病实施以情绪管理为主的，综合而全面的早期预防和治疗。

---

① 郭莉萍：《始于医者仁心的叙事医学》，《叙事医学》2018 年第 1 期。

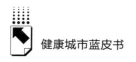

（二）叙事医学在国内的应用现状

叙事医学在国内医学专业逐年被认识，也逐步被医学教育、医学临床研究、医学理论研究所重视。叙事医学研究的相关文献在公开学术会议和杂志发表的数量逐年增多。我们检索了中国知网，时间截止到2021年5月24日；检索范围为中国知网总库的中文文献；检索篇名为叙事医学。检索结果共有394篇叙事医学中文文献，全网由最早2010年仅1篇文献，到2020年112篇文献（见图2）。研究内容涉及教育理论与教育管理、自然科学理论与方法、医学教育、高等教育、临床医学、医药卫生方针政策与法律法规研究、中医学、中西医结合、预防医学与卫生学、中国文学、世界文学、戏剧电影与电视艺术中国语言文字等多个方面。研究机构涉及国内多家知名院校和医院，包括北京大学、武汉大学、西安交通大学、南方医科大学、安徽医科大学、山西医科大学、西安医学院、西安交通大学第一附属医院、昆明医科大学、中国中医科学院、北京中医药大学、首都医科大学附属北京中医医院、山东中医药大学等。各个研究机构和院所对此也非常重视，多数研究项目为院校和科室主要领导负责人牵头组织实施，并积极参与，对叙事医学的研究、传播和推广做出了极大的贡献，叙事医学在中国的医学领域有了星星之火的发展势头。

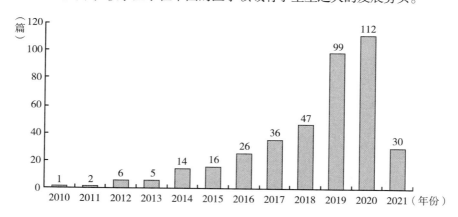

图2　叙事医学在国内文献数量年度统计

资料来源：中国知网。

叙事医学对当代医学的影响是全面而深刻的。叙事医学的研究文献涉及的研究主题范围广泛，我们同样在中国知网检索，时间截止到 2021 年 5 月 24 日；检索范围为中国知网总库的中文文献；检索篇名为叙事医学。具体检索结果如图 3 所示。可见叙事医学的研究范围广泛，涉及慢病防治的诸多关键痛点。从医学的人文精神，到医学的教育内容，到患者的健康教育，到医患的沟通，再到临床的具体疾病诊治和护理，叙事医学的发展，正在丰富和完善医学的人文内容，使医学变得有温度。

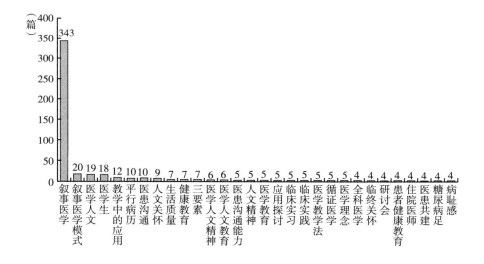

图 3　叙事医学主题文献数量

资料来源：中国知网。

（三）叙事医学在慢病治理方面的应用前景广阔

人类面对慢病，尽管伴随当代科学进步，医学技术高速发展，依然迫切需要医学人文匹配构筑心灵防线。叙事医学所提供的人文关怀，在当代医疗中逐步显现出巨大的应用价值和广阔的应用前景。特别是在中国当前社会发展的新阶段，面对慢病患者的快速增长，叙事医学的出现，有利于医学人文协同医学技术的进步，针对成因复杂的慢病，实施在生物—心理—社会多个层面上有效的健康支持和疾病治疗。叙事医学倡导以患者身心健康为中心，积极关注患者自身的心理状态和外在社会融入状态，使医生和患者在积极参与慢病治理过程中，患者生命得到尊重，患者病痛得到治疗，患者情绪得以抚慰，医生价值得以实现。最终，叙事医学还可以使医疗效率得到提高，医患矛盾也因此得以改善。在叙事医学的实践中，还可以重新挖掘和创新应用中医的传统价值，把中医的天人相应思想、形神统一思想融于其中，丰富叙事医学的思维构架和应用范围，使我国"健康中国"所倡导的"坚持以人民为中心，坚持以基层为重点、预防为主、中西医并重，坚持全民参与、共建共享，坚持改革创新，加强顶层设计与尊重基层实践相结合，覆盖全民的基本医疗卫生制度"更具有中国特色和传统智慧。总之叙事医学的临床应用，丰富了当前以生物医疗模式为主导的医疗研究现状，挖掘了传统和当代医学文化内涵，进行对疾病的综合防治和对健康的立体呵护，在慢病防治中，展现出越来越重要的作用。

1. 在慢病防治中，运用叙事医学理解生命自然历程

叙事医学是讲述生命历程的医学文学。不同人对生、老、病、死的理解和认识态度不同，决定了他们不同的反应。韩启德院士说："人类对自身的认识与对宇宙的认识一样，还只是冰山一角。人类切不可妄自尊大，以为技术能解决所有的健康问题。医者能做的仍然是有时去治愈，常常去帮助，总是去安慰。"[①] 生命是有限的，每个人从出生、成长、衰老到死亡的过程不可逆转，医学的任务只是保护这个正常的过程。我们不能把衰老当作疾病，不能把追求长生不老作为医学的目标，不能给生命无望的病人增加无谓的痛苦，不能不考虑医学的社会效应与公平公正。可见如何认识生命过程，如何看待疾病，是每个人的必修课程。早在中国 2000 年前的医学经典《黄帝内经》中，就已经把人们的生、长、壮、老、已的生理病理特点进行了详细的概括，阐述了不同年龄阶段的生命活动特点。例如，《灵枢·天年》"人生十岁，五脏始定，血气已通，其气在下，故好走。二十岁，血气始盛，肌

---

① 韩启德：《医学的温度》，商务印书馆，2020，第6~7页。

肉方长，故好趋。三十岁，五脏大定，肌肉坚固，血脉盛满，故好步。四十岁，五脏六腑十二经脉，皆大盛以平定，腠理始疏，荣华颓落，发颇斑白，平盛不摇，故好坐。五十岁，肝气始衰，肝叶始薄，胆汁始灭，目始不明。六十岁，心气始衰，苦忧悲，血气懈惰，故好卧。七十岁，脾气虚，皮肤枯。八十岁，肺气衰，魄离，故言善误。九十岁，肾气焦，四脏经脉空虚。百岁，五脏皆虚，神气皆去，形骸独居而终矣。"[①] 由此可见，中医的古老智慧给我们认识生命历程提供了宏观系统指导。

慢病常常与衰老相伴，老龄社会的到来，需要重视慢病综合治理。临床中诸多慢病的出现，是伴随着身体衰老和器官的功能退化悄然而来的。如何减缓衰老，从容面对慢病，更好地适应衰老和慢病，需要医学技术帮助，更需要医学人文支持。因此我们需要运用叙事医学，加强个体内在的精神文化建设，加强疾病的社会 - 心理 - 生理原因的宣传，倡导自我管理和情绪治理，鼓励广大群众积极参与其中，重预防，治未病，积极面对衰老。我国人口老龄化的到来，提示慢病的防治需求日益迫切。2021 年 5 月 11 日，国家统计局第七次全国人口普查数据公布。[②] 截至 2020 年底，大陆地区 0 ~ 14 岁人口占 17.95%；15 ~ 59 岁人口占 63.35%；60 岁及以上人口占 18.70%，其中 65 岁及以上人口占 13.50%（见图 4）。与 2010 年第六次全国人口普查相比，60 岁及以上人口的比例上升 5.44 个百分点，65 岁及以上人口的比例上升 4.63 个百分点。人口老龄化程度已高于世界平均水平（65 岁及以上人口占比 9.3%），但低于发达国家平均水平（65 岁及以上人口占比 19.3%）。自 2000 年步入老龄化社会以来的 20 年间，老年人口比例增长了 8.4 个百分点。在"十四五"期间，我国将从轻度老龄化迈入中度老龄化。随着第二次生育高峰出生的"60 后"群体步入退休年龄，老年人口增长速度将明显加快，到 2030 年占比将达到 25% 左右，其中 80 岁及以上高龄老年人口增加幅度更加明显。

---

① 《黄帝内经·灵枢》，人民卫生出版社，2012，第 96 页。
② 陈功：《我国人口发展呈现新特点与新趋势》，国家统计局网站，http://www.stats.gov.cn/tjsj/sjjd/202105/t20210513_ 1817394.html，最后访问日期：2021 年 5 月 27 日。

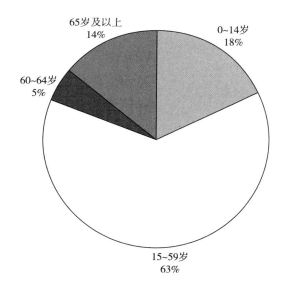

图 4　第七次全国人口普查人口年龄结构

资料来源：国家统计局。

2. 在慢病防治中，叙事医学可以完善心理状态，提升患者心理弹性，激发医生救治仁心

在慢病防治的过程中，叙事医学的深度参与，可以促使患者以积极的心理状态，从容地面对疾病，面对医生，面对治疗选择，面对家庭、社会；可以激发医者以积极的心理状态，充满爱心地面对疾病，面对患者，帮助患者选择最适宜的治疗手段。叙事医学的丰富内容常常会带给医患双方客观的思考和智慧启发。例如，哈佛公共健康学院阿图·葛文德教授的《最好的告别》，是一本结合其多年的外科医生经验，讲述关于生命衰老与死亡的叙事医学故事的书。书中讲述了在生命的最后时刻把命运交由医学、技术和陌生人来掌控的无奈和医学的局限，也阐述了如何自主、快乐、拥有尊严地活到生命终点的路径，告诉我们可以做什么、应该做什么才能使生命最后的岁月有意义。[①] 作者通过其详细而生动的叙事描述，给予未来可能要经历类似历

_____

① 〔美〕阿图·葛文德：《最好的告别》，彭小华译，浙江人民出版社，2015，第 8 页。

程的读者带来深度思考，为未来的健康事件做出思想的预判和准备。随着叙事医学进步的发展，未来会有更多的叙事作品，从不同角度丰富医学人文精神，影响和鼓励不同的慢病患者和医务人员追求健康。

传统中医学的经典理论和临床医案，常常具备叙事医学所倡导的医学人文内容。中医学的专业医生和业余爱好者，在学习中医学知识的过程中，不知不觉都会被其中蕴含的医学人文精神所感动、鼓舞，自然而然地吸收了中医的天人合一、形神统一等思想精华来调整自我，以恬淡无为、精神内守的养生思想，来平衡过快节奏生活所带来的过度的外在压力和内在焦虑。中医学非常重视患者的心理状态，中医经典《黄帝内经》中指出，"得神者昌，失神者亡"，强调患者的积极心理状态，对疾病的转归有重要意义。例如，《素问·针解篇》指出："必正其神者，欲瞻病人目，制其神，令气易行也。"① 这意味着，在中医学治疗过程中，医生非常重视对患者的精神干预，并通过精神干预，来促进疾病康复。总之，传统的医学智慧深刻地影响着人们的思想和行为，可以提升医患心理弹性，激励医者仁心救治精神。在此思想指导下的中医学，也就形成了重视患者的心理需求和呵护患者精神状态的特色医学，也为叙事医学的丰富和完善提供理论支持和实践帮助。

3. 在慢病防治中，叙事医学阐释疾病社会起源，梳理人际关系，增强生存智慧

随着社会的进步，中国城镇化进程日益加快，人们之间建立了越来越多的社会联系，伴随着这种关系而产生的矛盾，成为慢病的重要诱因。美国学者威廉·考克汉姆（William Cockerham）所撰写的《医学社会学》是研究社会与疾病的关系的专著，辅以大量生动的事例，揭示了社会因素对于个体、群体和社会健康的重要作用。② 以发现的社会问题内容补充了生物医学模式的不足，所以一经问世就被广泛关注，并在全世界范围内广泛传播，但是如何利用社会因素来防治疾病还没有完备的答案，直至叙事医学的出现。

---

① 《黄帝内经·素问》，人民卫生出版社，2012，第193页。
② 〔美〕威廉·考克汉姆：《医学社会学》（第11版），高永平、杨渤彦译，中国人民大学出版社，2011，第3页。

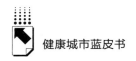

有人的地方就会有故事，叙事医学研究的对象是医患之间、医患自身、医患与社会他人之间的关系，并且记录下来围绕这些关系产生的故事和情感。一方面，叙事医学通过对影响疾病走向和过程的重要关系、事件、情感的描述和记录，为临床叙事研究提供素材。临床医生再结合生物医学专业知识，配合患者的临床生物学检查，完善患者疾病"生物—心理—社会"的完整病例记录，最终找到疾病与社会－心理－生理的关联，对患者的社会－心理－生理状态全面了解，补充了单纯生物医学对患者社会、心理状态关注的不足，最终有利于对患者实施社会－心理－生理的综合治理。另一方面，叙事医学把医学的人文精神和技术能力在叙事的实践中统一起来，增进了医患间的合理沟通，促进了医患间相互理解和尊重，改善医患间的关系，提高医学的救助能力，缓解和治愈患者身心病痛。再者，叙事医学的人文思想，把医务人员的救治情怀，赋予了高尚的社会荣誉，鼓励医务人员在其职业生涯中，实现其社会角色的自我完善，升华其在社会关系中的生命意义。

在社会进步的城镇化进程中，要积极应用叙事医学工具，防治慢病。国家统计局 2021 年 5 月 11 日公布的第七次全国人口普查数据显示①，全国人口中（指大陆 31 个省、自治区、直辖市和现役军人的人口，不包括居住在 31 个省、自治区、直辖市的港澳台居民和外籍人员）居住在城镇的人口占 63.89%（2020 年我国户籍人口城镇化率为 45.4%）；居住在乡村的人口占 36.11%。与 2010 年第六次全国人口普查相比，城镇人口比重上升 14.21 个百分点（具体见图 5）。城镇和乡村生活的核心差别，就是社会环境与自然环境对生活工作的影响哪个作为主要矛盾。城镇化水平越高，人们的生活受到自然环境的影响越不突出，人们的生活工作受到社会的影响越明显。处在不同的职业和不同的年龄阶段的人们，都会在不同程度上面对诸如子女教育、交通住房、就医养老、职业竞争等社会压力。社会因素作为慢性病的诱发因素，随着叙事医学的研究深入，将会从文化层面越来越多地参与疾病的社会。

① 《第七次全国人口普查公报（第七号）——城乡人口和流动人口情况》，国家统计局网站，http：//www.stats.gov.cn/tjsj/zxfb/202105/t20210510_ 1817183.html，最后访问日期：2021 年 11 月 19 日。

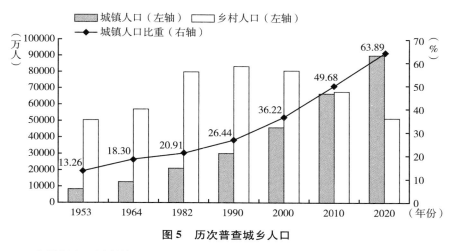

图5　历次普查城乡人口

资料来源：国家统计局。

三　关于在慢病治理中推广叙事医学的建议

由于慢病是生理－心理－社会背景下，多种因素综合作用所导致，所以每一种慢病都反映着患者独特的社会经历、不同的心理特征和特殊的生理状态。无论是患者、医生、医院、社区和政府，都应该以大卫生大健康理念为指导，坚持以人民健康为中心的发展思想。叙事医学能够对当代以技术为主导的医学进行完善和补充。

（一）对慢病患者的建议

患者要通过对叙事医学的学习，在整体上认识导致慢病的诸多因素，积极防治慢病，主动参与疾病的社会心理治疗。患者通过叙事医学能够更好地认识到人的健康是社会、心理、生物多个层面、多个角度交互作用的结果，人的健康是心身统一下的、以精神为主导、以精神依托身体的身心互动的促进过程。一方面，患者有了这样的认识理念，就会积极学习和应用科学的文化理念武装自己，就会更积极主动地实施自我管理，调整社会角色，调整内在心态，管理自我情绪，提高对慢病的自我调控能力和社会适应能力，保持心理健康的积极状态和良好的适应性，有效地实施自我疗愈，促进自己的身心健康。另一方面，患者通过学习和应用叙事医学，改善了自己的心理和社会状态，可以和医生进行合理的沟通和交流，传递自我的真实意愿，做出适宜的治疗决策，有效地配合医生实施治疗。再者，患者在治理生理疾病的同时，通过自我心理状态和社会状态的调整，还可以使自己变得更加幸福，也会给他人带来幸福，在一定程度上完成了对自己的家庭和社会角色的修复。总之有了叙事医学的介入，医学技术与医学人文能够共同发挥作用，极大地调动了慢病患者的积极性，符合疾病防治规律，操作起来实用而有效，有益于改善患者的生活状态，对复杂的慢病患者更为有益，这必然成为医学模式的发展趋势。

（二）对医生的建议

医生通过对叙事医学的学习，丰富了临床的治疗理论和方法，有利于实施社会－心理－生物医疗模式下的综合治疗，提高医疗救治效率。生物医学重视患者的生理状态，而叙事医学既重视患者的生理状态，又重视患者的社会－心理状态。掌握叙事医学的医务工作者会主动地从社会－心理－生理层面综合考察患者，全面地了解患者的慢病背景，最终综合有效地干预慢病。目前的医疗实践，把生物因素作为主要致病因素，医生的注意力更多地关注患者的生理指标，大量的时间消耗在繁杂而碎片化的生物医疗信息中，与患者缺少必要的交流。一方面，忽略了与疾病相关的重要社会、心理原因，最终导致疾病治疗方法的不足和治疗效果的局限，从而大大地削弱了医生对慢病的全面理解和认识，使慢病的社会－心理因素失于管理，影响慢病的治疗效果。另一方面患者的主观诉求和客观病痛，没有得到医疗的积极回应，加重了医患矛盾。也就是说，临床医生如果不了解患者的社会、心理背景，不明了人情世故对健康的深刻影响的机理，就会导致医学技术掌握得不完善，最终导致医疗过失。临床医疗中的失误或者过错，是医患矛盾最为核心的原因。医患矛盾的合理解决，需要临床医生充分重视患者的社会心理状态，并运用叙事医学的方法采取有效的解决措施。总之，医生作为慢病患者的直接救助者和帮扶者，可以运用叙事医学方法，给予患者综合治疗，以积极的心理状态救治患者，以专业的精神鼓励和安慰患者，给患者提供有温度的专业技术帮助，疗愈慢病患者身心病痛，全面促进疾病康复。

（三）对医院管理部门的建议

建议医院在普及叙事医学的基础上，在临床救治、医学教育、科学研究等方面开展对叙事医学的大力研究和推广，大力培育医院的人文精神，提升医院对慢病的综合管理能力。医院是救治患者的场所，又是医学生学习医学知识的学校，还是探索和研究医学技术的实验室。医院在临床实践普及叙事医学，可以提高医疗的救治效率，改善患者的就医体验，化解医患接触矛盾，提升医院文化内涵。医院在临床教学普及叙事医学，可以传递完整的社会 - 心理 - 生物医疗模式指导下的医学知识，可以塑造医学技术完备、敏锐洞察人性、医学知识完善的后备医生。医院围绕叙事医学开展研究，可以形成多学科交叉合作，使临床医学与社会管理、公共卫生、教育传播、艺术修养等多个学科深度交叉，实现医学知识的探索和创新。总之，在医院传播和推广叙事医学对慢病治理的作用，有利于取得更高的社会效益和丰硕的临床研究果实，培养更多优秀的医学人才，有利于建立以患者健康为中心、以精湛技术为基础、以人文关怀为背景、以优质服务为依托、有强烈社会责任感和历史使命感的、集健康 - 医疗 - 康复 - 养生 - 教育 - 研究于一体的人民满意的医院。

（四）对社区的建议

建议社区工作人员和社区医疗人员积极学习有关叙事医学的知识。社区工作者和社区医务工作者可以通过多种形式组织居民中的慢病患者共同参与叙事医学模式下的健康教育，做好社区居民的情绪管理，把解决社区居民的心理矛盾、家庭矛盾、社会矛盾当作社区工作的重点，组织社区管理者、社区医务人员和社区居民开展生活叙事，实施情感互助，化解心理矛盾、家庭

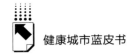

矛盾和社会矛盾。最终形成以社区工作人员和社区医疗人员为主导，社区居民广泛参与的模式，以化解社区矛盾为工作目标开展教育、宣传、疏导工作，宣传健康科学知识，提倡自我修养文化，引导群众改变不健康的思想和行为，树立良好的健康思维和生活习惯，辅助社区管理疏导，鼓励积极情绪，化解消极情绪，推广防治慢病的模式，树立大卫生观念，动员和依靠全社区力量，把慢病防治从医院单独承担转化成与社会工作者共同承担。

（五）对政府医疗健康管理部门的建议

建议政府医疗卫生管理部门通过对叙事医学的推广普及，围绕健康中国发展战略，宣传大健康理念，倡导在新的医学模式下，积极有效地从社会管理层面防治慢病。推动以治病为中心向以人民健康为中心的医疗卫生模式的转变，把营造健康文化、构建和谐社会环境、平衡社会心理、调整社会情绪放在大健康的高度，鼓励社会和医疗单位创造丰富的叙事医学作品，对生命实施全程、全面、全要素的文化呵护，以优秀作品鼓舞人，以先进文化激励人、影响人、鼓励人、带动人，形成奋发向上的生命活力、和谐欢畅的健康氛围，由此促进慢病防治，促进社区居民的身心健康。医疗管理部门应用叙事医学营造和谐的就医文化氛围，使医生和患者享受到和谐的就医生态，实现医生患者之间的互相尊重，友善相处。

B.7
"十四五"新征程下的健康服务数字化
发展现状与展望

荆伟龙　郭　巍*

摘　要：　健康城市建设要求城市建设与人的健康协调发展，以人为本，
　　　　　健康优先，促进健康服务公平、可及。近年来，我国健康服务
　　　　　业在四级人口健康信息平台、医院信息平台、互联网医院、医
　　　　　药电商、智慧家庭、数字健康商业保险等应用领域实现数字化
　　　　　快速发展，特别是依托大数据等新兴技术创造的新应用场景，
　　　　　成为大健康产业下的新引擎。推动健康服务业高质量、数字化
　　　　　转型，有利于提升医疗服务普惠化、便捷化水平，满足人民群
　　　　　众对多元化、高效率健康服务的需求；有利于转变经济发展方
　　　　　式、创新服务模式，扩大内需、增加就业；有利于催生新技
　　　　　术、塑造新业态、培育新生态、创造新价值；有利于提高基层
　　　　　医疗服务能力，全面推进健康中国建设。

关键词：　健康服务　健康城市　数字化

习近平总书记高度重视健康领域，提出数字化转型新理念："要高度重
视新一代信息技术应用，加快'互联网＋医疗健康'发展。"① "十四五"

---

* 荆伟龙，医学硕士，国家食品安全风险评估中心宣传室负责人，助理研究员，主要研究方
向为健康中国、健康城市、健康传播等；郭巍，理学硕士，中国城市和小城镇改革发展中
心助理研究员，主要研究方向为城市发展与产业政策。

① 习近平：《在教育文化卫生体育领域专家代表座谈会上的讲话》，人民出版社，2020，第10页。

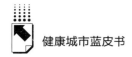
时期是实现"两个一百年"奋斗目标中承上启下的关键时期,特别是在医疗健康领域,"十四五"规划纲要明确:推进医院、养老院等公共服务机构资源数字化,加大开放共享和应用力度。推进数字化技术应用于健康服务业有望加快提高卫生资源供给质量和服务水平,实现经济社会更高质高效发展,突破性地解决当前我国医疗卫生资源供给不足、配置不均等问题,符合人民群众多层次多样化的健康需求,符合国家全面推进健康中国建设、推动构建人类卫生健康共同体趋势。

梳理有益经验,探寻可行路径,总结发展现状,识别问题挑战,研判发展趋势,提出政策建议,对于推动我国传统健康服务业高质量数字化转型,促进经济结构加速转变等有重要现实意义。

一 中国健康服务数字化发展的总体情况

近年来,我国健康服务数字化总体发展势头较好,各类别产业规模均有所增长。2015~2018年,我国医药电商市场规模逐年增长,2018年医药电商市场规模达978亿元,同比增长32.7%。2019年,在数字化大健康市场中,在线零售药房和数字化健康基础设施市场为主要力量,二者的市场规模分别为2180亿元和1050亿元,占比分别为48.17%和27.98%。[1] 随着人民生活水平日益提高,健康管理服务需求不断增长,2019~2020年,中国健康管理服务市场规模由2336.4亿元增长到3200.8亿元,2020年互联网医疗市场规模超900亿元。[2] 2019年我国智慧健康养老产业规模近3.2万亿元,近三年复合增长率超过18%,到2020年产业规模突破4万亿元。[3] 2020年我国健康保险保费收入为8173亿元,同比增长15.7%,预计到2025年超过

---

[1] 《预见2021:〈2021年中国大健康产业全景图谱〉(附发展现状、市场格局、发展趋势等)》,前瞻经济学人网站,https://www.qianzhan.com/analyst/detail/220/210331-e4dd6563.html,最后访问日期:2021年5月27日。

[2] 《2020年中国互联网医疗行业研究报告》,搜狐网,https://www.sohu.com/a/456755893_783965,最后访问日期:2021年5月27日。

[3] 《智慧健康养老产业规模将突破4万亿元》,《人民日报》(海外版)2020年1月4日。

2 万亿元。①

同时，我国卫生健康信息化治理水平稳中向好，为下一步信息化的建设与应用的快速发展奠定了良好基础；卫生健康信息化建设水平方面，投入、机构互联互通等持续加强；卫生健康信息化应用水平方面，"互联网＋医疗健康"便民惠民行动开展有力，应用水平潜力得到释放。基层健康服务业数字化也在逐步发展。

二 健康服务数字化转型的驱动因素

"十三五"以来，健康中国行动启动实施，医药卫生体制改革攻坚克难，中国特色基本医疗卫生制度框架初步建立，健康扶贫成效显著。当前，正处于"十四五"开局之年，现以城镇化进程、人口结构改变、居民生活方式的变化、信息化设施跨越式发展、政策扶持引导和市场需求的变化等领域，试述健康服务数字化转型的驱动因素。

（一）城镇化发展推动医疗健康资源布局调整

一是我国新型城镇化步入快速发展阶段。从发达国家城镇化的一般规律看，中国当前仍处于城镇化率有潜力以较快速度提升的发展机遇期。"十四五"阶段新型城镇化已进入快速发展中后期，据测算，城镇化率可突破65%，乡城之间还将呈现出大迁移大流动的基本格局。与之相对应的医疗保障制度逐步完善，医疗保障水平不断提高，卫生健康资源布局调整面临机遇与挑战，医疗健康服务需求进一步释放。

二是优质医疗资源布局面临调整和优化。在我国新型城镇化迈进快速发展的"五期叠加"大背景下，新型工业化、信息化和农业现代化深入发展，农业转移人口市民化、就近城镇化等政策落实落地，人口加速聚集，部分地

---

① 冯鹏程：《2020 年商业健康保险向高质量发展转型》，中国银行保险报网站，http：//shh. sinoins. com/2021 – 02/02/content_ 381282. htm，最后访问日期：2021 年 5 月 27 日。

区医疗卫生资源供需矛盾比较突出，国家高度重视推进各地区优质医疗资源均衡化发展，医疗卫生资源布局将面临较大政策调整机遇和高质量快速发展。

（二）人口结构改变拉动医疗健康需求上升

一是老年人慢病治疗、康复护理、医疗保健服务需求日益增长，医养结合需要更多健康服务资源支撑。2020 年，我国大陆地区 60 岁及以上老年人口总量为 2.64 亿人，已占总人口的 18.7%。"十四五"时期，20 世纪 60 年代第二次出生高峰所形成的更大规模人口队列将相继跨入老年期，我国人口老龄化水平进入增长"快车道"，老年人口年净增量几乎由 21 世纪的最低值（2021 年出现）直冲最高值（2023 年出现）。同时，家庭户规模继续缩小，平均每个家庭户的人口为 2.62 人，比 2010 年的 3.10 人减少 0.48 人。老龄化进程与家庭小型化、空巢化相伴随，与经济社会转型期矛盾交织，医疗健康服务需求显著增加。

二是妇幼保健类健康服务需求不断增加。据国家统计局数据，我国生育政策调整取得了积极成效，2020 年我国 0～14 岁人口为 25338 万人，占 17.95%。少儿人口比重回升，大中城市妇产、儿童、生殖健康等相关医疗保健服务需求将持续增加。未来一段时期将面临人口长期均衡发展带来的医疗健康服务压力，大中城市人口聚集，对医疗健康类公共服务的需求将进一步增加。

（三）居民生活方式变化加快释放健康服务需求

一是慢性病成为主要疾病负担，慢病管理的健康需求持续增加。社会转型带来的居民生活方式快速变化，人口老龄化、城镇化、工业化进程加快和行为危险因素流行。[①] 2019 年我国慢性病导致的死亡占总死亡的 88.5%，其中心脑血管病、癌症、慢性呼吸系统疾病死亡比例为 80.7%，防控工作

---

① 《毛群安：推进健康中国行动需要全民参与》，人民网，http://health.people.cn/n1/2020/0930/c14739-31881336.html，最后访问日期：2021 年 6 月 15 日。

仍面临挑战。提升基层慢病防治的水平亟须推进预约诊疗、在线随诊、疾病管理、健康管理等网络服务，推进实现全人群、全生命周期的慢性病健康管理。

二是经济转型带来的居民生活方式变化，多样化健康服务的需求攀升。"十四五"规划纲要中提出 2025 年数字经济核心产业增加值占 GDP 的比重将达到 10% 的目标。目前我国移动互联网产业发展势头强劲，移动支付交易规模连续三年居全球首位；我国数字经济总量跃居世界第二，数字经济核心产业增加值占 GDP 的比重达到 7.8%[1]，数字经济深刻改变着人们的生活方式，在线医疗用户群体向全年龄阶段渗透扩展。

（四）信息化设施建设为健康服务数字化发展提供坚实基础

一是新一代信息基础设施跨越式发展为健康服务数字化提供技术支撑。截至 2021 年 4 月，我国已建成 5G 基站 71.8 万个，5G 终端连接数已超过 2 亿，居世界第一。[2] 截至 2021 年 8 月，我国 IPv6 活跃用户数已达 5.51 亿，约占中国网民的 54.52%，IPv6 部署应用程度居世界前列；目前我国正在建设千兆光网和 5G "双千兆"网络，能向单个用户提供固定和移动网络千兆接入能力，一方面促进移动互联网提速降费，扩大用户范围，另一方面，利于发展数字化技术的健康服务业。

二是庞大的网民数量为健康服务数字化奠定市场基础。我国网民规模全球第一，且对数字化服务接受程度高。截至 2020 年 12 月，我国网民规模达 9.89 亿，居全球第一，互联网普及率达 70.4%，高于全球平均水平约 5 个百分点。手机网民规模达 9.86 亿，网民使用手机上网的比例达 99.7%。手机网络支付用户规模达 8.53 亿，占手机网民的 86.5%。在线医疗用户规模

---

① 《国家互联网信息办公室发布〈数字中国发展报告（2020 年）〉》，中共中央网络安全和信息化委员会办公室网站，http：//www.cac.gov.cn/2021 - 06/28/c_ 1626464503226700.htm. 最后访问日期：2021 年 9 月 13 日。

② 《中国 IPv6 进行时》，中共中央网络安全和信息化委员会办公室网站，http：//www.cac.gov.cn/2020 - 11/15/c_ 1607009489963634.htm，最后访问日期：2021 年 6 月 10 日。

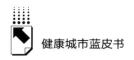

2.15亿，占网民整体的21.7%。① 网民为健康服务数字化应用提供巨大的市场空间、医疗信息数据来源，吸引资本投资，为健康服务数字化注入活力。

（五）政策引导行业发展调动市场活力

一是政策推动行业高质量发展。"十四五"时期，我国将统筹谋划启动国家医学中心和第二批区域医疗中心试点建设项目，推动省、市、乡、村等各级各类医疗机构落实功能定位，均衡发挥作用，加快分级诊疗体系建设。坚持预防为主，加强公共卫生体系建设，创新医防协同机制。

二是充分利用数字化建设强化民生服务，推进健康服务更加普惠、便捷。近年来，数字技术渗透各行各业，在加快建设数字中国的战略背景下，在"互联网＋医疗健康"、健康医疗大数据等数字化重点应用领域出台了多项发展规划和实施意见，国家对新兴行业进行规范和引导，为健康服务业发展营造良好内生环境，激发市场创业和投资热情，催生多样化的新业态与新模式。同时，多地开展数字化技术的各类医疗健康服务试点，通过政府主导与市场机制相结合，充分调动社会力量的积极性和创造性，以满足人民群众多层次、多元化医疗卫生服务需求。以上海市为例，作为"互联网＋护理服务"国家级试点省份，结合地方实际，根据社区居民需求，引入市场机制，推出分类、分层的上门护理服务，精准对接人民群众多层次、多元化的护理需求。

（六）疫情为传统健康服务业带来了转型的迫切需求

一是传统医疗机构服务管理模式的数字化转型加速。疫情期间以互联网医疗为代表的数字健康模式成为全球抗击疫情的重要途径，人们就医需求和习惯逐渐改变，对健康服务数字化体验感和信任度增强。国家统计局数据显

---

① 《第47次〈中国互联网络发展状况统计报告〉》，中共中央网络安全和信息化委员会办公室网站，http://www.cac.gov.cn/2021-02/03/c_1613923423079314.htm，最后访问日期：2021年6月3日。

示，2020 年 2 月，受新冠肺炎疫情影响，全国医疗卫生机构诊疗人次下降 38.2%，出院人数下降 35.6%。同期，互联网诊疗量增长 20 倍，涉及线上挂号、线上问诊、线上开药、电子处方流转、医药电商、药品配送、医保结算等业务。

二是国家积极支持开展远程医疗服务，为医疗行业的数字化转型提供制度保障。新冠肺炎疫情发生后，国家迅速出台相关政策，要求各级医疗机构借助"互联网＋"进一步开展针对新冠肺炎网上义务咨询、居家医学观察指导等服务，积极开展远程医疗服务，鼓励互联网医院在线开展部分常见病、慢性病复诊及药品配送服务，降低线下就诊交叉感染风险，并将常见病与慢性病"互联网＋"复诊服务费与医药费纳入医保支付范围，人们诊疗习惯的变化及政策保障，促进更多资本投入相关产业，基因检测公司、疫苗公司、抗体药物公司、防疫用品公司的投资呈现爆发式增长。

三 美国医疗服务领域数字化发展经验

美国高度重视医疗服务领域数字化发展。在医疗健康科技解决方案领域的投资额从 2011 年的 10 亿美元增长到 2018 年的 80 亿美元。2018 年，美国的移动医疗、智慧医疗市场约占据全球市场份额的 80%，全球 40% 以上的智慧医疗设备都产自美国。[①] 其相对完善和开放包容的政策监管体系、对医疗健康领域核心技术研发和应用的重视及建立以患者为中心的智慧医院新服务体系为数字健康高质量快速发展奠定了坚实基础。

（一）营造政策环境为数字健康发展提供了良好的"环境土壤"

相对完善的政策监管体系为美国数字健康提供了良好的发展环境。美国于 2004 年开始推动智慧医疗，将广泛使用电子健康记录作为目标，于 2009

---

① 《全球智慧医疗销售额近 3000 亿美元 2018 全球及我国智慧医疗产业发展现状（图）》，中商情报网，https：//www.askci.com/news/chanye/20181107/1500481136119_2.shtml，最后访问日期：2021 年 6 月 3 日。

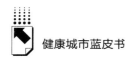

年成立隶属于美国卫生和公众服务部的国家医疗信息技术协调办公室（ONC），专门负责智慧医疗的发展。在监管保障方面，从法律层面确立美国食品药品监督管理局对医疗软件的监管职责；在医疗保障方面，提出通过医疗保险计划支付参保人互联网医疗服务费用，美国联邦、州制定的远程医疗法案、互联网医疗补助计划等为互联网诊疗服务纳入保险报销提供依据和指导，有助于引导医院、用户使用互联网医疗；在信息安全与隐私保护方面，颁布一系列法案规定18类隐私信息，界定医疗信息电子化等细节，制定相应处罚措施。

（二）注重核心技术为数字健康发展打造了坚实的"技术利剑"

一是政策激励。美国各州的远程医疗法案，互联网医疗补助计划的制定实施，利于远程诊疗等相关核心技术的研发与应用。二是市场竞争。企业将核心技术创新研发作为发展的主攻方向。同时，将网络信息技术作为数字健康企业的发展、医疗健康产业系统转型升级的重要支撑。大数据、人工智能、区块链等数字技术在疾病治疗、健康管理、药物研发等医学领域的应用、创新与融合在医疗健康数字化进程中发挥重要作用。

（三）建立服务体系为数字健康发展搭建了高效的"应用场景"

通过综合施策，统筹规划，美国建立起以患者为中心的智慧医院新服务体系。基于医院平台深化原有服务，借助智能手机、电视终端等各种现代化设备，融合智慧医院客户端、微信公众平台、微官网等新技术新手段。其知名医院梅奥诊所、克利夫兰诊所和麻省总医院的医院门户网站，代替了传统的以医院为主导的网站，网站侧重于医患互动、健康宣教，并进行持续的优化、更新医学知识信息，实现以患者为中心、服务患者的新型服务理念。

四 健康服务数字化重点领域发展情况

现以四级人口健康信息平台、医院信息平台、互联网医院、医药电商、智慧家庭、数字健康商业保险等为例，简要概述我国健康服务数字化应用领域的快速发展情况。

人口健康信息平台实现了各医疗机构间的数据互联互通，是搭建健康医疗大数据平台的基础，在健康服务数字化中起到中心和枢纽的作用；医院信息平台是医院物理围墙内的医疗健康信息化系统，有利于提高医院管理效率、医务人员工作效率，为患者带来全方位便捷的医疗健康服务；互联网医院打破医院物理围墙，以线上诊室为核心业务，借助数字化技术向外拓展医疗健康资源辐射范围；医药电商是将传统的线下药品电商化，带动整个"互联网＋医疗健康"生态中的商品流动，是不可或缺的环节；智慧家庭以健康感知为重要的应用场景，人们通过健康物联网产品进行个人健康监测与数据上传，并接受远程健康管理与慢病管理。数字健康商业保险是运用大数据等新技术提升风险管理水平，借助互联网等信息技术简化理赔流程，提升服务效率的一种保险模式。

（一）人口健康信息平台

1. 发展情况

人口健康信息平台促进全国人口健康信息的深度挖掘与统计分析、人口健康管理和决策以及跨单位、跨区域、跨业务领域信息共享和业务协同。基于人口健康信息平台，实现全员人口信息、居民电子健康档案、电子病历三大数据库的实时动态更新。根据全国第六次卫生服务统计调查报告，15岁及以上调查人口自报健康档案建档率为79.7%，农村地区高于城市地区，西部地区高于中、东部地区，西部农村建档率达到89.7%，建档率随着年龄增加而提高，65岁及以上人口建档率达到88.8%。[①]《"健康中国2030"规划纲要》（以下简称《规划纲要》）提出，到2030年，人人拥有规范化的电子健康档案和功能完备的健康卡。

---

① 国家卫生健康委统计信息中心：《2018年全国第六次国家卫生服务调查分析报告》，人民卫生出版社，2021，第26～27页。

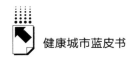

2. 发展特点

一是系统性强。适应国情的健康服务大数据应用发展模式基本建立。2013年，原国家卫生计生委明确"十二五"时期全民健康信息化建设的基本思路、总体框架和任务目标，加强国家、省、地市和县四级人口健康信息平台建设。① 同时，国家从战略层面提出促进和规范健康医疗大数据融合共享、开放应用，特别提出加快建设统一权威、互联互通的人口健康信息平台，构建以病人为中心，形成信息量系统的医疗健康数据库。②

二是覆盖面广。国家卫生健康委从加强顶层设计、完善医疗健康信息标准、持续推进医疗卫生数据共享等方面推动人口健康信息平台建设。以夯实基础、深化应用、创新发展为主线，明确有序推动13项主要任务以及五大工程。③ 陆续发布行业信息标准210项。④ 随后，从健全服务体系、完善支撑体系、加强行业监管和安全保障等方面提出14条具体举措，逐步实现与国家数据共享交换平台的对接联通。⑤

三是信息上传效率高，更新快。传染病动态监测信息系统医疗机构覆盖率达到95%。人口健康信息数据量随着人口健康信息化进程的推进日渐庞大，在人口健康信息平台基础上稳步推进健康医疗大数据中心建设工作，提升信息收集效率和信息更新效率。数据显示，我国病案首页库累计达5亿多条、全员人口库13.7亿条、出生信息库每年更新1600余万条、死亡信息库每年更新600余万条、药品编码库多达17万条。⑥

3. 机遇与挑战

一是数字技术在公共卫生领域融合应用研究尚需进一步深入。深化研

① 《国家卫生计生委　国家中医药管理局关于加快推进人口健康信息化建设的指导意见》（国卫规划发〔2013〕32号）。
② 《国务院办公厅关于促进和规范健康医疗大数据应用发展的指导意见》（国办发〔2016〕47号）。
③ 《国家卫生计生委关于印发"十三五"全国人口健康信息化发展规划的通知》（国卫规划发〔2017〕6号）。
④ 《国家卫生计生委办公厅关于印发医院信息化建设应用技术指引（2017年版）的通知》（国卫办规划函〔2017〕1232号）。
⑤ 《国务院办公厅关于促进"互联网＋医疗健康"发展的意见》（国办发〔2018〕26号）。
⑥ 金小桃主编《健康医疗大数据》，人民卫生出版社，2018，第51页。

究、强化统筹、完善制度，重点修订完善推动数字技术与国家公共卫生体系深度融合的准入规则，推动数字技术在疾病预防控制领域的应用。

二是公共卫生信息化标准研究。需加快全国公共卫生信息化建设标准与规范编制工作，涉及传染病、寄生虫病、妇幼保健、慢性非传染性疾病、环境卫生、职业卫生、农村改水等方面的信息化建设标准。

三是新兴技术在公共卫生领域的应用。新兴技术在公共卫生领域的应用场景分析和技术研究，在一定区域范围或公共卫生机构开展新兴技术应用的综合试点，开展新兴技术公共卫生应用标准研究，逐步完善应用和技术标准规范，提升应用的科研支撑能力，继续推进大数据和人工智能在公共卫生领域试点示范。

四是在进一步建设和开发利用信息平台方面也存在一定挑战。不同医疗机构的智慧医院系统所采用的信息标准存在一定差异，影响数据互联互通。同时，医疗机构对于分享各自医疗健康数据的积极性尚有待提高，亟须制定数据共享后的相关利益分配机制与激励政策，加快实现数据的互联互通。

（二）医院信息平台

1. 发展情况

近年来我国医院信息平台取得了重大进展，主要包括面向医务人员和患者的应用领域。目前，超过90%的医疗健康服务需要借助医院信息平台完成，据统计，截至2020年底，全国的三级医院中，几乎所有的医院都建立了医院信息系统（HIS），超过99%的医院建立了实验室信息管理系统（LIS），超过95%的医院建立了电子病历书写系统（EMR），超过80%的医院建立了医学影像存档与通信系统（PACS）或放射信息管理系统（RIS），2200多家三级公立医院初步实现了院内信息的互通共享。数据显示，截至2021年5月，远程医疗协作网已覆盖全国所有的地级市2.4万余家医疗机构以及将近90%的县区。

一是国家卫生健康委以电子病历为核心，推进医院信息化建设。近年来，以互联互通为重点，建立起电子病历信息标准体系基本框架。促进电子病历信息有效共享。进一步提升以电子病历为核心的医院信息化建设与应用水平，夯实医院信息化基础。

二是加快推进人口健康信息化建设。通过区域信息平台实现居民基本健康信息和检查检验结果、用药记录等的医疗机构之间信息共享,实现区域内居民电子健康档案与电子病历的实时动态更新。以居民健康卡为联结介质,依托人口健康信息平台,有效共享人口信息、电子健康档案、电子病历信息。图 1 为 2011～2020 年中国医疗信息化行业市场规模,图 2 为 2015～2021 年中国远程医疗系统市场规模。

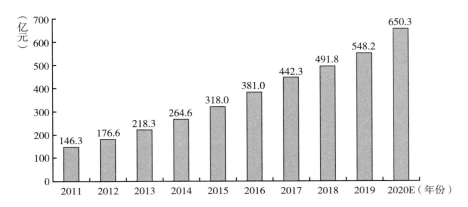

图 1 2011～2020 年中国医疗信息化行业市场规模

资料来源:根据前瞻产业研究院及 IDC 中国公司数据整理。

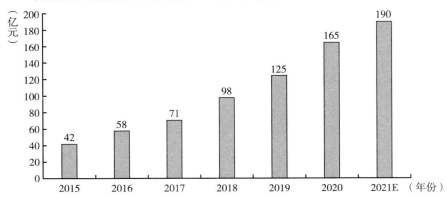

图 2 2015～2021 年中国远程医疗系统市场规模

资料来源:《2021 年中国医疗 IT 解决方案行业市场规模及发展趋势预测分析》,中商情报网,https://www.askci.com/news/chanye/20210224/1556291366844.shtml,最后访问日期:2021 年 6 月 3 日。

2. 发展特点

（1）服务准确性提高。一方面，医疗健康服务数字化将医务人员有限的精力从外围医疗事务中解放出来，实现医疗资源相对放大。另一方面，以电子病历为核心进行数字化建设，整合院内各医疗系统的数据，使电子病历和影像、检验等系统互联互通，减少医疗差错，建立了更精准、全面的个人健康电子档案，提高医疗健康服务质量和效率。以健康体检产业为例，随着人们健康保健意识的增强，健康体检产业快速发展。健康体检机构全部配备体检信息管理系统（PEIS）。健康体检全国连锁机构利用医学影像存档与通信系统（PACS），只建设一个医学影像远程诊断中心，各地连锁体检中心只作影像检查，不配置放射科诊断医生，全部上传到医学影像远程诊断中心进行远程阅片，既节约了人力成本，又有利于医疗质量控制。

（2）服务更为便捷高效。借助互联网及智能设备为患者提供更加便捷和高效的医疗服务，如智慧医疗软件、挂号缴费一体机、自助报告打印机，为患者提供预约挂号、在线咨询、就诊导航、数字影像报告自助打印、缴费等服务。多数三级医院实现了智能导诊、电脑排队叫号、自助缴费、诊间缴费、移动支付缴费、检验检查报告自助查询打印、费用自助查询。丰富的应用模式与应用场景取代传统医疗模式，目前正在向应用的广度和深度拓展。

（3）医院管理精细化。借助医院智能管理系统，开展精细化管理，提高综合管理水平。如医院办公自动化系统，可实现信息公开、资源共享，工作审批、决策实施等工作，简化办公流程，提高工作效率；医院综合运营管理系统，可实现药品、试剂、耗材等物流全程追溯，财务业务一体化联动，有助于各部门综合分析和管理决策，提高医院运营管理效率。

（4）医疗、医保信息共享程度提高。按疾病诊断相关分组付费（DRG）国家试点、区域点数法总额预算和按病种分值付费（DIP）国家试点等医保支付方式改革，对医保费用的使用进行严格管理，提高医保基金的使用效率，有效控制医保费用的不合理增长。该信息化系统在推动医疗、医保信息共享，实现互通和整合，有效解决医疗机构和医保经办机构之间信息不对称的问题中发挥举

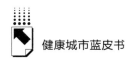

足轻重的作用，有效帮助医院提质增效，提升医院综合竞争力，降低运营成本。

3. 机遇与挑战

随着医疗健康领域数字化、信息化进程的进一步深化，加之政府政策的利好，未来医疗机构数字化发展步入"快车道"，但也面临着挑战。

一是由于软硬件更新迭代迅速，医疗机构的信息化建设需要持续性的资金投入进行功能升级。

二是数字化专业技术人才尚不能满足需要。医院在数字化发展中，具备技术、医学及医院管理的复合型人才在数量和质量上还存在较大缺口。

三是医疗数字化涉及的流程多、环节复杂，其产生的数据量十分庞大。如何高效安全地管理、储存、利用相关数据，将存在巨大挑战。

（三）互联网医院

1. 发展情况

互联网医院通过互联网平台等数字化技术，让人们可以在院外获得医疗健康服务，疫情期间实现井喷式发展。自2018年4月《国务院办公厅关于促进"互联网＋医疗健康"发展的意见》发布以来，形成了两种依托医疗机构的互联网发展模式。一种是以医疗机构为提供主体，线下医疗健康服务逐渐向互联网延伸；另一种是互联网公司、企业等建立的互联网医院（或称智慧医疗平台），落地在实体医疗机构，实行线上线下一致监管。截至2021年上半年，全国30个省份已建立起互联网医疗监管平台，全国设置审批的互联网医院有1600多家，全国三级医院开展预约诊疗的比例超过50%，7700多家二级以上的医院建立了预约诊疗制度，其中能够做到分时段精准预约诊疗的超过80%。①

2. 发展特点

一是融合性强，嵌合了多种医疗健康服务。互联网允许开展的医疗服务

---

① 《国家卫健委：已审批互联网医院1100余家将出台统一规范》，光明网，https：//m. gmw. cn/baijia/2021－04/27/1302258602. html，最后访问日期：2021年6月3日。

分为两类，一类是互联网诊疗核心业务，如远程医疗服务、家庭医生签约服务、部分常见病慢性病在线复诊、慢性病随访、健康管理等。另一类是互联网诊疗辅助服务，如微信公众号预约挂号、预约转诊、移动支付、电子医保卡支付、检查检验结果网上查询、检查检验结果危急值智能提醒、健康咨询、医学教育和科普等。

二是市场化潜力大，更易吸引社会资本参与建设。互联网公司、企业等建设的互联网医院，主要围绕医生及护士的多点执业、线上诊室、网约护士上门护理、病情分享、健康管理与慢病管理、医药电商等模式开展业务，覆盖互联网医院的核心业务与线下延展业务。线上问诊最具代表性的企业有春雨医生、好大夫在线；病情分享型社交平台，可以是患者共享型，也可以是医生共享型，如供医生交流沟通和学术讨论的丁香园，以重症病例分享与治疗方案研究为主的医享网；健康管理与慢病管理探索借助智能健康物联网监测设备，对血压、血糖、血氧等进行动态监测，服务于广大慢病人群；医药电商将线上诊疗与线下实体药店、物流驿站合作形成 O2O 药品销售模式。

三是便捷性强，广泛应用于常见慢性病的线上复诊。电子处方、处方流转、就近药店送药上门、医保支付，实现了线上线下结合的"互联网＋医疗、医药、医保"三医联动闭环服务，得到了医生和患者的高度认可。因此互联网医院在疫情期间快速发展，数量呈现 4 倍增长。根据中国互联网络信息中心的报告，截至 2020 年 12 月，我国在线医疗用户数激增为 2.15 亿，占网民整体的 21.7%。[①] 互联网医疗企业的线上问诊业务在新冠肺炎疫情期间得到了爆发式发展。以京东健康为例，2020 全年其活跃用户数较 2019 年增长 60.1%，日均在线问诊量是 2019 年的 5 倍多。这种模式已经培养起较为稳定的用户群体，即使在新冠肺炎疫情结束后也会继续得到广泛的应用，出现更多互联网医疗健康服务的消费者。具体见图 3 和图 4。

---

① 《第 47 次〈中国互联网络发展状况统计报告〉》，中共中央网络安全和信息化委员会办公室网站，http://www.cac.gov.cn/2021 - 02/03/c_ 1613923423079314.htm，最后访问日期：2021 年 6 月 3 日。

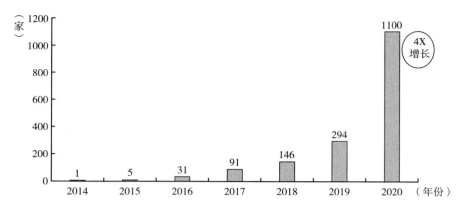

图3 2014～2020年中国互联网医院数量

资料来源：根据毕马威企业咨询（中国）有限公司及国家卫生健康委数据整理。

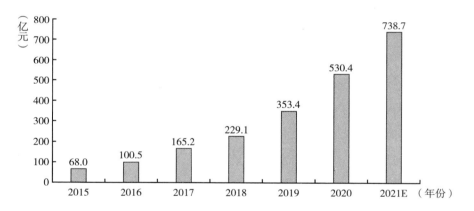

图4 2015～2021年中国互联网医院市场规模

资料来源：《2021年中国医疗IT解决方案行业市场规模及发展趋势预测分析》，中商情报网，https://www.askci.com/news/chanye/20210224/1556291366844.shtml，最后访问日期：2021年6月3日。

3. 机遇与挑战

信息安全及服务监管是互联网医院发展的双刃剑。一是信息安全和医疗服务质量监管到位，有利于医生更好地了解患者情况，提供个性化、系统性健康服务。二是若信息泄露、医疗服务质量不高，则会导致患者信息安全和健康安全受到损害。国家卫生健康委于2018年出台了相应文件，对互联网医院的建设与运行进行引导和规范；2021年，进一步要求各地在审批互联网医院之前先建立省一级的互联网医院医疗服务的监管平台。互联网医院要以实体医疗机构为依托，实现线上线下一体化监管，不允许虚拟互联网医院存在。

（四）医药电商

1. 发展情况

我国医药电商行业经历了初步探索和逐步的政策规范，2015年起进入快速发展期，《规划纲要》里明确指出，"规范医药电子商务，丰富药品流通渠道和发展模式"；2018年探索医疗卫生机构处方信息与药品零售消费信息互联互通、实时共享，促进药品网络销售和医疗物流配送等规范发展；①随后《国家组织药品集中采购试点方案》出台，"4+7"带量采购政策开始实施；新修订的《药品管理法》，使网售处方药正式解禁，给医药电商发展带来持续的政策利好。

医药电商处于数字健康产业链的重要供给端，大大加快了互联网医疗发展，但在实践过程中仍需要医疗卫生主管部门进行引导与严格监管。随着网售处方药政策可预期的逐步有条件放开，公立医院药品零差价的深入执行，公立医院盈利模式对药品销售收入的依赖逐步降低，大量公立医院处方流转到实体药店，医药电商将迎来飞跃式发展。

2. 发展特点

一是多种模式融合发展。医药涉及医院、医生、医保支付、药企、药店等数个领域，且区域化特性明显。医药电商模式让传统制药厂商、线下药店、医师和各大医药平台接轨，平台型、医药B2B模式、医药B2C模式、线下实体零售药店+线上自营电商、医药电商+在线医疗（互联网医院/云医疗）多种形式加速发展，为深度融合提供了契机。2016~2021年中国医药电商行业市场规模见图5。

---

① 《国务院办公厅关于促进"互联网+医疗健康"发展的意见》（国办发〔2018〕26号）。

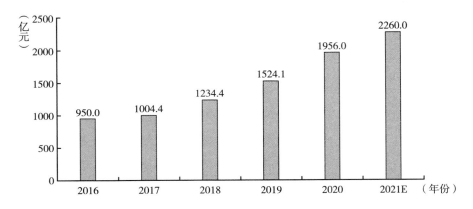

图5 2016～2021年中国医药电商行业市场规模

资料来源:《医药电商行业数据分析:预计2020年中国医药电商交易规模将达1956亿元》,艾媒网,https://www.iimedia.cn/c1061/72598.html,最后访问日期:2021年6月3日。

二是重视服务和用户体验感。医药电商以消费者需求为出发点,注重诊疗的准确性、药品的安全性以及配送的及时性,在此基础上通过移动软件,让消费者获得优质、体验感强烈的服务。

3. 机遇与挑战

国家"互联网+医药"的政策方针是医药电商行业发展的重要机遇,互联网的快速发展和医改政策不断推行,医药电商行业具有广阔的发展前景。但仍需加强相应法律法规的监管,以保护平台用户的患病情况、用药记录等隐私信息。

(五)智慧家庭

智慧家庭创造出健康、安全、舒适、低碳、便捷的个性化家居生活。作为智慧城市的最小单元,将物联网、云计算、移动互联网、大数据技术和自动控制技术相结合,也将家庭设备智能控制、家人健康感知、家庭环境感知、家居安全感知以及信息交流、消费服务等家居生活相结合。健康感知是智慧家庭最重要的应用场景,借助健康物联网产品,人们在家中进行健康监测与数据上传,并接受远程健康管理与慢病管理。

1. 发展情况

一是智慧家庭的建设与发展，高度依赖物联网产品的普及。借助健康物联网产品，人们在家中即可进行自我健康动态连续监测、数据自动采集，自动上传到云端，自动构建个人健康档案，由签约家庭医生进行基于互联网的健康管理与慢病管理。

数据显示，2017年全球医疗健康物联网市场规模为412亿美元，预计2022年将达到1581亿美元，年均复合增长率为30.8%。2018年我国医疗机构在医疗健康物联网上的投入为375.4亿元，预计2020年和2022年分别达到505.5亿元和679.7亿元，年均复合增长率为16.1%。2018年我国可穿戴医疗设备市场规模为71亿元，预计2020年和2022年分别达到122亿元和165.9亿元。[①]

二是国家正在加快推进居家养老为基础、社区养老为支撑、机构养老为补充、医养结合的养老服务体系建设，促进健康养老产业的发展。随着智慧家庭的建设与普及，健康物联网产品的大量入户，智慧养老、健康养老可以借助信息化系统而得以实现。国家深入推进"互联网＋健康养老"服务发展。如强化信息支撑，积极推动社区养老服务信息平台与区域人口健康信息平台对接，整合信息资源，实现信息共享，为开展医养结合服务提供信息和技术支撑，组织医疗机构开展面向养老机构的远程医疗服务，鼓励各地探索基于互联网的医养结合服务新模式，提高服务的便捷性和针对性。[②] 此外，国家卫生健康委在杭州、厦门、青岛、武汉、广州和绵阳6个城市组织开展智慧健康养老服务试点示范，有效推动智慧健康养老产业发展，为老年人提供多种智能、便捷、高效的健康养老产品和服务。

2. 发展特点

一是创新性要求高。为实现高质量可持续发展需要重点加强技术的创

① 《〈医疗健康物联网白皮书（2020）〉发布，全面梳理我国医疗健康物联网发展现状》，知乎，https://zhuanlan.zhihu.com/p/323431429，最后访问日期：2021年9月2日。
② 《国务院办公厅转发〈关于推进医疗卫生与养老服务相结合的指导意见〉》，新华网，http://www.xinhuanet.com//politics/2015-11/20/c_1117212957.htm，最后访问日期：2021年9月6日。

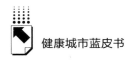
新，从而能够提供更为安全、丰富且智能的智慧家庭应用。

二是服务升级。智慧家庭不仅仅具有智能的平台、智能的应用和智能的产品，还提供升级的服务，如完善新媒体渠道建设，以提高智慧家庭业务申请和开通流程等服务效率。

三是行业合作性增强。运营商与产业各方开展紧密合作，以实现共赢、共同发展。

3. 机遇与挑战

当今社会中，家庭消费逐渐向多元化、个性化、品质化等方向发展，进一步推动智慧家庭产品向更丰富、更广泛的应用场景发展；大数据、云计算、物联网等技术的进步，为智慧家庭的创新发展提供了必要条件。

智慧家庭发展也面临着挑战，其健康家庭系统建设一方面依赖于健康物联网产品的多元化和普及程度，另一方面也依赖于提供远程健康管理和慢病管理的家庭医生的数量。医疗级智能硬件由于认证审批周期长、成本高，发展速度相对缓慢。现阶段，健康物联网行业仍处于早期探索阶段，数据积累及算法技术完善是企业当前的首要任务。

（六）数字健康商业保险

1. 发展情况

随着全社会健康风险保障意识的增强，健康保险业得到快速发展。在2019年同比增长12.2%，2021年1月，健康保险保费收入为1206亿元，同比增长28.16%，是增速最快的险种。① 同时，在"互联网＋"及大数据、人工智能等新兴技术的驱动下，健康商业保险逐步走向了数字化时代。2019年保险数字化升级服务市场规模约为21.4亿元，占保险IT解决方案总体市场的27.2%，且随着保险公司数字化升级需求的持续爆发，2024年市场规模有望突破90亿元，在保险IT解决方案总体市场中的占比提升至43.3%。

---

① 《2021年1月保险业经营情况表》，中国银行保险监督管理委员会网站，http：//www.cbirc.gov.cn/cn/view/pages/ItemDetail.html？docId＝969471&itemId＝954&generaltype＝0，最后访问日期：2021年9月3日。

2. 发展特点

一是覆盖面扩大。数字化的应用，对商业健康保险的运营渠道、产品和场景进行构建，形成了一个全新易获的服务格局，商业健康保险不再是单一险种或单个行业的发展，而是基于价值链生态系统的融合发展，其覆盖面不断扩大。

二是服务效率提升。数字化的应用改变了商业健康保险精算、核保的边界，人工智能技术释放了大量的劳动力，使得商业健康保险的服务效率大大提升，促进保险覆盖范围的进一步拓展。

三是服务个性化增强。基于大数据发展的商业健康保险，可以在用户动态数据、产品营销、用户信息管理与维护等方面进行数据整合和深度分析，从而为用户提供更加准确、个性化的保险服务，提升用户服务体验。

3. 机遇与挑战

数字商业健康保险面临的发展机遇主要包括政策利好、新一代数字科学技术的发展与应用及人民群众个性化定制化健康保险的服务需求等，这些均推动着传统的商业健康保险进行数字化转型，利用数字健康技术放大健康保险的价值影响力，从而改变传统健康保险核保核赔流程冗长、受保内容单一等经营痛点。

同时，我国的商业健康保险数字化转型发展也存在一些障碍，主要是全面、系统的健康医疗大数据的获取障碍和数字健康复合型人才资源的匮乏。

五 发展趋势展望与建议

随着人们健康意识和需求的不断提升及科技进步，现有医疗健康资源亟须通过数字化技术扩大辐射范围，满足人们的个性化需求。在健康中国战略及各项政策下，加快建成多层级医疗保障体系，医疗健康服务产业将逐步从"疾病治疗"向"健康管理""疾病预防""康复管理"等全方位延伸，医疗行业发展模式由"以治疗为中心"转变为"以促进健康为中心"。未来健康服务业发展趋势包括：整合型医疗健康服务体系、赋能消费者、新型支付

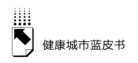

方案的兴起、智慧医疗健康以及创新产品组合。

我国正处于健康服务数字化发展阶段，为更好地应对挑战，提出以下建议。

一是加强政府对健康服务数字化的宏观指导，充分调动社会资本对健康服务数字化的资金投入，激发专业化领域市场活力。完善相关法律制度，平衡医疗机构、医药企业、保险公司多方利益，使相关主体在健康医疗大数据采集、传输、存储、利用、开放等环节的权利、责任和义务更加明确，实现风险可控原则下最大限度的健康医疗数据开放。如在"十四五"期间设立"健康服务数字化"科研专项，通过足够的经费支持来集中优势力量突破"卡脖子"的技术和装备，实现核心技术自主可控。

二是建立数字化发展通用、规范的标准体系，实现跨部门、跨层级、跨系统的数据交换与共享。开展健康服务数字化基础标准、业务标准、应用标准、过程和方法标准的预研和编制，构建标准体系，满足健康医疗大数据收集、分析、应用、安全和管理需求。基于全民健康信息平台，推进《全国基层医疗卫生机构信息化建设标准与规范》落地实施。规范基层医疗卫生机构数据上报和共享，强化医院上报数据标准化，提升基层卫生健康管理能力和效率。同国际前沿技术接轨，推动我国优势技术向国际标准转型。

三是提高远程医疗服务利用率，推动远程医疗服务常态化。完善远程医疗支撑体系，提高远程医疗家庭医生签约等服务质量。支持乡镇和村级医疗机构提高信息化水平，引导医疗机构向农村医疗卫生机构提供远程医疗、远程教学、远程培训等服务，持续提高人民群众的获得感。

四是推动健康服务数字化领域产、学、研、用结合，重视跨领域复合型人才培养。鼓励科研信息机构、企业、医疗机构、医学院校开展研发转化深度合作，使相关应用更具可行性，针对特定应用场景设立的试点示范项目，形成可推广的经验，延伸产业链条，实现健康服务数字化发展真正落地。面对健康服务数字化发展趋势，突破关键技术，培育具备医学专业背景知识，同时掌握前沿数字化技术的复合型、创新型人才刻不容缓。强人才储备和梯队建设，与国际名校合作，推动相关一级学科建设；鼓励引进领军人才和高端人才，并注重完善人才保障制度。

五是严格规范行业监管规则，健全相关规范。建立健全公开透明的监管体系，实行设计问责和应用监督并重的双层监管结构，实现对健康服务数字化产品开发、成果应用等的全流程监管；加强数字化技术在健康服务领域的知识产权保护，健全该领域的技术创新、专利保护与标准化互动支撑机制，促进创新成果的知识产权化。开展健康服务数字化行为科学和伦理等问题研究，建立并完善伦理道德框架；开展相关个人隐私、信息安全利用等法律问题研究，建立追溯和问责制度；积极参与国际共性问题研究，深化在健康服务数字化领域的国际合作。

健康文化篇

Healthy Culture

B.8
商业健康保险与健康文化发展研究

李嘉珊　胡心怡*

摘　要： 近年来，商业健康保险逐渐走进大家的视野，它已经被纳入"健康中国"的重要目标中。在商业健康保险行业发展的助力之下，我国商业健康保险市场主体陆续增加，年轻消费者对商业健康保险充满信心，2020年中国健康险收入总体稳步增长，政策保障商业健康保险市场的发展，商业健康保险市场的运行机制得到重视，中国商业健康保险愈发重要，"健康文化"迎来重要的发展期。结合日本等国家的经验，需要找到更好地发展健康文化的有效路径：平衡各地区健康教育的普及程度，为消费者提供更多元的商业健康保险产品，扩大商业健康保险的功能，提高提供给居民的健康服务水平，培

---

* 李嘉珊，北京第二外国语学院教授，中国服务贸易研究院常务副院长，主要研究方向为国际文化贸易等；胡心怡，北京第二外国语学院国际文化贸易专业硕士研究生。

育稳定的商业健康保险市场环境。

关键词： 商业健康保险　健康中国　新冠肺炎疫情　健康文化

一　商业健康保险是健康文化发展的重要评判标准

中国"五位一体"整体布局是经济、政治、文化、社会、生态建设五位一体，人民健康是"五位一体"整体布局中的重要组成部分，健康中国建设是在经济、政治、文化、社会、生态领域实现全面的健康。人民的健康具有溢出效应，能够促进社会更好、更快地健康发展，实现健康中国建设必不可少的是提高人民的健康理念，这些都是一个良好的中国"健康文化"环境的体现，若想评价一个社会"健康文化"发展的程度，商业健康保险市场的成熟度是个重要的评判指标。

（一）何为健康文化？

人类与疾病和自然的对抗中产生了健康文化，它在人类对抗疾病并不断增进自己健康的实践中发展。健康文化是社会主义文化中的重要组成部分，是促进社会主义文化发展的动力，能够全面提升全民的健康水平。健康观念能够决定健康文化的发展，还会影响一个社会中个体的行为，从而影响这个社会"健康文化"环境的氛围，而人类对健康的认识是一个不断深化的过程。《"健康中国 2030"规划纲要》（以下称为《纲要》）中指出"健康是促进人的全面发展的必然要求，是经济社会发展的基础条件"[1]，在《纲要》中还多次提到"文化"一词，说明"健康文化"在健康中国建设中处于一个十分重要的位置。推进健康中国建设的重心应该从治病转变为防止生病，

---

[1] 《中共中央　国务院印发〈"健康中国 2030"规划纲要〉》，中国政府网，http://www.gov.cn/xinwen/2016 - 10/25/content_ 5124174. htm，最后访问日期：2021 年 5 月 27 日。

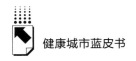

这需要对居民进行健康知识的普及，努力将居民的想法从"得了病再治"向"尽量不生病"转变。在《健康中国行动（2019～2030年）》（以下称为《行动》）中就提出"每个人是自己健康的第一责任人"的理念，《行动》还指出"世界卫生组织研究发现，个人行为与生活方式因素对健康的影响占到60%"。要改变人的行为习惯和生活习惯需要从改变人的观念入手。世界卫生组织也指出，一旦人类的生活水平达到了能够解决基本生活问题的水平，人类可以决定生活资料的使用方式，那么这个时候文化对健康的影响程度是越来越大的。

一个良好的健康文化氛围应该包括社会个体重视自身的健康并对自己的健康负责。健康文化建设是社会主义文化建设体系的重要组成部分，并会影响健康中国的建设。现在是建设健康中国和全面实现小康社会的重要机遇期，健康文化正是推进健康中国建设的基础，也是实现全面小康社会和基本实现社会主义现代化的基础。

（二）健康文化发展程度的一项重要评价标准——商业健康保险

营造一个良好的健康文化是为了建设一个在全方位都体现健康的中国。《纲要》中指出，健康中国的战略目标涉及制度体系的完善程度、健康领域发展的协调程度、健康服务的质量、健康方式的普及程度、健康产业的繁荣程度等，并且指出"到2050年，建成与社会主义现代化国家相适应的健康国家"。这说明，从现在到2030年，我国将加强控制影响人民健康的因素，从而不断提升人民的健康水平。同时，在此期间不断扩大我国健康行业的规模，不断完善我国健康领域的制度体系，全面推进健康中国建设。

建设健康中国的主要指标包括个人卫生支出占卫生总费用的比重和健康服务业总规模，若要实现这两个指标就离不开发展保险服务行业，而在保险服务行业中，商业健康保险最能够凸显健康的概念。"积极发展商业健康保险"也被纳入《纲要》之中，《纲要》还对商业健康保险提出了需要进一步发展的要求，并明确了到2030年应实现的发展目标。若想发展商业健康保险，应用好用足已有的能够促进商业健康保险发展的政策，应积极宣传并鼓励企业或个人参与商业健康保险，应激励保险公司开发健康保险产品以满足消费者的需求。若要评判一个国家健康文化的发展程度，商业健康保险可以是其中一项重要的评判标准。从《纲要》可知，建设健康中国需要发展商业健康保险行业，该行业的发展不仅可以带动与其相关的机构发展，还能够提升企业和个人的健康理念。

评价一个国家的健康文化水平，商业健康保险行业的成熟度是一个重要指标，商业健康保险行业的发展状况可以作为一个国家健康文化发展水平的评价标准。

二 健康文化乘商业健康保险行业之势发展

商业健康保险是衡量健康文化发展水平的重要指标，健康文化也会随着商业健康保险市场的发展而发展。中国境内的保险公司共有 200 多家，混合所有制是我国保险企业的主要形式。我国的保险业还处于发展阶段，保险市场处于寡头垄断的状态，虽然依然存在不足，但具有较大的发展潜力。经过 2020 年疫情，在中国经济都受到负面冲击的时候，保险产品尤其是商业健康保险依然呈现收入增长的态势，这是商业健康保险蓬勃发展的时期，更是健康文化发展的机遇期。

（一）我国商业健康保险市场主体陆续增加

在我国的市场上，既有本土的健康保险公司，也有外国的保险公司做着健康保险业务。目前，我国拥有 7 家专业健康保险公司（见表 1），在 2005 年，我国第一家专业健康保险公司成立，专业的健康保险公司注册地分布在北京、上海、四川、广州、西安地区，其中有两家专业健康保险公司属于中外合资企业。

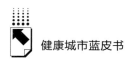

表1　中国专业健康保险公司基本信息

公司名称	成立日期	注册地址	企业类型
中国人民健康保险股份有限公司	2005年3月31日	北京	股份有限公司（中外合资、非上市）
平安健康保险股份有限公司	2005年6月13日	上海	股份有限公司（中外合资、非上市）
昆仑健康保险股份有限公司	2006年1月12日	上海	其他股份有限公司（非上市）
和谐健康保险股份有限公司	2006年1月12日	四川	其他股份有限公司（非上市）
太保安联健康保险股份有限公司	2014年12月10日	上海	其他股份有限公司（非上市）
复星联合健康保险股份有限公司	2017年1月23日	广州	其他股份有限公司（非上市）
瑞华健康保险股份有限公司	2018年5月15日	西安	其他股份有限公司（非上市）

资料来源：爱企查。

　　健康保险公司都在不断创新商业健康保险产品，使产品的性能更加稳定，保障责任更加全面，这是商业健康保险行业不断高质量发展的好势头。国内七家专业健康保险公司在2020年采取的举措都与疫情有着关联（见图1），其中四家专业健康保险公司对相关保险的责任认定范围进行扩展，在认定范围中或加入了"疫情影响"的部分，或拓展了新冠肺炎责任的有效期；剩余三家专业健康保险公司推出了更新版本（2020版本）的保险。

公司名称	2020年采取的举措
中国人民健康保险股份有限公司	对已购买或即将购买的《人保健康康乐臻享重大疾病保险》产品的保险责任进行扩展
平安健康保险股份有限公司	推出"平安e生保2020"
昆仑健康保险股份有限公司	对昆仑健康保险股份有限公司若干产品责任拓展
和谐健康保险股份有限公司	"和谐健康无忧公共交通工具意外伤害保险"保险责任扩展
太保安联健康保险股份有限公司	《团体意外伤害保险》延长新冠肺炎责任扩展有效期
复星联合健康保险股份有限公司	推出"超越保2020"
瑞华健康保险股份有限公司	推出"个人百万医疗险2020版"

图1　2020年中国专业健康保险公司的举措

资料来源：各大保险公司官方网站。

（二）年轻消费者对商业健康保险充满信心

　　保险的消费者趋于年轻化，并且这些年轻的消费者对保险产品有较足的信心，对健康险的需求也较大。① 根据保险消费者信心指数编制团队编制的《2019 年中国保险消费者信心指数报告》，2019 年的消费者信心指数（72.1）较 2018 年（71.9）有所增长（见图 2）。虽然中国保险消费者的信心指数在 2015～2019 年呈波动发展的态势，但消费者对保险市场的信心指数一直处于一个较高水平。该报告还指出，健康险市场在 2019 年得到了快速增长，57.1% 的消费者购买过健康险产品，长期保障功能成为消费者的关注重点。

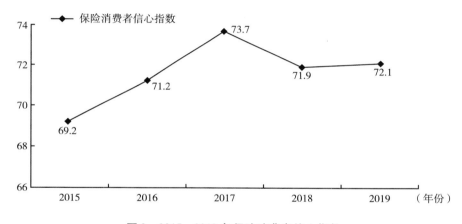

图 2　2015～2019 年保险消费者信心指数

资料来源：2015～2019 年《中国保险消费者信心指数报告》。

2020 年 12 月发布的《城市新中产保险消费生态报告》（以下简称《报告》）对购买保险的"80 后""90 后"进行人物画像分析和解读，不难发现"80 后""90 后"这个年轻的群体更愿意去尝试新的产品，会更加主动地购买保险，但对保险产品的要求也更高，这一点体现在对科技的需求程度高上。"80 后""90 后"接受的信息更加多元，互联网使"80 后""90 后"更容易接受信息，更多关于保险产品的信息能够传递给他们。多渠道获取的知识使在网络中成长的"80 后""90 后"具有对保险产品进行测评的能力，

---

① 钱林浩：《2019 年我国保险消费者信心指数稳中有升》，《金融时报》2020 年 3 月 25 日。

这些年轻人为了能够对保险产品的功能有更全方位的掌握，也乐于去深入了解各种保险产品的信息。值得一提的是，《报告》中显示重疾险的投保人员趋于年轻化，"80后""90后"成为重疾险的主要投保人，这显示出年轻人对保险的态度更加先进了一步，年轻人更加注重自己的健康，也更包容保险这一行业。①

（三）2020年中国健康险收入总体稳步增长

中国健康险保费的收入一直保持增长的态势，2011～2020年，中国保险市场保费收入由692亿元上涨到8173亿元（见表2），虽然健康险收入增长的速度在2017年有所放缓，这可能是因为在2017年的市场上，中短存续期健康险产品受到监管，从而抑制了健康险收入的增长，也可能是因为此时市场更看中重保障、高价值、长期限的健康险产品。但是从2018年开始，健康险又开始加速发展，并且该态势一直持续到了2020年。2020年，新冠肺炎疫情更是加快了健康保险市场行业发展的速度，2020年健康险收入与2019年相比，增长幅度达15.67%。

表2 2011～2020年中国健康险保费收入及保费总收入

单位：亿元

年份	2011	2012	2013	2014	2015	2016	2017	2018	2019	2020
健康险保费收入	692	863	1123	1587	2410	4042	4389	5448	7066	8173
总保费收入	14339	15488	17222	20235	24283	30959	36581	38017	42645	45257

资料来源：中国银行保险监督管理委员会网站。

由于商业健康保险发展较晚，它占总保费的比例不算很高，但在2011～2020年，除2017年商业健康保险占总保费的比例稍稍有所下降外，其他年份均呈现上升的态势（见图3），截至2020年末，健康险收入占总

① 《80、90后保险消费画像：购险更主动 需求更多元 科技接受度更高》，人民网，http://money.people.com.cn/n1/2020/1229/c42877-31983273.html，最后访问日期：2021年5月27日。

保费收入比例达18.06%，商业健康保险发展速度较快，具有非常广阔的发展空间。

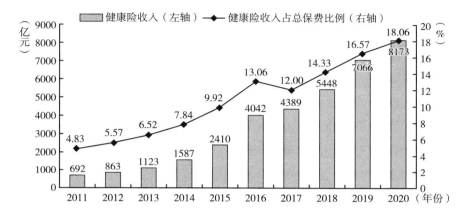

图3 2011～2020年中国健康险收入及健康险收入占总保费比例

资料来源：中国银行保险监督管理委员会网站。

中国各地区（36个）2020年健康险收入相比上一年均有所增长（见图4），增长较为明显的地区有广东、山东、江苏、北京、河南、四川、深圳、浙江等地，可以看出，在这些人口密集度较高或经济发展较好的地区健康险的增长幅度也更大。

（四）政策保障商业健康保险市场的发展

中国商业健康险市场得到发展的其中一个主要原因就是政策的推动。在中国，商业健康险起步比较晚，1995年国内首次引入重疾险，到1998年，中国建立基本的医保制度。到2006年，《健康保险管理办法》中才规范了健康保险的经营行为。在2014年11月17日发布的《国务院办公厅关于加快发展商业健康保险的若干意见》（以下简称《意见》）中指出，将充分发挥商业健康保险市场机制的作用和商业健康保险专业优势，并将其作为发展健康保险的目标。我国商业健康保险还处于初步发展阶段，存在产品种类、数量供给不足的问题，《意见》也指出，应扩大健康保险产品供给，丰富健

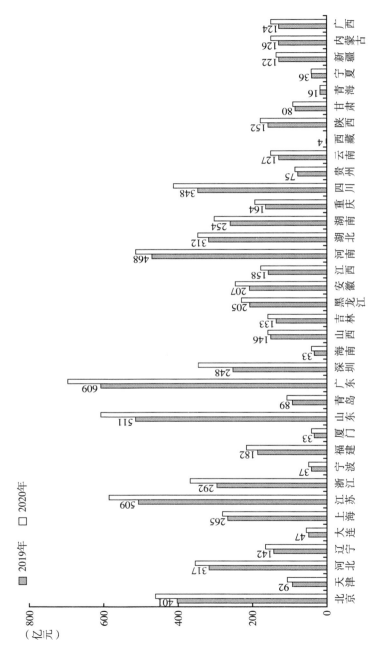

图 4 2019 年和 2020 年各地区（36 个）健康险收入

资料来源：中国银行保险监督管理委员会网站。

康保险服务。到 2020 年，商业健康保险市场的运行机制已经得到基本完善，在商业健康保险市场中，服务水平已经得到明显提升，投保的人数大幅增加，商业健康保险赔付支出在卫生支出总费用中的占比得到显著提升。也是《意见》的出台，快速发展了我国的商业健康保险行业。①

2019 年中国银保监会发布了新修订的《健康保险管理办法》，内容进一步推动和规范了健康保险行业的发展，对商业健康险的发展具有里程碑的意义。在 2020 年 1 月，《关于促进社会服务领域商业保险发展的意见》② 发布，它明确规定了要发展社会服务领域内的商业保险，鼓励相关机构提升服务水平，并为适应消费者的需求提供更加多元的健康保险产品。这个文件还明确了我国的商业健康保险市场的规模，其中规定"力争到 2025 年，商业健康保险市场规模超过 2 万亿元"。在 2021 年 1 月，发布了《中国银保监会办公厅关于规范短期健康保险业务有关问题的通知》（以下简称《通知》）。《通知》的制定是为了解决一些保险公司为了争取短期健康保险的红利而采取无序竞争的手段这一问题，为的是阻止不利于社会形成良好健康保险消费观念的行为发生。政府部门加强对健康保险市场供给端的监管，有利于提高健康保险产品的质量，有利于维护商业健康保险市场的营商环境，哺育一个更好的商业健康保险市场，更加有助于培育社会的"健康文化"。③

（五）商业健康保险市场的运行机制得到重视

从消费者购买商业健康保险的意识增强可以看到"健康文化"的进步，但"健康文化"的进步不仅体现在这一点上，还应该在供给方面得到体现，只有提供产品的一方有强烈的愿望去提供更多高品质的商业健康保险产品，才能够维持一个具有良好"健康文化"氛围的市场环境，从而才能保持整

---

① 《国务院办公厅关于加快发展商业健康保险的若干意见》（国办发〔2014〕50 号）。
② 《中国银保监会等 13 部门联合发布〈关于促进社会服务领域商业保险发展的意见〉》，中国银行保险监督管理委员会网站，http://www.cbirc.gov.cn/cn/view/pages/ItemDetail.html? docId = 888141&itemId=915&generaltype=0，最后访问日期：2021 年 5 月 27 日。
③ 《中国银保监会办公厅关于规范短期健康保险业务有关问题的通知》（银保监办发〔2021〕7 号）。

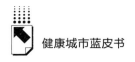

个社会的"健康文化"持续发展。

保险市场是一个信息透明度相对较低的市场,"劣币驱逐良币"的案例经常在保险市场中出现。近年来,保险企业愈发积极地去减少保险市场存在的信息不对称性,并且开始积极地拥抱互联网平台,在互联网平台上发布保险的信息,让更多的消费者能够更加了解保险产品。许多保险公司还开始紧抱健康管理行业,因为保险公司意识到对消费者来说健康才是幸福的根本保障,一个人如果没有健康,就像飞机没有了引擎。先进的保险公司发现,让消费者购买自家保险的方法是为消费者提供更多与健康相关的保险产品,并提高商业健康保险的质量和服务质量。近年来商业健康保险业务得到了较快发展,保险公司更加注重推出商业健康保险产品,因为这样做能够吸引消费者,从而帮助自身发展。

(六)中国商业健康保险愈发重要,"健康文化"迎来重要的发展期

商业健康保险收入在总保费收入的占比不断提升,市场的三方不断重视商业健康保险,这些都能体现商业健康保险的重要程度在不断提升。一个良好的健康文化环境离不开正确的保险理念。疫情过后,许多消费者开始重视自己的健康并意识到健康的重要性,消费者意识到没有健康的身体也无法享受自己努力带来的物质。以前,更多的人认为购买保险是没有必要的,因为没有必要为可能出现的健康问题付出成本,但现在人们意识到突发的公共卫生问题会在没有防备时发生,选择购买商业健康保险是对自己健康的一种保障,能够应对可能出现的健康问题。在疫情期间,国民也体会到与家人共处时光的重要性,若一个人健康出现问题,受影响最大的就是家人,所以越来越多的消费者会在为自己购买商业健康保险时也为自己的家人购买。疫情之下,消费者"健康文化"理念得到提升。

商业健康保险在应对疫情时积极改革,拥抱互联网和推出大量专注个人个性化的健康保险产品,吸引更多的居民自愿购买。疫情加速了互联网医疗的发展,更加关注自身健康问题的居民在更加开放的互联网环境中了解到更多有关商业健康保险产品的信息,也提高了自己购买商业健康保险产品的意

愿。在这样一个市场发展的过程中，整个市场不论是供给方还是需求方都在潜移默化地形成一个良好的"健康文化"氛围。疫情时期是商业健康保险发展的机遇期，也是"健康文化"得到更好发展的时期，并且商业健康保险市场的良好发展与"健康文化"的良好发展二者之间能够互相影响，相互促进。

虽然我国的商业健康保险市场发展的速度在不断加快，但是相较于发达国家，我国的商业健康保险市场起步晚，还存在许多不足。发达国家具有较为完善的商业健康保险体系，也具有较为成熟的健康文化。借鉴发达国家发展商业健康保险的经验，能够帮助我国形成具有中国特色的商业健康保险发展路径，从而使"健康文化"在我国实现更好的发展。

三　健康文化视角下发达国家较为完善的商业健康保险体系

在健康文化领域，发达国家对健康的医疗保障制度一直走在世界的前列，也具有更为成熟的健康文化。

（一）新加坡多层次的商业健康保险体系

新加坡是东盟最成熟的保险市场（见表3），2019年新加坡的保险渗透率和保险密度都位于东盟六国之首，并且远高于其他五个东盟国家。

表3　东盟六国2019年保险渗透率和保险密度

东盟六国	新加坡	马来西亚	泰国	印度尼西亚	越南	菲律宾
保险渗透率（%）	7.6	4.7	5.0	2.0	2.2	1.7
人均保费（美元）	4872	546	389	82	76	57

资料来源：瑞士再保险研究所网站，https://www.sigma-explorer.com/explorer/tree/index_drilldown_tree.php? indis = pw&modi = total ∣ &regi = WOR&ext = 1。

新加坡的保险管理模式非常值得我们去学习和借鉴，它是一套完善的商业健康保险体系，该体系的主体分为保健储蓄计划、健保双全计划和保险信

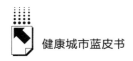

托基金三个层次。这三个层次分别是针对全民的强制性保险、针对重病患者的保险和针对无法负担起前两种保险的重大疾病患者的保险。新加坡的商业健康保险一直保持的宗旨是政府和个人共同承担责任,居民需对自己的健康负责。

新加坡的商业健康保险已经渗入新加坡健康生活的方方面面,它的覆盖面非常广。在疫情期间,商业健康保险更是发挥了极大的作用,新加坡的商业健康保险为患者提供免费的保险服务,弥补患者住院的经济损失,与新加坡的社会保险有效衔接,为患者和医务人员提供全方位的保障,减轻了政府在经济方面的负担。新加坡政府会承担在新加坡境内患者的新冠病毒检测费用,若患者需要隔离,商业健康保险会对隔离的患者进行补偿,并与新加坡政府共同承担患者后续的治疗费用。[①] 患者出院后的一段时间可能无法较快地进入工作状态,也可能无法正常地获取生活收入,商业健康保险考虑到这种现象,已提供相应的保险产品为这类患者解决生活的难题,减轻患者和患者家庭的经济负担。新加坡商业健康保险会为患者的后续生活以及患者的家庭做考虑,还为新加坡政府分担解决国民就业的难题。商业健康保险已经参与到帮助新加坡政府解决社会问题当中,它影响着居民的方方面面,新加坡良好的"健康文化"离不开新加坡的商业健康保险。

(二)日本健康保险法律制度

日本处于特殊的地理位置,是一个灾害频发国,其对包括重大传染病疫情在内的公共卫生事件有一套有效的应对措施,日本的医疗水平已经多年位居全球第一。全民具有较强的危机意识,使得日本的公共卫生体系更加完善,而日本的"国民健康保险"制度是日本医保制度的基础,在医保制度运行中发挥着重要作用。

---

① 许娟:《"商业保险 + 社会保险"双轨制抗疫模式的启示——基于新加坡和德国抗疫模式的思考》,《上海保险》2020 年第 12 期。

其实早在第二次世界大战前，日本就制定了《健康保险法》和《国民健康保险法》，随着时代更迭，日本的医疗保险制度经过不断的修改，在1961年，日本实施了全面修订的《国民健康保险法》，该法律的实施标志着日本进入全民医保时代。"国民健康保险"制度要求日本所有民众都要参加，一方面日本通过吸引和鼓励的方式要求日本民众参加医保，另一方面日本会资助弱势群体参加医保。日本采取了许多措施帮助"国民健康保险"制度普及，对收入不同的人群采用不同的补助标准，给予低收入人群很大的补助力度，使得"国民健康保险"制度很快就在日本普及，这也使医保制度在日本全面普及。[①] 日本的医疗费用较为高昂，但有了国民健康保险，居民需要承担的医疗费用减轻了很多。这个保险制度保证了日本民众的一生，从出生到死亡，终身享有医疗保障。

日本是世界人口老龄化程度最高的国家之一，日本对保险制度进行改革，规定"老年人支付部分的医疗费用，健康险承担老年人一部分的费用"，这一规定减轻了政府的负担，增加了民众的选择。为了提高居民就医的便利性，日本划分医疗机构，每个机构各司其职，各机构需在专业领域提高服务质量，保证医疗环境。为了提高日本居民的保险理念，日本从中央到地方设立了一套完整的社会保险行政管理机构体系，其中，政府通过保险的受理窗口向民众宣传保险的各种知识，培养全民的保险意识，改善社会的保险文化环境。

不论是新加坡还是日本，商业健康保险在居民中的普及程度都很高，商业健康保险还很好地衔接了社会医疗保险体系，并且减轻了政府的负担。所以，居民的健康意识较强，就像新加坡，商业健康保险会向居民传递要对自己健康负责的理念。商业健康保险能够维护"健康文化"的发展，并且，一个良好运行的商业健康保险功能体系能够帮助"健康文化"得到更好、更快的发展。

---

① 华颖：《典型国家医疗保险立法及其启示》，《内蒙古社会科学》2020年第3期。

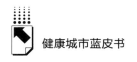

四 健康文化在中国实现更好发展的有效路径

1. 平衡各地区健康教育的普及程度

应多加关注经济落后地区的城镇化水平和教育水平，可以通过政策的制定，增加经济落后地区医疗卫生资源的投入，大力提升中西部的医疗卫生水平。同时，可以通过正确的宣传与引导增强居民的保险意识，使居民对商业健康保险形成正确的消费观念，在各地区形成可持续发展的"健康文化"氛围，从而保证各地的商业健康保险机构都能够可持续经营。

2. 为消费者提供更多元的商业健康保险产品

2020年发生的新冠肺炎疫情，是人类历史上与疾病和自然做斗争的一次考验，在面对突如其来的公共卫生事件的时候，许多人开始有了要去为可能发生的健康问题上一份保险的想法，国民对待健康问题的态度也开始从"治病"向"预防"转变。加上在这个时候，许多公司开始更新自己供给的商业健康保险产品，提升供给的服务质量，整个商业健康保险市场都在向好发展。商业健康保险是"健康文化"氛围和环境不断优化的驱动力。

3. 扩大商业健康保险的功能

我国正处在医保制度改革和医药行业转型时期，将商业健康保险引入国家的基本医保制度是可以采取的思路。应该让商业健康保险逐步与我国的基本医疗体系进行衔接，在当前制度的基础上，明确我国商业健康保险的性质、目标和市场定位，使商业健康保险更好地深入参与基本医保体系运作，发挥商业健康保险在市场中的主体作用，实现市场与政府的有效结合。商业健康保险为政府分担责任，落实到解决居民的实际生活问题，让居民对商业健康保险有更正确的认识，增强居民的健康意识，有助于培育我国的"健康文化"。

4. 提高提供给居民的健康服务水平

提供给居民的健康服务包括高质量的商业健康保险服务，商业健康保险作为一项重要的风险管理工具，能够成为社会卫生防控体系的重要组成部分，参与公共健康管理的整个过程，在实现"健康中国"战略重点中发挥重要作用。提高商业健康保险服务质量的方法有很多，比如，可以利用互联网技术，向居民提供保险咨询服务，降低与居民之间的沟通成本，让居民享受个性化的服务；还能够通过大数据了解消费者的偏好，向消费者提供定制化的服务，提高消费者的满意度。当消费者对商业健康保险服务更加满意，他们对保险的接受程度就越高，他们也更愿意去正视自己的健康问题，从而实现市场良好的"健康文化"氛围。

5. 培育稳定的商业健康保险市场环境

保险市场的发展在无形之中促进了健康文化发展，积极拥抱转型策略的商业健康保险市场在疫情后又迎来了一个快速发展的机遇期，但是要一直维持这样一个发展的趋势需要做的应该是培育一个可靠、稳定的商业健康保险消费环境，这一点需要良好的健康文化环境作为支撑。商业健康保险是健康文化发展的驱动力，稳定的健康文化环境又会促进商业健康保险提升质量。

成熟的"健康文化"离不开高质量的商业健康保险，商业健康保险一定是"健康文化"的重要组成部分。也可以说，在"健康文化"发展状况的评判标准中，一个正确的保险理念、商业健康保险市场、商业健康保险产品质量都应该被纳入其中，不断发展的商业健康保险也能够反过来促进"健康文化"的进步。

B.9
"幸福河"建设与永定河文化传承研究

马东春　于宗绪*

摘　要：　在河流文化向多元化和创新化方向发展的同时，保持中华河流文化的传统根脉对保留文化特质和核心价值具有重要作用。从幸福河流建设的视角来看，永定河具有重要的时代内涵。在古代，表达了先民对河流安澜、免受洪旱灾害的愿望；在近代，表现的是推进水利工程的建设，保障人民的安全和健康；在新时代，则表明了"绿水青山就是金山银山"，要实现河流发展，生态必须先行。永定河的幸福河建设要与文化传承优势互补、共同发展，摸清"水家底"是前提，保持河流生命力是关键，要通过"治水、亲水、享水"塑造永定河文化传承与幸福河建设的发展体系。

关键词：　幸福河　永定河　水文化

一　引言

河流孕育文明，文明衍生文化。不同文明时期的河流具有独特的作

---

* 马东春，北京市水科学技术研究院技术总工程师，博士，教授级高工、高级经济师、注册咨询工程师、水利部发展研究中心特约研究员，主要研究方向为生态学、生态经济、公共政策与水资源管理、生态评价、水文化与水利史；于宗绪，河海大学水利水电学院硕士研究生，主要研究方向为水资源规划与水利经济。

用，从古代的物质供给、通航灌溉，到现在的休闲游憩、生态涵养，河流因在不同时代与人之间不同的交互方式而被赋予新的文化内涵。2019 年 9 月，新中国成立 70 周年前夕，习近平总书记在黄河流域生态保护和高质量发展座谈会上提出了"让黄河成为造福人民的幸福河"[①] 的号召，"幸福河"的概念由此而来。在如今物质富足、人民生活水平全面提高的时代，更加重视并强调精神文化的传承和文化自信的增强，河流文化具有悠久的历史渊源和历久弥新的文化特征，是中华民族文化组成中重要的一部分。

二 河流文化的起源与幸福河流的含义

（一）河流文化的起源

河流在地球上被誉为最长的生命带，是人类文明的发源地，也是人类和其他生物生存和发展不可或缺的关键生境。人类从最初的依河流逐水草而居发展到今天，已有 5000 多年的历史。

河流不仅是人类物质生活必不可缺的一部分，同时对人类的精神生活有着深远的影响。人类社会发展积累和沉淀河流文化，河流文化反过来促进人类社会发展和河流文明的建立。河流塑造人类最初的生存空间——流域，并孕育人类初级文明，幼发拉底与底格里斯两河流域、恒河流域、尼罗河流域和黄河流域共同构成了人类文明四大发源地，从"大河文明"开始，人类文明展开了瑰丽壮美的画卷。

在河流文化向多元化和创新化方向发展的同时，保持中华河流文化的传统根脉对保留文化特质和核心价值具有重要作用。河流文化主要根植于语言文学、艺术审美、哲学道德和传统民俗等方面。

---

① 《习近平谈治国理政》第 3 卷，外文出版社，2020，第 377 页。

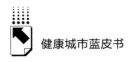

（二）幸福河流的含义

随着我国经济社会高速发展、人民生活水平全面提高，人与河流的关系发生了较大变化，河流也因时代的变迁而被赋予不同的时代内涵，从古代的祈福敬畏到工业发展初期的物质索取，再到新时代河流生态环境的保护，唯一不变的是贯穿于人类治水历史、延续至今的河流文化。"幸福河流"的定义为：能够维持河流自身健康，支撑流域和区域经济社会高质量发展，体现人水和谐，让流域内人民具有高度安全感、获得感与满意度的河流。幸福河流是安澜之河、富民之河、宜居之河、生态之河、文化之河的集合与统称。[①]

三　永定河河流文化渊源与文化遗产

（一）永定河的文化渊源

千百年来，永定河滋养了北京城，永定河是一条善徙、善淤、善决的河道，历史上发生多次改道，人们一直与永定河水患作斗争，由此便产生了功能各异的水利遗址和广为流传的传说故事。同时永定河奔流不息孕育了北京深厚的文化底蕴和丰富独特的人文资源，形成了流域名山文化，流域宗教文化，流域古人类、古都、古城、古村落文化，流域古道交通文化以及以永定河的起源、变迁、治理、开发为内容的流域水文化。

（二）永定河的文化遗产

永定河经过时间的沉淀，逐渐成为华北民俗的聚散源。[②] 受北京城市所在位置的影响，永定河的文化地位迅速崛起，永定河文化逐渐成为京畿文化

---

①　幸福河研究课题组：《幸福河内涵要义及指标体系探析》，《中国水利》2020 年第 23 期。
②　吴晨阳：《永定河（北京段）文化地理研究》，首都师范大学，硕士学位论文，2014。

的核心文化资源。

《北京城市总体规划（2016年～2035年）》中明确了北京作为全国政治中心、文化中心、国际交往中心、科技创新中心的城市战略定位。在文化中心建设过程中，确立了要让北京成为彰显文化自信与多元包容魅力的世界文化名城的目标，其中西山永定河文化带的传承、保护和利用便是城市总体规划中的重点内容之一。①

2021年1月27日由北京市第十五届人民代表大会第四次会议批准的《北京市国民经济和社会发展第十四个五年规划和2035年远景目标纲要》中提出加强"三条文化带"传承保护利用，建设好西山永定河山水人文家园。统筹西山永定河地区文化保护、生态建设与城乡发展，推动连线成片保护和活化利用，构建由重要文化遗产串联的生态文脉；推进永定河文化综合体、金中都城墙遗址公园、模式口文保区修缮改造以及大葆台西汉墓遗址保护，全流域提升永定河生态文化景观，留住母亲河文化乡愁；以周口店北京人遗址、东胡林人遗址、琉璃河西周燕都遗址、云居寺为重点，打造国际精品旅游线路，凸显西山永定河山水人文风采。②

据北京市第一次水务普查水文化专项普查，永定河水系内共有113处水文化遗址，其中工程类遗址27处（防洪、分洪、灌溉等功能），管理类遗址86处（水神崇拜、宗教祭祀、纪事等功能），各占水系水文化遗址总数的23.9%和76.1%；其中，属于永定河河道文化的水文化遗址数量为16处，属于永定河水系文化的水文化遗址数量97处，分别占永定河文化遗址的14.2%和85.8%；全国重点文物保护单位4处，省级文物保护单位3处，地（市）级文物保护单位6处，县（市）级文物保护单位29处，其余遗址皆为国家或集体所有（具体见表1）。

---

① 《北京城市总体规划（2016年～2035年）》，北京市人民政府网站，http：//www.beijing.gov.cn/gongkai/guihua/wngh/cqgh/201907/t20190701_100008.html，最后访问日期：2021年4月28日。

② 《北京市国民经济和社会发展第十四个五年规划和2035年远景目标纲要》，国家发展和改革委员会网站，https：//www.ndrc.gov.cn/fggz/fzzlgh/dffzgh/202103/t20210331_1271321_ext.html，最后访问日期：2021年4月28日。

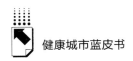

表1　永定河水系水文化遗址名录（部分）

功能	工程类遗址	管理类遗址	功能
防洪	永定河左堤防	王村龙王庙	水神崇拜
	永定河右堤防	米家堡龙王庙	
	南马场水库	下苇店龙王庙	
	立垡石坝	双营村龙王庙	
分洪	金门闸	永宁镇南关龙王庙	
	高井节制闸	龙王堂龙泉	
	高井电厂进水闸	灵光寺龙泉	
灌溉	龙泉务灌渠	双泉寺	
	丁家滩灌渠	……	
	永定河庞村石堰	岱王庙	宗教祭祀
	付家台引水渠	关帝庙铁锚寺	
	石景山古井	过涧塔	
交通	积善桥	宛平城	
	三家店公路桥	金堤永固庙	
	卢沟桥	关帝伏魔庙	
	万善桥	大寒岭毗卢寺	
	四柏一孔桥	潭柘寺流杯亭	
	宝胜仙桥	……	
其他	青龙潭	井龙王碑记	纪事
	白龙潭	门头沟区潭柘寺镇南辛房修井碑	
	黄龙潭	琉璃渠修井众善捐资碑	
	红龙潭	丁家滩摩崖石刻	
	珍珠泉	门头口村岩子井碑	
	盆窑清泉	灵水重修龙池碑记	
	石景山	卢沟桥石碑	
	黑头山	金堤永固庙碑	
	四平山	……	

资料来源：北京市第一次水务普查工作领导小组办公室；北京市水科学技术研究院。

　　永定河水系的民间故事和传说按照产生题材、内容和产生背景可分为6类：永定河由来、永定河治理、永定河史实、人们征服水患的美好愿望、永定河水系的重大事件和赞美永定河（具体见表2）。例如，以《黑龙大闹永定河》为代表的永定河传说入选国家级非遗，集中流传于石景山、门头沟的系列历史故事《刘靖修筑庚陵堰》反映的就是从三国时期一直到民国的永定河治理史。[①]

表2 永定河水系的民间故事和传说（部分）

题材	民间故事或传说
永定河由来	《狼窝的传说》
	《关公洗脸》
	《王老汉栽种河堤柳》
	……
永定河治理	《金世宗开凿金口河》
	《明孝宗修筑永定河堤》
	《刘靖修筑庚陵堰》
	……
永定河史实	《河挡挡河的传说》
	《冯将军严惩老兵痞》
	《海祥寺的传说》
	……
征服水患	《卢沟桥上的斩龙剑》
	《黑龙大闹永定河》
	《永定河斗鱼王》
	……
重大事件	《卢沟桥的由来》
	《军庄的传说》
	《石经山和湿经山的传说》
	……
赞美永定河	《浴水的传说》

四 幸福河流建设视角下永定河的时代内涵

随着社会治理能力的不断提高，崇尚科学治水的氛围愈加浓厚，永定河

---

① 侯秀丽、刘德泉：《永定河线性生态文化遗产的传承与保护》，北京线性文化遗产保护与传承——第十三次北京学学术研讨会，中国北京，2011年6月。

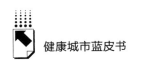

在几代人的辛勤治理下，从古代的洪旱频发，到近代的水情稳定，再到现代的人水和谐，幸福永定河在不同时代具有不同的内涵。

（一）古代幸福永定河的内涵：先民对河流安澜、免受洪旱灾害的愿望

在人类社会的早期，人口稀少且人均水量充足，先民认为获取水资源是理所应当且非难事，"拦、分、蓄、滞、排"等水利工程技术不成熟以及对河流认识不足，导致当洪涝、干旱等灾害发生时人们束手无策、哀鸿遍野。科学技术发展落后带来的是封建迷信的高涨，人们将祈祷、盼望河流灾难频率降低寄托在心中的"神灵"。在古代中国，除了被尊为"四渎"的长江、黄河、济水、淮河，永定河周边民众中也虚构出"永定河神""永定河龙王"等祭祀神灵，"河神"在流域中受到高规格的供奉，人们定期祭拜"河神"，祈祷家人平安和耕地丰收，这种祭祀河流的行为代代相传，逐步演变成一种特殊的祭祀文化。

"永定"意为"永远安定"，即对于居住在永定河水系范围的百姓来说，幸福河流的内涵是祈求永定河两岸不发生大规模旱灾和洪涝灾害，能够正常进行农耕生活并繁衍后代，根植于精神生活的祭祀文化同时是人们对于美好、幸福生活的愿望。

（二）近代幸福永定河的内涵：推进水利工程的建设，保障人民的安全和健康

近代科学技术进步为河流带来的是治河理念的革新和水利工程合理建设。新中国成立后，"治黄""治淮""南水北调"等新水利名词出现，新安江水电站、黄河小浪底水利枢纽、三峡水利枢纽等举世瞩目的水利工程被呈现在世人面前，这些水利工程在防洪、抗旱、排涝、维持两岸人民长治久安的同时，发挥着灌溉、供水、发电等带动区域经济发展的作用。合理利用河流资源，充分开发其蕴含的经济价值，河流沿岸居民都能享有河流的效益，人民安居乐业，物质生活满足条件下的精神生活和文化生活质量也有所

提升。

新中国成立之后，为了解决永定河水患问题，1954 年新中国第一座大型水库官厅水库建成，从建成到 20 世纪 90 年代的 40 多年里，官厅水库一直是北京市饮用水水源地，同时发挥着防洪、灌溉、发电的巨大作用。官厅水库不仅控制了来自上游的大规模洪水，让永定河"永定"，而且使永定河流域经济效益达到最大化。永定河流域实现了水情安定，区域经济发展水平逐步提高。

（三）新时代幸福永定河的内涵：绿水青山就是金山银山，河流发展生态先行

2019 年 9 月，习近平总书记提出了"让黄河成为造福人民的幸福河"的号召，描绘了黄河新时代生态保护和高质量发展的宏伟蓝图，同时为全国幸福河流的建设树立了标杆。

近代以来，我国的河流状况为：河流中水资源的不合理利用，工农业高速发展时期污染物的排放以及河流生态环境的恶化。党的十八大以来，党中央从生态文明建设全局出发，提出了"节水优先、空间均衡、系统治理、两手发力"[①] 的治水方略，在加强河流生态保护、推进河流资源节约集约利用、推动河流高质量发展的同时，系统发掘河流文化遗产及其蕴含的时代价值，为实现中华民族伟大复兴的中国梦凝聚精神力量。新时代幸福河流的内涵，因以习近平同志为核心的党中央提出的具有前瞻性的治水方略而愈加丰富，既表现了中国共产党全力以赴心系群众、保护人民生命财产安全，以及为中国人民谋幸福、为中华民族谋复兴的初心和使命，也表现了中国共产党为后代谋福祉的美好愿景。

执行《京津冀协同发展规划纲要》的相关要求，以"安全、洁净、生态、优美、为民"为治水宗旨的北京市水务局开始对永定河进行综合治理与生态修复，官厅水库及新建的小红门再生水厂对永定河进行生态补水，除

---

① 《习近平关于社会主义生态文明建设论述摘编》，中央文献出版社，2017，第 53~54 页。

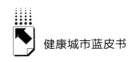
了已建成的园博园湿地，水务部门建设南大荒湿地和长兴湿地两处水质净化工程，将再生水厂的入河Ⅳ类水净化为Ⅲ类水。①

综合治理后的永定河水质良好、水量充沛，沿岸的湿地公园、观景台吸引了大批游客前来游玩，在实现"人水和谐"前提下将河流文化传递和发扬，近代幸福永定河的内涵为：兼顾经济效益和生态影响，人民的生命安全和身体健康得到保证，人水互动频繁、和谐共生，人民物质、精神得到充分满足。

五　幸福河建设与永定河文化传承实现路径

（一）永定河的幸福河建设与文化传承优势互补，共同发展

党的十九大报告中明确了中国特色社会主义建设总体布局中文化建设的定位、着力点和基本要求，北京市"十四五规划"和2035年远景目标纲要为幸福河建设、永定河文化传承和发展指明了方向。当代的中国正处于从站起来、富起来向强起来的转换中，中国特色社会主义新时代的主要矛盾变成了人民日益增长的美好生活需要和不平衡不充分的发展之间的矛盾，中国人民的精神需求在满足物质需求的前提下持续增长。

将"幸福河"概念和含义贯穿永定河文化建设和传承的始终，传承河流文化是满足北京人民精神需求的基本要求，而幸福河建设是以永定河文化传承为根基成长起来的高水平、高质量的文化大树，幸福河建设反过来又为永定河文化的传承创造良好的文化传承环境和氛围，两者相辅相成、优势互补，将永定河建设成为健康之河、文化之河、幸福之河。

（二）摸清"水家底"是前提，保持河流生命力是关键

位于北京的永定河文化具有悠久的历史和丰富的内涵，大部分水文化遗

---

① 韩中华、刘阳：《将永定河打造成幸福河的实践与思考》，《北京水务》2021年第2期。

产出于战争、自然灾害和人为破坏等原因已经消失，因此，摸清水文化家底、对水文化遗产实施拯救性工作，是传承水文化过程中最为有效的措施，只有清楚地认识到水文化遗产的数量和受损程度，才能更好地保护和修复水文化遗产，坚定文化自信并在已有水文化遗产的基础上创新、发扬和充实。

但幸福河建设单凭水文化遗产的摸底和拯救是远远不够的。要清楚地认识到北京是全国最缺水的城市之一，水资源天然禀赋不足加上人口众多，曾导致永定河三家店以下出现过干涸断流的情况，断流的河道丧失基本功能，河流带给人民的幸福感也就无从谈起，并且，水环境污染、水生生态系统的退化也应当引起重视，在永定河恢复生态功能、保持河流生命力的基础上传承河流文化、建设幸福河。

（三）通过"治水、亲水、享水"塑造永定河文化传承与幸福河建设的发展体系

为了牢固树立水文化传承与幸福河发展体系，坚定水文化自信和建设幸福河的信心，需要通过"治水、亲水、享水"等人水交互活动，提升人们对于永定河文化与幸福河建设的熟识度和认同感。

"治水"即合理规划和布置水利工程项目，在水利建设项目不与水文化遗产发生冲突的前提下，促进永定河流域内的水安全，保护永定河流域内人民群众生命财产和水文化遗产的安全，推动文化建设和水利工程建设相结合，使水文化遗产焕发新的生机，为幸福河建设打好基础；"亲水"即举办以永定河文化宣传为主题的各类活动，让北京城人民感受母亲河的文化熏陶，增强人们对永定河文化的认同感、亲切感、自豪感以及永定河文化滋养下的幸福感；"享水"即人们共享永定河文化传承和幸福河建设的优质成果，让水文化和幸福河发展理念深入人心，让永定河成为每一个人心中的"那条幸福河"。①

---

① 马东春、果天廓：《北京水文化与城市发展研究》，《水利发展研究》2020年第8期。

健康产业篇

Healthy Industry

B.10
健康产业高质量发展现状、
国际经验及对策研究

桂　熠*

摘　要： 健康产业是以维护促进健康为目的，为公众提供健康相关货物和服务的生产活动集合。促进健康产业高质量发展是全面推进健康中国建设，维护和保证人民群众健康的重要工程，也是助力高质量发展和高品质生活，建设现代化经济体系的重要战略抓手。党中央、国务院高度重视健康产业发展，有关部门和地方持续推动健康产业政策创新和融合多元发展，推进试点示范，我国健康产业发展总体势头良好，但也面临整合不足、路径模式不成熟、要素保障不完善等问题挑战。国际经验表明，完善产业政策体系、做大做强创新平台、建立资源要素保障机制和创新多元发展模式是推动健康产业发

---

* 桂熠，国家卫生健康委规划信息司发展规划处处长，硕士，主要研究方向为协调推进健康中国建设、卫生健康资源配置、中长期规划编制。

展的有效举措。要以全面推进健康中国建设为统领，培育壮大健康新业态、加快发展健康消费，提高卫生健康供给质量与服务水平，以健康产业高质量发展助力经济社会更高质量、更有效率、更加公平、更可持续、更为安全的发展。

关键词： 健康产业　健康中国　高质量发展　健康科技创新

健康产业是以维护促进健康为目的，为公众提供健康相关货物和服务的生产活动集合，其涉及范围广、产业链条长、融合程度高，具有较高的正外部性。2016年，党中央、国务院印发《"健康中国2030"规划纲要》，明确将健康产业纳入建设健康中国的5项国家重点任务之一，并提出到2030年建立一个体系完整、结构优化的健康产业体系，使健康产业逐步发展成为国民经济支柱性产业的方针与要求。2017年，党的十九大将健康中国建设上升为国家战略，并提出发展健康产业。党的十九届五中全会通过的《中共中央关于制定国民经济和社会发展第十四个五年规划和二〇三五年远景目标的建议》提出了"加快发展健康产业"的任务部署，明确将健康产业作为新时期全面推进健康中国建设的重要举措。

一　发展健康产业的重要意义

大力发展健康产业，是持续推进健康中国战略、维护和保证人民群众健康的一项重要工程，也是构建良好民生、建设现代化经济体系的重要战略抓手。

（一）发展健康产业是全方位全周期维护人民健康的重要途径

"十四五"时期，我国将由中等收入国家跃升为高收入国家，人民生活将由全面小康逐步走向共同富裕，中等收入群体占全人民比重将会显著提

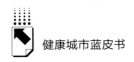
高，城乡居民家庭恩格尔系数有望持续下降，居民消费结构加速向发展型、服务型转变，人民多层次、多样化健康服务需求将进一步增长，且品质要求进一步提升，对扩大优质医疗卫生资源服务供给、提升卫生健康供给质量提出更高要求。同时，我国人口发展进入关键转折期，老龄化进程继续加速，妇幼、老年、职业人群等全周期健康服务需求快速增长。随着工业化、城镇化、人口老龄化、疾病谱变化以及生态环境、生活行为方式变化，慢性病已成为居民健康主要威胁，由此带来的疾病负担以及重大传染病防控形势仍然严峻①，面临多重健康风险挑战，需要进一步夯实医疗卫生服务体系设施设备基础，提升人才等要素资源水平，把健康融入所有政策，将卫生与健康工作方针落到实处，助力推动以疾病治疗为中心转向以健康为中心。

健康产业以人民健康需求为导向，以维护和促进身心健康为目的，针对生活行为方式、生产生活环境、医疗卫生服务等全影响因素，旨在为健康人群、亚健康人群、患病人群等全人群，提供集预防、治疗、康复、健康促进等一体化、差异化、全方位、全周期的服务，高度契合人民群众健康需求新特点以及社会发展新形势，有利于实施健康中国战略、维护好人民健康，对实现以人民为中心的发展具有重要作用。

（二）发展健康产业是深化卫生健康领域供给侧结构性改革，助力构建双循环新发展格局的重要举措

党的十八大以来，我国健康领域改革发展成就显著，人民群众健康水平总体上优于中高收入国家平均水平。但我国卫生健康领域仍然存在发展不平衡与不充分的问题。医疗卫生人才等要素资源结构性问题制约健康服务能力的提升和服务质量的提高，我国千人口医师数和护士数均低于 OECD 国家平均水平，2014～2019 年我国入院人次与诊疗人次分别增长了 298%、296%，但同期我国执业（助理）医师仅增长 93%。健康相关服务和产品供给主体

---

① 毛群安：《理解把握四个"新"全力实施健康中国行动》，《健康中国观察》2019 年第 11 期。

与内容单一，我国 2019 年民营医院数占全部医院数的 65.3%，而床位、入院人数、诊疗人次仅分别占 27.5%、17.4%、14.8%。医疗健康服务供给结构不合理问题凸显，优质医疗服务供给不足，康复、护理、健康管理与促进等服务存在短板。这些因素影响了人民日益增长的美好生活需要得到及时满足，导致相当部分健康服务需求外溢。据华经产业研究院研究，近年来，我国出境医疗旅游逐步兴起，2018 年我国出境医疗旅游的游客达到将近 100 万人，平均花费超过了 8 万元。从服务项目看，重症治疗、海外体检、医疗美容等成为主流；从目的地看，日本、韩国、美国、中国台湾、德国是中国内地出境医疗旅游最常见的五个目的地。

精准对接新时期人民群众的健康需求，加快培育和发展健康产业，深化健康领域供给侧结构性改革，有利于消除体制机制桎梏，促进资源要素的优化配置与合理流动，提高供给体系的质量与效率，从而更好地满足广大人民群众日益增长的健康需求。[①]

（三）发展健康产业是培育发展新动能、推动高质量发展的重要抓手

医学科技进步已然成为卫生健康事业发展的重要保障，也逐步成为国家间综合国力竞争的"制高点"，而我国疑难重症领域医疗技术水平和诊疗效果指标与国际相比还存在较大差距，医教研协同创新能力不强，肿瘤等疑难病症临床转化研究薄弱，产学研用一体化的协同创新体系仍未建立，医院和科研机构临床成果产业化困难，医药科技成果转化率仍然较低。健康产业涉及一、二、三产，涵盖医药、医疗、保险、养老、旅游、互联网、休闲健身、食品等诸多领域，涉及范围广、链条长、关联性高、带动效应强。[②] 国际上普遍认为健康产业是能够发挥经济"稳定器"作用的重要领域。许多国家特别是发达国家都把健康投资作为国家重要的战略性投资，把健康产业

---

① 《相聚大别山 共享大健康——2018 大别山·黄冈大健康产业投资贸易洽谈会嘉宾演讲摘登》，《黄冈日报》2019 年 11 月 9 日。

② 《相聚大别山 共享大健康——2018 大别山·黄冈大健康产业投资贸易洽谈会嘉宾演讲摘登》，《黄冈日报》2019 年 11 月 9 日。

作为打造未来竞争优势、抢占战略高地的关键领域，产业竞争态势日趋激烈。① 有关数据显示，2016 年美国仅在生物医药研发领域投入就超过 320 亿美元，占到这一领域全球研发投入的接近 50%；近十年来，美国健康产业总就业人数增加了近 80%，年均增长始终快于同期经济平均增速，远超过制造业、传统服务业和房地产业等；健康旅游在全球 100 多个国家（地区）开展，超过一半的国家（地区）将健康旅游产业确定为支柱性产业。②

随着健康产业对经济社会发展重要性的逐渐凸显，以及经济全球化的不断加深，提质增效、转型升级的要求更加紧迫，健康产业高质量发展的核心作用更加突出，换言之，发展健康产业是进一步推动国民经济发展的牵引器，也是培育发展新动能、推动高质量发展中必不可少的"催化剂"。

（四）新冠肺炎疫情防控给健康产业发展带来新的机遇与挑战

新冠肺炎疫情防控凸显了健康科技创新的重大意义，为健康产业创新发展提供了新动力。习近平总书记在专家学者座谈会上明确指出，要"集中力量开展核心技术攻关，持续加大重大疫病防治经费投入，加快补齐我国在生命科学、生物技术、医药卫生、医疗设备等领域的短板"③。在考察新冠肺炎疫情防控科研攻关工作时习近平总书记强调"要加快补齐我国高端医疗装备短板，加快关键核心技术攻关，突破技术装备瓶颈，实现高端医疗装备自主可控"④。健康产业的发展有利于加快产学研医之间的深度融合，有利于加快构建一体化创新生态，有利于降低创新成本，激发创新活力，加快

---

① 王秀峰：《健康中国战略的地位、作用与基本要求》，《卫生经济研究》2019 年第 4 期。
② 《国家首批示范基地建设启动"健康 + 旅游"将成新风口》，央视网，http://news.cctv.com/2017/09/14/ARTIM6yq5d0yHGVtFA5lG5Uz170914.shtml，最后访问日期：2021 年 5 月 27 日。
③ 习近平：《构建起强大的公共卫生体系，为维护人民健康提供有力保障》，《求是》2020 年第 18 期。
④ 《习近平：通过打这场硬仗，掌握更多核心科技，拿出更多硬核产品》，百家号·人民日报，https://baijiahao.baidu.com/s?id=1660064471455075388&wfr=spider&for=pc，最后访问日期：2021 年 11 月 20 日。

药物、医疗器械装备等的研发迭代速度，增强科技创新核心能力。

此外，新冠肺炎疫情防控进一步深化了全社会对健康的认识，也为培育壮大"互联网＋医疗健康"等健康产业新兴融合业态提供了机遇。互联网电商平台统计，疫情期间智能可穿戴设备、家用健身器械、营养保健食品、商业健康保险、个性化健康体检套餐等产品销量迅速增长。2020 年 9 月 16 日，国务院办公厅印发的《关于以新业态新模式引领新型消费加快发展的意见》提出，新冠肺炎疫情发生以来，新型消费发挥了重要作用，有效保障了居民日常生活需要，推动了国内消费恢复。要"积极发展互联网健康医疗服务"，加快研发可穿戴设备、移动智能终端、智能家居、医疗电子、医疗机器人等智能化产品。

应当看到，新冠肺炎疫情防控中也显现出卫生健康领域存在的一些短板、弱项、漏洞。例如，患者就诊、后勤保障等设施标准偏低，医疗机构缺乏可快速转换用途设施，机构公共空间韧性还不够，医学装备保障能力存在短板，等等。加快构建优质高效整合型医疗卫生服务体系，提升医疗机构设施设备配置水平，提高医疗卫生应急保障能力等，既对加快创新健康产业发展模式和路径，提升社会办医发展水平提出了更高要求，也为健康产业发展带来了新的需求和机遇。

二　中国健康产业发展现状

党中央、国务院高度重视健康产业发展，有关部门、各地持续深化"放管服"改革，激发社会投资活力，拓宽社会投资领域，推进试点示范，推动健康产业发展。

（一）健康产业发展总体势头良好

一是健康产业发展初具规模。根据有关机构核算研究，2019 年全国健康服务业总规模（健康产业增加值）为 70148 亿元，比 2018 年增长12.4%，占 GDP 比重为 7.08%，总体上看，我国健康产业呈现积极向上、蓬勃发展的良好态势。① 二是产业体系日趋完整。逐步形成了覆盖一、二、三产，包括医疗卫生服务、健康促进服务、中药材种植、医药制造、健康用品制造、健康养老、健康旅游、健康食品等在内，多领域协同发展的健康产业体系，产品和服务体系日趋丰富。三是各地普遍重视。各省（区、市）基本均对健康产业或健康服务业发展，做了具体的战略规划和实施方案，支持打造当地的健康产业集群，各类健康产业园区如雨后春笋般出现。四是社会投资热情高涨。社会力量持续关注并加大对健康产业支持力度，面向新药研发、生物技术开发、创新医疗器械、医疗服务、"互联网＋健康"的创业投资机构等如雨后春笋般涌现，来自传统产业和互联网行业的龙头企业大量进入，健康领域孕育的上市企业、"独角兽"企业越来越多。五是科技支撑不断增强。为抓住新技术革命带来的机遇，21世纪以来，国家实施了一大批医药健康领域的科技重大专项、重点专项、关键技术研发以及应用示范，在新药创制、国产医疗设备应用示范方面取得了显著成绩。医药领域共组建了13家国家工程研究中心和15家国家工程实验室，认定了24个国家生物产业基地及75家企业技术中心，形成了一批特色鲜明、产业链完善、产学研用有效结合的产学研集群。目前，在生命健康科技领域，我们整体水平与发达国家的差距在缩小，提升了健康产业发展科技保障能力。

（二）健康产业核心政策体系逐步建立

2013年10月，国务院出台的《关于促进健康服务业发展的若干意见》中，明确健康服务业总规模在2020年要达到8万亿元以上的发展目标。2016年10月，《"健康中国2030"规划纲要》将健康服务业总规模列为13个主要指标之一，提出2030年健康服务业总规模达到16万亿元，并以专章对发展健康产业作出部署；党的十九大报告对在新时代实施健康中国战略、

---

① 《每经专访张毓辉：我国健康服务业总规模超7万亿，要加速推进优质健康产品、服务引进来和传统中医药走出去》，每经网，http://www.nbd.com.cn/articles/2021－04－20/1707199.html，最后访问日期：2021年5月27日。

发展健康产业做出了新的重大部署。[①] 2019 年 4 月，国家统计局发布健康产业分类，为健康产业划分明确边界。2019 年 8 月，国家发改委等 21 部门联合印发《促进健康产业高质量发展行动纲要（2019～2022 年）》，明确提出要坚持突出重点、优化结构，深化改革、市场驱动，鼓励创新、科技支撑，跨界融合、集聚发展的原则，并提出到 2022 年，要基本形成内涵丰富、结构合理的健康产业体系，进一步扩大优质医疗健康资源覆盖范围，提高健康产业的融合度和协同性，提高健康产业科技竞争力，人才数量与质量达到更高水平，形成多个有较强影响力的健康产业集群，为健康产业成为重要的国民经济支柱性产业奠定基础。各部门积极作为，在社会办医、医养结合、药品和医疗器械创新、医疗卫生行业监管等方面已经出台了相关政策文件，各个地方高度重视，也纷纷结合地区实际出台了相应的政策措施。有关统计显示，2013 年以来，以中共中央、中共中央办公厅、国务院、国务院办公厅名义印发的涉及健康产业及其相关领域核心文件达到近 50 份，覆盖顶层设计、社会办医、"互联网＋健康"、健康旅游、中医药健康、健康养老、药品和医疗器械、健康保险以及跨部门工作统筹等卫生健康相关领域，这些文件的政策叠加优势日益显现。

（三）健康产业融合发展取得新进展

2016 年，李克强同志在第九届全球健康促进大会开幕式上的致辞中指出，要"大力发展健康产业，不断满足群众多样化健康需求"，着重强调要"促进健康与养老、旅游、互联网、健身休闲、食品等产业融合发展""促进健康新产业、新业态、新模式成长壮大"。[②] 由国家发展改革委等多部门联合印发的《促进健康产业高质量发展行动纲要（2019～2022 年）》中专门提出了健康服务跨界融合工程，主要解决跨界融合不充分、无序发展多的问题。随着国家对健康产业的重视以及对健康产业的探索，我国健康

① 张毓辉等：《中国健康产业分类与核算体系研究》，《中国卫生经济》2017 年第 4 期。
② 《李克强在第九届全球健康促进大会开幕式上的致辞》，中国政府网，http://www.gov.cn/guowuyuan/2016－11/23/content_ 5136625. htm，最后访问日期：2021 年 5 月 27 日。

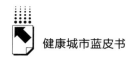

产业融合取得了一定的进展。在健康旅游建设方面，经国务院同意，2017年国家卫生计生委等 5 部门联合发布《关于促进健康旅游发展的指导意见》，明确提出到 2020 年，建设一批各具特色的健康旅游基地，打造一批国际健康旅游目的地；随后国家卫生计生委等 5 部门遴选确定了第一批共13 个地区开展健康旅游示范基地建设。在健康养老方面，国家卫生计生委、民政部牵头开展的国家级医养结合试点单位已开展 2 批次共 90 个市（区）；工信部、民政部、国家卫生计生委制定的《智慧健康养老产业发展行动计划（2017～2020 年）》中提出到 2020 年，基本形成覆盖全生命周期的智慧健康养老产业体系，建立 100 个以上智慧健康养老应用示范基地。在互联网医疗健康方面，国务院办公厅先后印发《关于促进和规范健康医疗大数据应用发展的指导意见》《关于促进"互联网 + 医疗健康"发展的意见》，就促进互联网与医疗健康深度融合发展，促进和规范健康医疗大数据应用作出部署。新冠肺炎疫情防控期间，互联网与信息技术手段发挥的积极作用得到了国家、社会与民众的认可，对"互联网 + 医疗健康"的鼓励政策密集推出。

（四）初步探索形成若干健康产业多样化发展路径

随着国家支持性政策的逐步出台，以及供给侧结构性改革的双重推动，各地健康产业多样化发展的探索亮点纷呈。一是医教研一体化发展，聚焦健康产业高端前沿领域。如北京、上海、深圳、苏州、成都、武汉等，主要以健康科技创新为切入点，旨在吸纳国内外高技术、高成长企业，具有良好的创新创业平台，鼓励健康产业领域企业"一骑绝尘"式发展，产业附加值高、带动作用强、经济效益和社会效益良好。二是依托资源禀赋和模式创新，"百花齐放"式发展。如贵州、云南、海南、内蒙古、甘肃等，主要通过发挥省域内资源优势、发掘本土特色文化，积极创新开展新业态与新模式，在中医药民族医药、健康大数据、国际健康旅游、健康产业扶贫等领域打造优势特色产业，形成局部高地，努力实现弯道超车。三是以传统产业转型升级为动力，"你中有我"式发展。例如，药材种植向中医药特色服务延伸；体育器材制造生产向智慧健康、体医融合升级；传统交通枢纽优势向健康商贸会展、健康物流等产业拓展；旅游景区探索提供休闲养生、康复疗养服务等。形成了河北安国、吉林延吉、河南焦作等一批特色健康产业集群。①

总的来看，我国健康产业发展已取得了一定成效，但仍存在一些亟待解决的问题。一是健康产业覆盖面广，涉及多行业、多部门，尚未建立有效及时的统筹协调推动机制，不利于产学研用互促，组团发展、形成合力。二是健康产业供给侧结构性问题仍然存在，区域范围内扎堆发展一定程度上带来了新的无效供给风险，个别行业领域中低端市场面临同质化竞争，健康产业科技创新投入与产出转化难以匹配，制约健康产业科技创新发展。三是产业转型升级和向全球产业链中高端迈进的有效路径仍待探索，存在资源和环境成本较高，现代化品牌和管理运行体系有待健全，集群集聚发展模式仍不成熟等问题。四是人才、资金、技术、管理等要素资源供给保障能力亟待增强，健康产业人才培养供给侧和产业需求侧在结构、质量、水平上还不能完全适应，人才特别是各类适宜人才仍是健康产业发展的最突出短板，高端医疗保健人才、复合型经营管理人才和专业技能型人才普遍供给不足，适应健康产业的人才引进与使用、投融资等机制尚未完善。五是产业发展所需的体制机制创新与公共服务平台滞后，健康产业信息协同共享、法律和知识产权服务、研发孵化、成果转化应用等中介服务不足，新业态、新模式审慎包容有效的监管制度体系亟待完善。

三　健康产业发展的国际经验

目前世界主要国家中，仅我国将健康产业作为独立产业进行分类统计和规划发展，但各国在健康产业不同领域分别制定政策进行了引导和支持。

---

① 《我国医疗健康产业将迎来黄金发展期》，搜狐网，https：//www.sohu.com/a/325029520_99986045，最后访问日期：2021年5月27日。

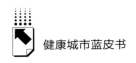

（一）完善的健康产业政策体系

从国际上看，健康产业相关领域发展较好的国家，多建立了比较系统成熟的政策体系。如瑞典政府构建了高水平的健康产业创新体系，通过立法鼓励创新的知识产权条款，实施富有竞争力的健康产业创新激励举措，分层级推动组织创新，并积极引入社会力量。[①] 德国对战略规划在科技创新的引领作用非常重视，出台《研究与创新协议》《科技人员定期聘用合同》等相关文件，具有高度的前瞻性、针对性和灵活性。[②]

（二）健全的健康产业创新平台环境

国际经验研究也显示，健康产业科技创新的发展离不开有利的创新环境。美国将健康相关产业作为国民经济支柱产业和推动国家产业体系创新升级的战略性领域，OECD 统计数据显示，近十年来，美国卫生总费用占 GDP 比重均超过 16%，2019 年这一比例达到 17%，客观上反映出美国健康产业规模以及对其国民经济发展的重要贡献。依托健康产业发展，美国建立起了全球领先的"政产学研"协同创新体系，各类机构互为补充、密切互动、高效运行，为健康产业的蓬勃发展提供了平台基础。[③] 瑞典采取"高度开放"的产业政策，积极吸引外资，并扩大对外投资规模，从而促进健康产业结构积极调整。[④]

（三）稳定长效的资源保障机制

健康产业的蓬勃发展离不开相关资源的支持与保障。首先是人力资源保

---

① 姜巍、王昊：《瑞典国家健康产业科技创新体系建设研究》，《中国卫生经济》2019 年第 12 期。
② 黄海霞：《发达国家创新体系比较》，《科学与管理》2014 年第 4 期。
③ 张亚军等：《上海持续提升工业效益研究》，《科学发展》2018 年第 9 期；刘艳飞、王振：《美国健康管理服务业发展模式及启示》，《亚太经济》2016 年第 3 期。
④ 姜巍、王昊：《瑞典国家健康产业科技创新体系建设研究》，《中国卫生经济》2019 年第 12 期。

障,健康产业是知识密集、人才密集型产业。德国健康产业得益于多层次、精准化的人才培养培训和使用体系,如海德堡产业园区形成了梯度合理、目标明确的人才培养使用体系,高校学生借助在校期间参与医疗科研工作的基础,极大提升了进入企业开展技术应用转化和研发创新竞争力;注重培养应用型人才,为健康产业集群提供了大量医学工程、药学、经营管理等领域高素质应用型人才。其次是资金保障,健康产业也是资金密集型产业。美国为从事健康服务产业的企业提供多种税收鼓励政策、融资途径和补助金等,通过"创业就业鼓励项目"帮助符合相关标准的生物科技企业或医疗器械制造公司就其所创造的就业岗位获得奖励金等。加拿大推出了"健康产业创新政策工具"。[1]

(四)多元的健康产业发展模式

一是高水平集群发展,知识源是健康产业实现高水平发展不可或缺的条件。[2] 如瑞典的"生物谷"、德国的 BioRegio(生物区)、美国的医学科学中心等。二是以国际合作为切入点。2008 年 2 月,德国联邦政府发布的《加强德国在全球知识社会中的作用:科研国际化战略》明确提出,要加强与发展中国家的长期科技教育合作,马普学会、弗劳恩霍夫协会等都秉持"立足德国、遍布世界"的理念,发展全球合作网络,提高科技竞争力。[3]瑞典创新署(VINNOVA)注重加强与欧洲其他国家的创新合作,承担着欧盟研究与创新框架计划的国家联络机构职能,并日益重视加强与欧洲以外国家、国际组织和金融机构等的合作创新。[4]

---

① 王心见:《创新是知识经济时代主要发展动力——加拿大的创新政策》,《科技成果纵横》2006 年第 1 期。
② 王昊等:《国际健康产业发展趋势与经验研究》,《卫生软科学》2018 年第 6 期。
③ 陈强、霍丹:《德国创新驱动发展的路径及特征分析》,《德国研究》2013 年第 4 期。
④ 姜巍、王昊:《瑞典国家健康产业科技创新体系建设研究》,《中国卫生经济》2019 年第 12 期。

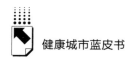

四 新时代促进健康产业高质量发展的思考

深入贯彻落实习近平总书记关于卫生健康工作的重要指示批示精神和党中央、国务院重大决策部署，深刻把握新冠肺炎疫情的重要启示，牢固树立"大卫生、大健康"理念，以全面推进健康中国建设为统领，以供给侧结构性改革为主线，以全方位全周期地保障人民健康为根本目标，在毫不动摇地把公益性写在医疗卫生的旗帜上的基础上，促进健康产业高质量发展，培育壮大健康新业态、加快发展健康消费，既助力加快构建强大的公共卫生体系，提高卫生健康供给质量与服务水平，保障人民健康、满足人民美好生活需要，又有利于促进形成"双循环"战略格局，实现经济社会更高质量、更有效率、更加公平、更可持续、更为安全的发展。

（一）补短板，加强卫生健康服务体系和能力建设

一是提高监测预警与处置能力。提高突发重大公共卫生事件的发现和处置能力，加强检验检测关键技术能力储备和研发，发挥中医药在重大疫情防控中的作用，发挥科技在重大疫情防控中的支撑作用。

二是提升应急救治能力和水平。加强重大疫情救治基地和紧急医学救援基地建设，加大重症监护病房建设力度，提升重症监护病房关键救治技术配置能级，提高我国应急处置能力和综合救治能力。

三是加强基层医疗卫生服务能力。改善基层基础设施条件，加强基层急诊急救能力、中医药康复服务能力、检验检查服务和健康管理等能力。

（二）激活力，加速数字健康"新基建"

一是全面深化健康医疗数据应用。优化升级基础设施，建立健全集权威性、统一性、连通性于一体的全民健康信息服务体系，推动数据互联互通并深化应用。强化健康医疗数据安全体系建设。

二是加速推动互联网医疗服务基础设施建设。建设可以为各级医疗卫生

机构提供远程会诊、远程影像、远程病理、远程心电诊断、远程体检等远程诊疗服务的医疗服务平台。优化和推广 5G 在疫情预警、院前急救、远程诊疗等方面的应用。鼓励医疗机构加强信息技术拓展医疗服务空间和内容的应用。

三是开发推广健康适宜技术和支持工具。加强对健康管理类人工智能和可穿戴设备的研发与推广，充分利用互联网技术，在不侵犯个人隐私的基础上，实现对患者健康、行为的实时管理与干预。加快建设高效精准的智能医疗体系。

（三）强内涵，推动医药产业转型升级

一是大力提升医药产业科技创新水平。注重加强基础创新研究和公共平台建设，发挥政策、资金、机构、人才、设施等的聚集效应。聚焦医药产业"卡脖子"技术的联合攻关，加快突破核心关键技术。在注重国际合作的同时实现自主创新，在提升研发效能的同时营造良好的国际发展氛围。

二是加快补齐高端医疗装备短板，推动高端医疗装备等实现自主可控。将高端医疗装备作为重点发展领域，从产学研用监各环节入手，完善政策措施，推动医疗装备企业创新发展。[1] 推动构建产学研医一体化的关键核心技术创新体系，加快推进高端医疗装备关键技术、核心零部件、关键材料的突破。

三是充分发挥现代科技优势，推进中医药现代化产业化。对中药材、中成药质量加强管理，推动现代信息技术在中药生产中的应用并提升智能制造水平。探索建立以临床价值为导向的评估路径，综合运用循证医学等方法，加大中成药上市后评价工作力度，建立与公立医院药品采购、基本药物遴选、医保目录调整等的联动机制，促进产业升级和结构调整。[2]

---

① 张毓辉等：《我国高端医疗装备如何走向自主可控》，《健康报》2020 年 4 月 1 日。
② 黄蓓：《〈中共中央 国务院关于促进中医药传承创新发展的意见〉重点任务分工方案印发》，《中医药管理杂志》2019 年第 24 期。

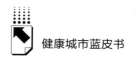
（四）促创新，提高健康产业核心竞争力

一是坚持政府引导，完善健康产业科技创新战略体系。强化国家层面规划引导，进一步优化产业发展环境，主动把握和适应全球健康产业发展和高技术竞争趋势，聚焦医疗服务建设和健康创新能力提升，加快建立医教研用一体化协同创新体系，完善前沿技术进入临床应用的有效转化机制，增强产业发展的内生动能。[1] 落实"面向人民生命健康"，进一步加大国家总体科技投入在健康领域的倾斜，研究设立国家医学健康科学基金，主要用于支持临床医学、公共卫生、转化医学研究以及相关基础科研工作。顺应新发展格局，明确新时代要求，明确健康产业在国内大循环和国际双循环中的定位，助力健康相关领域供给侧结构性改革，释放扩大内需，提升供给体系对群众多层次、多样化、个性化健康需求的适配性，形成需求牵引供给、供给创造需求的更高水平动态平衡。

二是鼓励多元参与，强化健康产业科技创新平台建设。有效激发企业机构和社会组织团体在健康相关领域的活力和创造力，借助行业协会和第三方专业化机构优势，集聚产业资源，形成企业合力，提高运行效益和竞争力。加强健康产业中介组织和支撑平台建设，重视培育健康领域高技术中小微型企业，支持中小企业在研发创新及重大项目攻关等方面发挥先锋作用。[2]

三是优化要素配置，健全健康产业科技创新保障机制。在健康产业发展过程中，立足产业规划定位和市场需求，分析把握全球产业发展态势，尤其是新技术、新业态、新模式发展方向，突出重点，合理配置技术、资金、人才等要素资源。针对影响健康产业新兴行业发展变革的主要因素，面向产业发展和市场需求，完善健康相关领域学科体系建设，在注重高等教育的同时也要加大对职业技能教育的关注，培养一批高质量复合型、应用型技能型人才，有效满足健康产业发展需要。着力解决大学教学与研究和应用脱节的问

---

[1] 王昊等：《国际健康产业发展趋势与经验研究》，《卫生软科学》2018 年第 6 期。
[2] 王昊等：《国际健康产业发展趋势与经验研究》，《卫生软科学》2018 年第 6 期。

题，促进教育系统更加注重市场导向，有效提升国际竞争力，大力发展职业导向的大众教育。同时可通过面向社会公众特别是少年儿童的教育，促进国家创新文化发展，培养创新思维方式。

四是创新发展模式，促进健康产业科技创新高质量发展。发挥政府在产业集聚中的引导和监管作用，明确产业定位，合理选择发展方向和重点领域。在产业集群的选择上应坚持因地制宜，避免盲目照搬固有模式，在集群的形成和发展过程中，应通过引进符合当地资源条件、区位优势、产业关联、市场等特点的极具竞争力的企业或一些公共机构，促进产业链延伸和上下游整合。同时，要发挥集聚优势，重点引进具有综合优势的高技术企业和"独角兽""隐形冠军"企业，通过引领产业发展的大企业带动，形成集聚效应，逐步建立有特点的产业集群。注重产业集群内涵建设，营造有利于产业集聚效应发挥的优良环境，进一步完善金融服务、人才支持、科技成果转化等软环境服务。支持开放发展，加快健康产业科技创新国际合作，发挥健康产业在国内国际双循环中的牵引带动作用，积极参与全球健康治理，优化健康相关的国际商品和要素资源配置，助力构建人类卫生健康共同体。

（五）保民生，促进居民健康消费发展

一是借势推动健康知识普及，顺应健康消费需求趋势。本次新冠肺炎疫情中，全社会健康意识明显提高，"十四五"时期会加快实施健康中国行动，大力普及健康知识和技能，提升居民健康素养水平，倡导科学健康观，引导健康消费理念。积极满足人们健康防护意识增强带来的健康服务消费需求的持续释放。加快健康与旅游、养老、互联网、健身休闲、食品等行业融合，催生和培育健康新产业、新业态、新模式，推进我国健康服务和产品创新升级和质量提升，逐步引导高端健康消费释放和回流。

二是推动托育和健康养老服务体系建设。积极顺应应对人口老龄化国家战略要求，加大引导社会资本，建立健全普惠托育服务体系，降低生育、养育成本。推进医养、康养相结合，建立完善包括健康教育、预防保健、疾病诊治、康复护理、长期照护、安宁疗护等覆盖城乡、综合连续的老年健康服

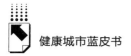

务体系。

三是持续提高保障水平，保障健康消费需求释放。在持续深化医药卫生体制改革、提升基本医疗保障水平的同时，发挥商业健康保险保障潜力。鼓励保险行业抓住疫情发生后居民健康保障意识和消费认知均有明显提升的机遇，加快丰富健康保险产品供给，加强健康保险服务模式创新。

B.11
新时期中国健康产业高质量
发展的现状、机遇与挑战

张毓辉　王荣荣*

摘　要： 发展健康产业是健康中国建设的五大任务之一。健康产业连
接民生和经济，产业链长、辐射带动作用大，当前我国健康
产业总体发展势头良好，多样化健康产品和服务供给不断扩
大，稳增长、调结构、促就业、惠民生领域积极作用日益显
现。同时，健康产业发展也存在缺乏统筹规划，优质健康产
品和服务供给不足，产业融合和集群集聚效应有待提升，人
才、技术、标准规范等制约因素亟待破解等一系列问题。研
究建议通过以下几方面推动新时期健康产业高质量发展：完
善协调推进机制，倡导健康消费理念，深化"放管服"改
革，强化创新驱动，加快集约集聚发展，补足要素短板，促
进形成全球化发展路线，等等。

关键词： 健康产业　高质量发展　新冠肺炎疫情

健康产业是以医疗卫生和生物技术、生命科学为基础，以维护、改善和
促进人民群众健康为目的，为社会公众提供与健康直接或密切相关的产品

---

* 张毓辉，博士，国家卫生健康委卫生发展研究中心副主任，研究员，主要研究方向为卫生经
济、健康产业、健康中国、卫生改革等；王荣荣，国家卫生健康委卫生发展研究中心健康经
济研究部助理研究员，主要研究领域为健康产业、健康中国、卫生规划等。

（货物和服务）的生产活动集合。健康产业连接民生和经济，作为六大幸福产业和健康中国建设五项重点任务之一，是国际公认的新兴"朝阳产业"，具有覆盖领域广、产业链长、辐射带动作用大等特点，既是满足人民多层次、多元化健康需求的重要途径，也是推进供给侧结构性改革，统筹稳增长、促改革、调结构、惠民生、防风险等工作，推动我国经济高质量发展构建"双循环"新发展格局的重要抓手。随着我国居民收入水平不断提高，消费结构升级加速，加之受新冠肺炎疫情影响全社会健康意识明显增强，健康相关产品和服务需求显著增长，健康产业发展迎来更大发展机遇和广阔发展前景。

一 中国健康产业发展现状分析

（一）健康政策体系逐步完善，政策迭加优势日益显现

2019年9月，国家发改委等21部门联合印发《促进健康产业高质量发展行动纲要（2019~2022年）》以来，各地各部门围绕完善产业规划、放宽产业准入、优化发展环境、增强要素支撑等诸多方面，出台规划文本、政策文件、规范标准、指引指南等，加大力度构建支持健康产业加快发展的政策体系。主要政策内容涵盖推进健康科技创新、激发卫生健康领域社会力量活力、促进健康产业融合发展、深化健康产业国际交流合作等各方面。天津、河北、上海、浙江、安徽、海南等16个省份制定出台了健康产业发展规划或实施方案，明确了未来一段时期健康产业发展的方向和路径。广州、杭州、济南、成都、武汉、南京、长沙等一、二线城市布局了各类健康产业园区，积极探索健康产业发展模式。国务院于2013年、2016年先后批准设立海南博鳌乐城国际医疗旅游先行区、北戴河生命健康产业创新示范区，在前沿医疗技术研究、境外医师注册、医疗新技术、新药品、新器械审批准入等方面先行先试。

（二）健康消费加快升级，健康产业规模不断壮大

健康产业发展总体势头良好，多样化健康产品和服务供给不断扩大。2020 年全年，我国商业健康保险保费收入达 8173 亿元，同比增长 15.67%；此次新冠肺炎疫情期间，互联网医疗健康服务等新消费加速释放，据统计，疫情期间国家卫生健康委的委属管医院互联网诊疗比上年同期增加了 17 倍，大大缓解了线下门诊的压力，也避免了交叉感染。同时，消费升级拉动产业规模持续扩大，据国家卫生健康委卫生发展研究中心测算，2019 年全国健康服务业总规模为 70148 亿元，比 2018 年增长 12.4%，占 GDP 比重为 7.1%，这意味着在国民经济总体增速放缓背景下，健康产业仍保持快速增长。按照《"健康中国 2030"规划纲要》提出的目标，2020 年全国健康服务业总规模将达到 8 万亿元以上。

（三）健康产业体系日趋完整，产业融合发展趋势加速

目前，我国总体上已形成覆盖一二三产业、多领域协同发展的健康产业体系，产业体系日趋完整，产品和服务不断丰富。随着生物、信息等多学科技术交叉融合，推动健康产业呈现交叉汇聚、跨界融合发展态势，健康产业内部各领域之间，健康产业与养老、旅游、互联网、健身休闲、食品以及生物产业、现代制造、文化、现代农业、房地产、商贸物流等呈现多业融合发展的趋势。产业投融资来源日益多元化，跨行业并购和研发创新不断出现，不断催生各种新产业、新业态、新模式，并有力推动传统产业的转型升级、提质增效。中国人寿、泰康人寿等保险公司和恒大、万科等地产企业积极探索医养结合发展模式；江苏、福建等地区健康医疗大数据中心及产业园建设开展试点探索；海南省博鳌乐城、上海新虹桥等健康旅游示范发展初显成效；不少地区从慢病患者等重点人群入手，探索体医融合发展新模式。

（四）健康产业布局逐步优化，发展路径日益清晰

各地依托优势特色资源，积极推动健康产业建设，发展路径上各地都非

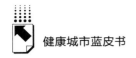

常注重发挥资源、区位、生态等优势，以优势/特色产业（资源）为核心，逐步向上下游产业链延伸，全产业链协同推进。北京、上海、武汉等地以健康科技创新为引领，以高端前沿医疗为主体，聚集高技术高成长企业，推动医教研一体化发展。云南、贵州、甘肃等地以区域资源禀赋为依托，实行差异发展战略，打造优势特色产业，形成局部高地，在细分领域深耕细作的基础上，延伸拓展产业链，推动一二三产融合发展。海南博鳌、北戴河等地依托其优质的疗养及医疗资源，发展健康养生和医疗旅游。同时，各地越来越注重以健康产业的体系化发展带动产城融合，将健康产业发展与乡村振兴、县域经济发展、山地特色城镇化建设结合起来，从发展健康村落、健康小镇、健康县域经济入手培育基层健康产业形态，以健康产业发展推动城乡统筹发展。

（五）各细分领域发展情况

1. 医疗服务业

我国医疗卫生服务业快速发展。截至 2019 年底，全国各级各类医疗卫生机构数达 100.8 万个，医疗卫生人员达 1292.8 万人；2019 年总诊疗人次数达 87 亿人次，较 2009 年增长了 58.2%，出院人数达到 2.6 亿人（具体见图 1）。一批国家医学中心和国家区域医疗中心等高水平重点专科建设进入实施阶段。社会力量办医加快发展，截至 2019 年底，民营医院总数达到 22424 个，较 2009 年增加 2.6 倍，占到全国医院总数的 65.3%，床位数占比达 27.5%，诊疗人次数和入院人数占比分别达到 14.8%、17.4%。社会办医领域投融资市场更加成熟，2019 年医院投资并购项目 30 个，并购交易总金额超过 27 亿美元，创历史新高，从资本市场结构来看，短期财务投资人逐渐离场，医疗（管理）集团逐步成为医院的主要投资者。

2. 医药产业

随着医药产业政策密集落地，政策导向已经从大方向上鼓励创新，逐步升级和细化至临床价值和临床需求，政策调控和监管改革也不断深入，医药产业整体进入高质量发展的新时期。新修订的《药品管理法》于 2019 年 12

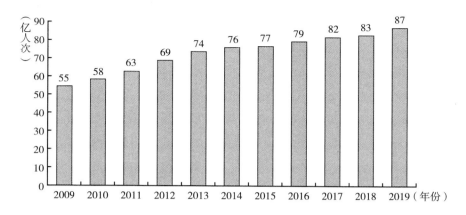

图 1 2009～2019 年我国总诊疗人次数

资料来源：2010～2012 年《中国卫生统计年鉴》；2013～2017 年《中国卫生和计划生育统计年鉴》；2018～2019 年《中国卫生健康统计年鉴》。

月 1 日起实施，将优化审评审批流程、临床试验默示许可制、临床试验机构备案制等制度固化为法律，并从药品研发、注册、生产、经营、上市后监管等各环节完善了监管制度，监管理念从资格管理转变为动态监管为主。[①] 医疗器械注册人制度试点扩大到 21 个省份，下一步有望在全国推开。新版《药品注册管理办法》于 2020 年 7 月 1 日起正式施行，"设立突破性治疗药物、附条件批准、优先审评审批、特别审批四个加快通道"，为创新药的加速审批打开了新的路径。

从产业规模来看，2019 年，全年医药制造业的工业增加值增速为 6.6%，高于全国工业整体增速 0.9 个百分点；全年医药工业规模以上企业实现主营业务收入 26147.4 亿元，同比增长 8.0%；实现利润总额 3457.0 亿元，同比增长 7.0%。[②] 医药行业集聚效应更加突出，围绕京津冀、长三角、粤港澳大湾区等国家战略形成的医药产业集聚区在引领产业创新发面发挥了

---

① 《中华人民共和国药品管理法》，中国人大网，http：//www.npc.gov.cn/npc/c30834/201908/26a6b28dd83546d79d17f90c62e59461.shtml，最后访问日期：2021 年 5 月 27 日。

② 中国医药企业管理协会：《2019 年中国医药工业经济运行报告》，豆丁网，https：//www.docin.com/p-2565709270.html，最后访问日期：2021 年 5 月 27 日。

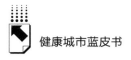

巨大作用，其中北京中关村国家自主创新示范区、上海张江药谷、武汉光谷生物城、广州国际生物岛和成都天府生命科技园等已成为我国医药产业高质量集群发展的重要引擎。

3. 健康保险业

我国医疗保障制度体系建设进入新发展阶段，顶层设计方案日益明晰。2020年2月25日，中共中央、国务院印发《关于深化医疗保障制度改革的意见》，着眼于加快建成覆盖全民、城乡统筹、权责清晰、保障适度、可持续的多层次医疗保障体系，对中国特色医疗保障改革与制度建设做出了全面统筹规划，是新时代全面深化医疗保障改革的纲领性文件，标志着我国医保制度将从以往长期探索性改革进入新的发展阶段。

我国商业健康保险业务收入呈现快速增长势头，"十三五"期间，健康保险保费收入由2016年的4042亿元增加到2019年的7066亿元，年均增长27.4%，居于各类保险业务的首位。2020年，商业健康保险行业经历了新冠肺炎疫情的冲击，在产品、渠道、运营等多个方面积极应对，行业整体取得了良好发展，产品种类日渐丰富、服务范围不断拓宽。随着居民健康意识与可支配收入的提升，个人或企业加入商业保险的行为越来越常见。银保监会公布的消息显示，2020年全年健康险原保费收入和支出分别为8173亿元、2921亿元，分别同比增长了15.67%、24.25%，赔付率由2019年33.27%提升至35.74%。健康保险市场主体也日趋多元，除专业健康险公司外，寿险公司均设有专门的健康险管理组织，大中型财险公司成立了健康险部门，部分养老险公司也充实了医疗服务职能。此外，外资健康保险公司和各类健康管理公司积极开展高端医疗和管理式医疗服务。

4. 健康养老业

随着我国老龄化的进展，医养结合作为重要内容纳入《"健康中国2030"规划纲要》《国家积极应对人口老龄化中长期规划》等重要规划，并且写入了《基本医疗卫生与健康促进法》。党的十九届五中全会明确提出实施积极应对人口老龄化国家战略。2019年国家卫健委印发了《关于深入推进医养结合发展的若干意见》，医养结合相关政策体系不断完善。医养结合服务体系逐步健全，截至 2020 年底，全国共有两证齐全的医养结合机构 5857 家，两证齐全的医养结合机构床位数达到 158.5 万张，超过 90% 的养老机构，都能够以不同形式为入住的老年人提供医疗卫生服务。健康养老人才队伍加快建设，《职业教育专业目录（2021 年）》在高等职业教育本科专业新增"医养照护与管理"专业，国家卫健委于 2020 年启动了全国医养结合人才能力提升培训项目，全年在线培训近 1 万人。同时，智慧健康养老产业和森林康养产业发展也在持续推进，目前已经评选出智慧健康养老示范企业 167 家、示范街道乡镇 297 个、示范基地 69 个以及森林康养基地 96 个。[①]

5. 健康旅游业

近年来，我国健康旅游需求快速释放。2019 年，国内游客数量达到 60.1 亿人次，同比增长 8.4%，外国人入境游客达到 1.45 亿人次，比上一年同期增长 2.9%。国内旅游收入 5.73 万亿元，比上年同期增长 11.7%。根据携程旅游网数据，2016 年中国赴海外健康旅游的人数达到 50 万人次，是 2015 年的 5 倍，其中赴韩参加医疗旅游的超过 10 万人次，到海外进行全身健康检查、早期防癌检查、心脏检查、全基因检测等体检的占 50% 以上，危重患者人数也在增加。普华永道预计到 2021 年，全球医疗旅游市场规模将达到 1250 亿美元，而其增长源头不再是隆鼻或植牙手术，而是关节置换、心脏手术等开销更大、风险更高的医疗项目。国务院分别于 2013 年、2016 年批复设立海南博鳌乐城国际医疗旅游先行区和北戴河生命健康产业创新示范区，并赋予一系列支持政策，在健康旅游先行先试方面初见成效。

6. 智慧健康产业

近年来我国智慧健康产业规模快速增长，《5G 时代智慧医疗健康白皮

[①] 《国家卫生健康委员会 2021 年 4 月 8 日例行新闻发布会文字实录》，中国政府网，http://www.nhc.gov.cn/xcs/s3574/202104/0c1cf92f2b7b4cfe890234a1c3d5593f.shtml，最后访问日期：2021 年 5 月 27 日。

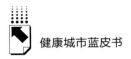

书（2019 年）》显示，截至 2018 年底我国智慧医疗行业投资规模超 700 亿元。《2020 智慧医疗发展研究报告》指出，2020 年中国智慧医疗行业规模已突破千亿元大关，预计 2021 年规模将达 1259 亿元，行业将进入智能化、高效化、规模化发展的高速增长期。智慧健康领域市场主体日趋活跃，阿里巴巴创立了阿里健康和"医疗云"服务；腾讯、丁香园、众安保险三方合作打造的互联网医疗生态链已现雏形。智慧健康在疫情防控中异军突起，疫情期间"互联网＋"等在线问诊模式兴起，医保紧急"上线"，提供在线复诊购药的报销，部分第三方的互联网服务平台的诊疗咨询量比同期增长了20 多倍，处方量增长了近 10 倍，"5G＋远程会诊系统"快速在全国各大医院落地。2020 年 10 月 24 日，国家医疗保障局出台《关于积极推进"互联网＋"医疗服务医保支付工作的指导意见》（医保发〔2020〕45 号），明确了互联网医疗服务纳入医保支付的诊疗范围、复诊购药以及外延处方等实操方面内容。

二 新时期中国健康产业发展存在的问题与挑战

（一）统筹规划和准确定位仍比较缺乏

由于健康产业概念较新，很多地区在健康产业发展初期认识不足，对健康产业发展缺乏统筹规划和准确定位。从政府方面来看，部分地方政府对健康产业的作用认识不足，对健康产业的重视和支持力度较弱，存在资金投入不足、缺乏统一规划和统筹协调机制等问题，导致不少地区健康产业发展规划及相关政策难以真正落实，健康产业发展仍以点状、条块式发展为主。从社会方面来看，市场盲目投资导致大量资源闲置和浪费，部分地方健康产业发展出现市场目标趋同、重复建设、同质竞争等情况，如"国际医学城"项目"一哄而上"，极易形成新的结构性问题，不利于组团发展、形成合力，仍然有地区以健康产业为名头做项目，实质上只是要套取土地等方面的优惠政策。

（二）优质健康产品和服务供给不足

健康产品和服务供给结构较为单一，优质和多样化健康产品和服务供给不足，供需结构失衡等问题依然突出。健康管理服务仍以体检为主，针对健康和亚健康人群的专业性、规范化的健康咨询与管理服务仍处于起步阶段。社会办医普遍以中低端医疗服务为主，综合实力和核心竞争力不强，在诊疗规范、技术能力、医疗安全风险防范和质量管理等方面与公立医院仍存在较大差距。商业健康保险产品较为单一，针对高端医疗、药品、医疗器械和检查检验服务的健康保险产品以及健康管理、长期护理、康复等相关的健康保险产品较为缺乏。自主创新能力和核心竞争力不强，健康服务的质量和效益偏低，高端产品以仿为主、以进口为主的局面尚未改变，高端需求外溢严重。

（三）产业融合和集群集聚效应有待提升

各地健康产业融合发展程度总体不高，且与支撑产业互动不足，阻碍了产业集群进一步升级和壮大。一方面，部分地区仍以"粗放式"招商引资方式发展健康产业，重引进项目的数量和投资额，对项目质量与综合效益分析不足，所引进的项目相互之间缺乏产业活动上的联系，许多"健康产业集群"呈现一种松散的地理集中特征，各自发展，缺乏产业链上下游的联系与协作，产业集聚效应有待提升。另一方面，很多地区健康产业总体缺少具有较强引领带动效应的龙头企业，品牌效应不强，产业链短而不全，对关联产业带动效应有待提升。

（四）行业集中度低，产品同质化和重复建设问题突出

我国健康产业行业集中度较低，特别是医药和器械行业，小型企业数量众多，规模效益较差，产值较低，整体处于国际分工的低端，产品同质化程度较高，低端产能过剩，抵御风险能力较弱，行业发展瓶颈较为突出。以医疗器械为例，全球医疗器械市场集中度较高，以美敦力、强生、雅培和西门

子等为首的前 20 家国际医疗器械巨头凭借强大的研发能力和销售网络，占据全球近 45% 的市场份额。而我国医疗器械市场集中度则相对较低，当前我国医疗器械生产企业 90% 以上为中小型企业，我国前十大医疗器械企业 2019 年上半年总营收 382 亿元，仅为美国美敦力一家企业（152 亿美元，折合人民币 1048 亿元）的 1/3[①]，总体上医疗装备产业仍由国外跨国公司主导高端价值链，国内有迈瑞、联影等为数不多的几家企业进入高端产品市场，但同层次技术水平的产品重复性高，同质化竞争严重，缺少产业分工和上下游产业链协同发展。

（五）产业关键要素短缺，制度标准和监管体系有待健全

一是人才短板突出，高端医疗保健人才、复合型经营管理人才和专业技能型人才普遍供给不足，同时还存在健康服务业专业技能型人才相关资格认证不完善、市场认可度不高、参培门槛低、培养机构混乱等现象。二是卫生与健康科技创新体系仍不完善，医产学研企协同创新不够，科研成果与疾病防治实践之间存在"两张皮"问题，具有自主知识产权的新药、医疗器械等产品研发能力和市场竞争力薄弱，科技创新能力和核心竞争力还亟待提高。三是制度标准有待完善。对于新产业、新业态、新模式的机构设置标准、服务标准、人才标准、技术标准较为缺乏，公共服务功能和公共技术平台建设等相对滞后，金融、法律、财务、知识产权等专业性服务发展不足。四是健康产业相关部门之间的政策措施及监管体系缺乏有效衔接，健康产业发展日新月异，新产业、新业态、新模式给当前注重事前审批、以机构为对象、按区域审批的分业分区监管方式带来严峻挑战，很多先进技术因为缺乏有效的监管途径与监管手段，不仅不能为患者解决困难，还会引发严重的社会问题。

---

① 《2020 年中国医疗器械行业运行情况回顾及 2021 年发展趋势预测（图）》，中商情报网，https：//www.askci.com/news/chanye/20210109/1558001332398_2.shtml，最后访问日期：2021 年 5 月 27 日；《2020 上半年全球顶级医疗企业 TOP10，耗材的失落、医疗设备的胜利》，搜狐网，https：//www.sohu.com/a/414373667_617205，最后访问日期：2021 年 5 月 27 日。

三　新时期中国健康产业发展面临的新形势和新机遇

（一）人民健康需求持续增长为健康产业发展提供了广阔空间

2020 年中国人均 GDP 约为 10504 美元，"十四五"时期我国将进入高收入国家行列，城乡居民消费水平和消费能力将进一步提高。加之城镇化进程加速、慢性病发病率增长、人口老龄化程度加深、生育政策进一步放开、医学技术进步、医疗与互联网等信息技术深度融合等趋势，我国健康消费需求将不断增长，消费结构也将持续升级，尤其是在本次新冠肺炎疫情中，全社会健康意识也明显提高，保健、防护、消杀类产品以及健身、康养、线上问诊、线上药店等健康服务消费需求的快速增长，为发展健康产业提供了广阔空间。

（二）新常态下经济高质量发展对健康产业提出新的要求

当前我国正处在经济转型的攻关期，结构性、体制性和周期性问题叠加新冠肺炎疫情。健康产业范围广、链条长、关联性大，国际上普遍认同健康产业是能够发挥经济"稳定器"作用的重要领域。目前医疗健康行业高速发展势头已经显现，特别是互联网医疗、防疫类健康服务和产品呈现逆势增长。未来需要健康产业进一步发挥带动效应，促进高端制造业和现代服务业的发展，催生新业态、培育新动能。同时，随着中国经济发展进入新常态，医药卫生费用控制的压力越来越大，传统依赖国家和社会高投入、追求简单规模扩张的医疗卫生发展模式是不可持续的，在此背景下逐步推动公立医院强化成本意识、理顺医疗服务价格体系、全面推动高端医疗装备自主可控等已经形成共识，这些都对健康产业转型升级发展提出了新的要求。

（三）政策环境持续优化为健康产业发展奠定坚实基础

党的十八大以来，我国将创新摆在国家发展全局的核心位置，创新驱动

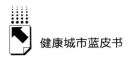
发展战略得到全面实施。实施更加积极主动的开放战略,利用外资水平不断提高,走出去步伐加快,自由贸易区战略加快实施,多双边经贸关系取得新成果。在《中国制造2025》等规划引导下,鼓励发展先进制造业和高技术产业,大力推动传统产业转型升级。不断强化服务业在经济发展中的重要作用,服务业对我国国内生产总值的贡献率显著提升,已成为吸纳就业、新增企业的主力军和推动经济社会健康发展的强劲动力。同时,积极构建扩大内需的长效机制和政策体系,内需对经济增长的贡献不断提升。政策和制度环境的持续优化完善是我国实现高质量发展的基础,同时也为健康产业发展提供了良好环境、奠定了坚实基础。

(四)科技快速发展为健康产业发展提供了动力源泉

近年来我国创新驱动、扩大开放、推动先进制造业和高技术产业发展、强化服务业发展、扩大内需等方面政策和制度环境的持续优化完善,并逐步实现了精准医学、基因编辑、生物工程技术与新材料等领域的突破,为健康产业发展提供了技术支撑,也为健康融合业态和新兴服务模式创新发展奠定了重要基础。人工智能、健康大数据和远程医疗技术的进步也带来产业结构和空间布局的变革,多样化的中小微型企业创新主体和专业化产业中介服务平台组织不断涌现,现代信息网络技术的广泛应用,加快了医疗健康与信息技术的融合,进而推动了健康产业链、供应链和价值链重塑。

(五)新冠肺炎疫情为健康产业发展提供了新的动力

新冠肺炎疫情凸显了卫生健康领域的短板和弱项,对健康产业发展提出了更高要求,也给健康产业发展提供了机遇。境外疫情继续蔓延,全球经济活动受到严重影响,同时使得全球各国对监护仪、呼吸机、便携彩超、移动DR等医疗装备的需求量暴增,相应订单量和销售价格呈现大幅度上涨,相关品类出现供应短缺,为国内相关企业带来较大的出口机会。新冠肺炎疫苗研发、高端医疗装备自主可控等方面凸显了健康科技创新动力的重大意义,也对健康产业发展提出了更高要求。防治新冠肺炎中医诊疗方案得到广泛积极评价，为中医药产品和服务出口提供了新契机。疫情进一步深化了全社会对健康的认识，为培育壮大健康产业新业态提供了新机遇。

四 新时期推动健康产业高质量发展的思考与建议

（一）完善协调推进机制，科学引领健康产业发展

统筹规划健康产业主要领域的产业规模、人力资源配置标准等核心发展指标，引导各地将健康产业高质量发展纳入本地国民经济和社会发展规划，明确地区产业结构和布局，避免重复布局和同质竞争。进一步完善健康产业发展协调推进机制，统筹协调健康产业重大政策、重大项目、重大问题和重要工作安排等，加强战略谋划，指导部门、地方开展工作。推动区域内、省域内加强协作，鼓励各地主动对接国家重大战略，结合长江经济带、京津冀协同发展、粤港澳大湾区等重大战略部署，形成统筹规划、组团发展的格局，实现健康产业科学有序发展。结合巩固脱贫攻坚和乡村振兴，以特色产业为重点，支持革命老区、民族地区、边疆地区、贫困地区健康服务业加快发展。

（二）倡导健康消费理念，促进健康产业提质升级

本次新冠肺炎疫情中，全社会健康意识明显增强，健康相关产品和服务需求显著增长，应顺应健康消费需求新趋势，促进健康消费扩容提质，促进我国健康产业转型升级。积极满足人们健康防护意识增强带来的保健、防护、消杀类产品以及健身、康养等健康服务等消费需求。鼓励发展多样化健康文化传媒产业，强化健康知识普及，倡导健康消费理念。抓住"空档期"，加快建设医养康旅等多领域融合互通的消费体系。强化质量管理，推进我国健康服务质量提升，逐步引导高端健康消费释放和回流。同时，应发挥商业健康保险保障潜力，鼓励保险行业针对疫情发生后居民健康保障意识和消费认知都明显提升的形势，加快丰富健康保险产品供给，推动潜在需求转换为现实购买力，切实提高保障水平，保障健康消费需求释放。

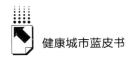

（三）深化"放管服"改革，优化产业发展环境

进一步完善审批方式，清理规范各类前置审批和事中事后管理事项，最大限度减少事前准入限制，加强事中事后监管。坚持包容创新、守住底线，积极探索适合新技术、新产品、新业态、新模式发展的监管方式。同时要不断强化安全风险防范意识，提高风险预判与监管能力，注意防范健康产业发展带来的消费者不合理负担加重，以及数据安全、生物安全、资本安全等一系列风险。一是尽快启动我国健康产业相关标准和规范的编制，确立全国统一、与国际接轨的标准和规范体系，并由独立的认证监督机构严格监督执行，保证产品和服务的质量与安全，在暂不能实行标准化的健康服务行业，广泛推行服务承诺、服务公约、服务规范等制度；二是健全全行业监管制度，健全准入和退出政策，健全市场竞争规则，加强公共服务和市场监管职能，建立政府监管、行业自律和社会监督相结合的审慎包容的行业监管体系；三是秉着审慎从严、合理利用的原则，对涉及医疗健康数据的企业或机构的数据来源合法性、存储及使用的安全和合规性等多个方面进行风险评估，并落实相关应对措施评估，严格落实网络安全等级保护制度和（或）关键信息基础设施保护制度。

（四）强化创新驱动，提升健康服务业发展能力

发展健康产业要以健康需求为牵引，以创新驱动为核心，发挥好科技的引领作用。针对我国医药产业原始创新能力不强、基础研究和转化研究薄弱、企业综合实力不足等问题，将健康产业自主创新作为长期的战略导向，强化产业科技支撑，注重加强基础创新研究和公共平台建设，发挥政策、资金、机构、人才、设施等聚集效应。加快突破核心关键技术，健全产学研用协同创新机制，强化创新链和产业链有机衔接，使技术、产品、服务（模式）更加对接和契合广大人民日益增长、不断升级、个性化的健康需求，加速健康产品和服务向中高端迈进，形成发展内生新动力，不断提升在产业

链分工中的地位。同时注重将国际合作作为实现自主创新的重要路径，在提升研发效能的同时，营造良好的国际发展氛围。

（五）着眼国际市场，形成全球化发展路线

坚持以全球视野谋划和推动健康产业发展，全面提升我国在全球健康产业格局中的位势，力争成为中医药等若干卫生健康细分领域的引领者和重要规则制定的参与者。一方面，鼓励企业抓住当前疫情相关医疗防护用品和器械需求激增的机遇，包括支持重点企业扩产转产，缩短疫情相关医疗物资审评审批流程，减轻医疗物资出口型制造企业税费负担，加大对重点企业信贷投放力度，构建海外防疫物资寄递运输绿色通道，等等，促进我国医药产品国际市场份额不断提高。鼓励医药企业由加工制造环节为主向合作研发、联合设计、品牌培育等高端环节延伸，优化医药健康产品出口结构，不断提升我国医药健康产业在全球产业链中的地位。同时，强化制度标准体系建设，确保疫情防控相关产品质量，加快开展国际注册和生产质量体系国际认证。另一方面，充分利用"一带一路"建设、中国–东盟合作机制、亚太经合组织、上海合作组织等国际战略合作平台，加强国际合作与宣传推介，吸引集聚更多健康领域的高质量外资企业，推动国内健康产业更快融入全球健康产业链的循环圈。

健康人群篇

Healthy Population

B.12
居民人均寿命及健康寿命状况比较研究

卓　莲*

摘　要：　近年来，世界卫生组织和联合国关于香港居民平均寿命连续数年位居世界第一的报道受到了中外各界的关注。相关研究从环境交通、医疗卫生及衣食住行等多个视角分析了香港居民人均寿命最长的种种原因，其研究成果也得到了学界和民众的认同。迄今为止，关于香港人均寿命较长的研究，大多基于对可量化的外部影响因素进行分析，而从人文社会科学方面的内部影响因素进行的分析较少。

关键词：　人均寿命　健康寿命　老龄化社会　香港

---

* 卓莲，博士，教授，硕士生导师，湖山医疗福祉集团爱生会多摩成人病研究所主任研究员，主要研究方向为中日医疗福祉比较。

一 平均寿命、健康寿命及其排名与变化

追求健康与长寿是全人类共同的古老话题。在信息与统计技术高度发展的今天，这个古老的话题被赋予了诸多新意，对其原因的分析也更趋于严谨与量化。

（一）如何衡量人的寿命

衡量一个人是否长寿，是看这个人是否比周围的人活得更久。即比较此人与周围他人从生到死所度过的年限——寿命。

而比起一个人，一群人是否健康或长寿就更具研究意义，于是人口统计学中就有了较为严谨的两个重要术语——人口平均预期寿命和人口健康预期寿命。

1. 平均寿命

"平均寿命"（Life expectancy）是"人口平均预期寿命"的略称。学界多译为"人均预期寿命"，或"人均期望寿命"，有时也被略称为"人均寿命"、"预期寿命"或"期望寿命"，而中文媒体则多使用"平均寿命"和"人均寿命"。

平均寿命，是预期新生人口平均可存活的年数，是用以衡量某地域人群（国家、地区、民族、居民群体等）人口健康状况的一个重要指标。平均寿命除了受社会经济条件、卫生医疗水平等因素影响之外，也受到个人体质、遗传因素、生活条件等因素差异的影响，而导致人类的群体或个体寿命的长短差异。所以平均寿命能够反映出该地域人类群体社会生活质量的高低。

某人群的平均寿命与性别、年龄、种族等密切相关，因此常需分别计算。平均寿命以当前分年龄段死亡率为基础计算，但实际上死亡率是不断变化的，所以平均寿命只是个预期、假定的指标。因此，虽难以预测具体某人是否长寿，但可通过计算得知在一定死亡水平下的每个人出生时平均可存活

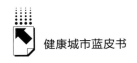
年数。

事实上追踪同年出生某群人的死亡并非易事，所以在实际统计中，常利用同年各年龄段人口死亡率来代替同代人在各年龄段的死亡率，再算出各年龄段人口平均生存人数，由此推算该年度人口平均预期寿命。因此，平均寿命虽然与死亡率意义不同，但与死亡率密切相关。

2. 健康寿命

"健康寿命"（Healthy life expectancy）是"健康预期寿命"或"健康期望寿命"的简称。2012 年世界卫生组织的定义为："健康寿命为一个人在某个年龄不受疾病、死亡和机能障碍影响，有望在健康状态下生活的年数。"① 草野洋介把"社会活动自由、自觉身心健康、无认知症、日常生活（饮食、排泄等）能自理、无须介护保险"5 项指标作为健康寿命的评估标准。②

（二）香港人口分布特征及其变化

1. 香港人口年龄分布特征

1950～2100 年香港人口年龄和性别的分布特征如图 1 所示。总体来讲，香港人口的分布及其变化有以下几个特征。

——1950～1990 年，男性比例略高于女性，1990 年后女性比例略高于男性；

——1950 年至今，人口一直处于增长状态，预测 2040 年将达峰值，其后将逐年减少；

——65 岁及以上的老人寿命逐年延长，其比例也逐年上升。

2. 香港老龄化的现状及其未来趋势

据 2016 年香港特别行政区政府的统计和预测，香港老龄人口（65 岁及

---

① 《中国老龄化与健康 国家评估报告》，道客巴巴，https://www.doc88.com/p - 1058474481041.html，最后访问日期：2021 年 5 月 27 日。

② 草野洋介：《健康寿命的把握方法》，《日本生理人类学杂志》2017 年第 1 期。

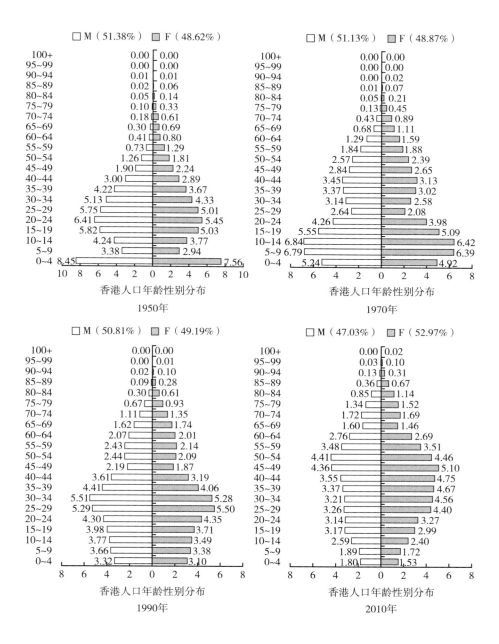

香港人口年龄性别分布
1950年

香港人口年龄性别分布
1970年

香港人口年龄性别分布
1990年

香港人口年龄性别分布
2010年

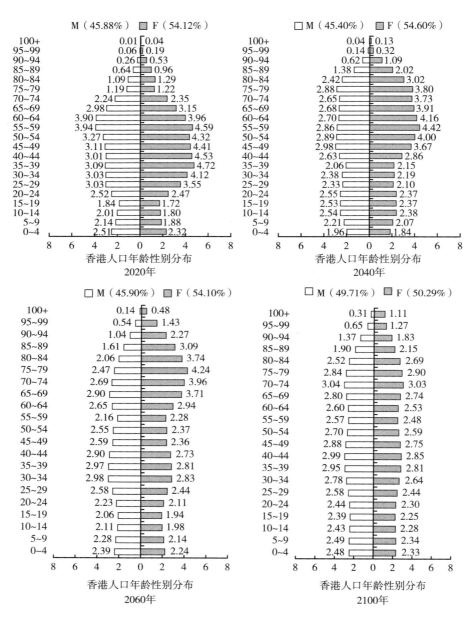

图1　香港人口年龄性别分布及其变化

注：1950～2018年为实际数据实际；2019～2100年的为推算数据。

资料来源：世界银行。

以上的人口）在 1983 年比例达到了 7.32% 而步入老龄化社会；在 2012 年，比例超过 14% 而步入老龄社会；2021 年总人口达 761 万人，老龄人口为 20%，接近超老龄社会①的指标，5 人中就有 1 人是高龄者；预计 2046 年达人口峰值 821 万人，老龄人口比例为 34%，之后人口开始减少，但老龄人口仍然呈上升趋势；2066 年总人口预计为 772 万人，而老龄人口的比例则将高达 37%（见图 2）。

由此可见，在香港居民寿命排名世界前列的另一面，人口老龄化的问题也日趋严重。

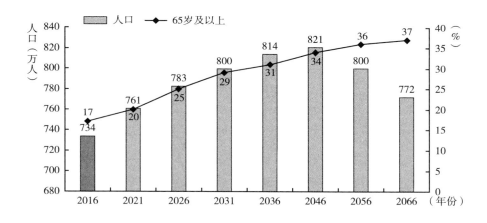

图 2　香港人口及其老龄化趋势的预测（2016～2066 年）

资料来源：香港特别行政区政府。

3. 香港人口主要死因排位

据统计，2001～2018 年香港人口的主要死因具有以下特征。

（1）主要死因排序为"恶性肿瘤、肺炎、心脏病、脑血管病，其他疾病"，心脏病、脑血管病死因排在肺炎之后，这与日本等其他长寿国家和中国大陆人口的主要死因"恶性肿瘤、心脏病、脑血管病、肺炎，其他疾病"的排序不同。

---

① 老龄化社会、老龄社会与超老龄社会的老龄人口占比分别为 7%、14% 和 21%。

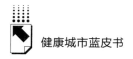
（2）恶性肿瘤、肺炎、心脏病、脑血管病的死亡率都有大幅度下降。2001～2018 年香港人口男女性别主要死因死亡率见图 3。

研究表明，香港都市功能的高度集约化和高效医疗急救体系是香港居民长寿的主要原因之一。

香港交通体系的条件排位靠前，居民突发疾病时基本上能保证 30 分钟内得以及时救治。另外，香港居民的医疗保险和先救治后付钱等各种举措也保障了病人在突发疾病时能得以顺利救治。这些举措都大大地降低了癌症、心脏病和脑血管疾病的死亡率，从而延长了香港居民的平均寿命。

与高密度人口分布和都市功能高度集约化的香港相比，日本乡村地域在进入经济低迷期后，人口流失、医疗与交通等公共基础设施体系都变得相对脆弱，病人突发疾病时难以保证及时救治。这也是香港居民平均寿命在最近几年能够以微弱优势超越日本的原因之一。2019 年日本人口男女性别主要死因死亡率见图 4。

（三）香港与长寿国家人口特征的比较

1. 平均寿命的排位及其变化

据世界银行统计，从 1960 年到 1990 年，香港居民平均寿命从不满 67 岁提升到 77.4 岁，30 年间平均寿命延长了 10.4 年，且一直持续增长。

另据 WHO 统计，从 1990 年到 2018 年，香港居民平均寿命从 77.4 岁提升到 85.0 岁，29 年间平均寿命延长了 7.6 年；从 2010 年起香港居民的平均寿命以微弱优势超越日本，至 2019 年止已连续 10 年位居世界首位。近 30 年来香港居民平均寿命的变化与日本、瑞士、瑞典等国变化趋势相似，新加坡和韩国则是在 2015 年前后才跻身于长寿国家的行列。具体见图 5、图 6 和图 7。

2. 健康寿命的排名

香港特别行政区政府统计中迄今还没有列入健康寿命数据。有学者对

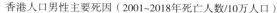

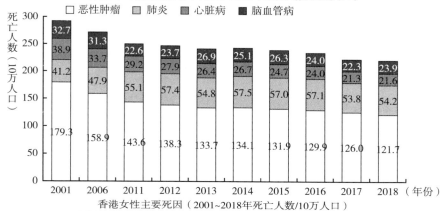

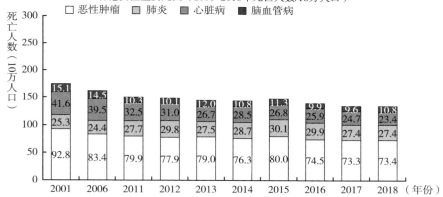

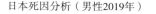

图3 香港人口男女性别主要死因死亡率（2001～2018年）

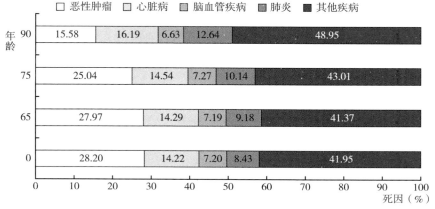

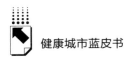

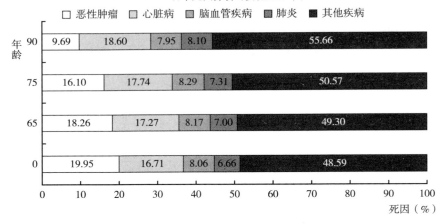

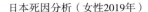

图4 日本人口男女性别主要死因死亡率（2019年）

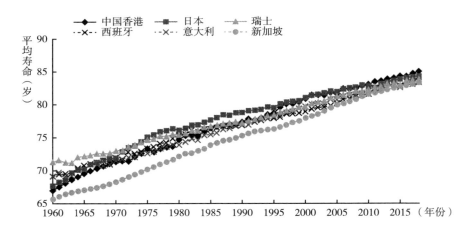

图5 中国香港与排位前5位国家人口平均寿命的变化（1960~2018年）

资料来源：World Bank，*World Development Indicators*。

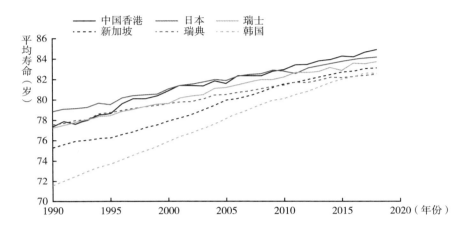

图 6 中国香港与排名前 5 位国家人均寿命的变化（1990～2019 年）

资料来源：WHO，*The Global Health Observatory*。

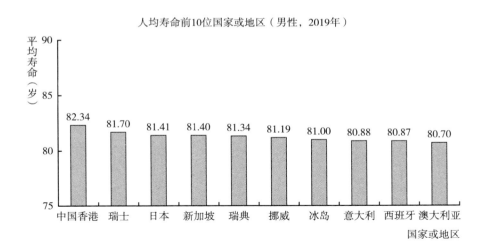

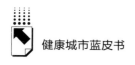

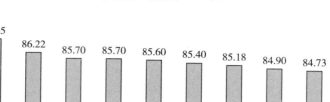

图 7　排名前 10 位国家或地区男女分别人均预期寿命 （2019 年）

资料来源：日本厚生劳动省。

2000 年香港居民进行的健康寿命分析显示，沙利文（Sullivan）理论评估结果显示香港男性健康寿命为 70.3 岁，排在日本与瑞士之后，名列第 3 位；而女性健康寿命为 75.7 岁，比男性长 5.4 年，排在日本之后，名列第 2 位；而以线性回归模型评估的结果，香港居民男女的健康寿命分别为 69.3 岁和 72.4 岁，均排名第 13 位。具体见表 1 和图 8。

表 1　香港与世界排名前 15 位国家的人均健康寿命 （2000 年）

男性			女性		
地位	国家/地区名	健康预期寿命	地位	国家/地区名	健康预期寿命
1	日本	71.2	1	日本	76.3
2	瑞士	70.4		香港（a）	75.7
	香港（a）	70.3	2	圣马力诺	74.3
3	瑞典	70.1	3	摩纳哥	73.9
4	安德拉	69.8	4	安德拉	73.7
5	冰岛	69.8	5	瑞士	73.7

续表

男性			女性		
地位	国家/地区名	健康预期寿命	地位	国家/地区名	健康预期寿命
6	圣马力诺	69.7	6	澳大利亚	73.3
7	希腊	69.7	7	法国	72.9
8	澳大利亚	69.6	8	意大利	72.8
9	意大利	69.5	9	瑞典	72.7
10	新西兰	69.5	10	冰岛	72.6
11	摩纳哥	69.4	11	西班牙	72.5
12	以色列	69.3	12	奥地利	72.5
	香港（b）	69.3		香港（b）	72.4
13	丹麦	68.9	13	挪威	72.3
14	挪威	68.8	14	希腊	72.3
15	马耳他	68.7	15	新西兰	72.1

注：a. 据沙利文理论评估的结果；b. 据经典线性回归模型评估的结果。

资料来源：C. K. Law, P. S. F. Yip, "Healthy Life Expectancy in Hong Kong Special Administrative Region of China," *Bulletin of the World Health Organization*, 2003, 81（1）：43－47。

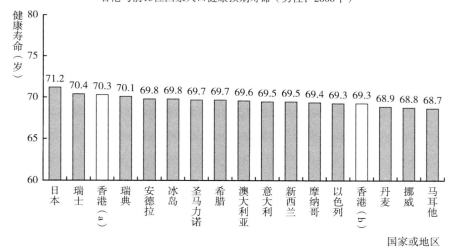

香港与前15位国家人口健康预期寿命（男性，2000年）

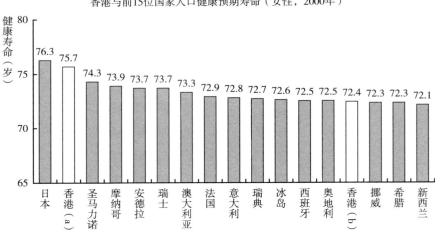

图8　香港与世界前15位国家的人口健康预期寿命（2000年）

资料来源：C. K. Law, P. S. F. Yip, "Healthy Life Expectancy in Hong Kong Special Administrative Region of China," *Bulletin of the World Health Organization*, 2003, 81（1）：43－47。

3. 长寿国家人口平均寿命和健康寿命

2016年，世界上平均寿命排名前10位的国家及其健康寿命如表2和图9所示。虽然日本平均寿命名列世界第一（84.2岁），但健康寿命（74.8岁）却排在新加坡（76.2岁）之后，名列第二。

表2　世界排名前10位和中国平均寿命与健康寿命（2016年）

平均寿命地位	国名	平均寿命	健康寿命	平均寿命－健康寿命
1	日本	84.2	74.8	9.4
2	瑞士	83.3	73.5	9.8
3	西班牙	83.1	73.8	9.3
4	澳大利亚	82.9	73.0	9.9
4	新加坡	82.9	76.2	6.7
4	法国	82.9	73.4	9.5
7	意大利	82.8	73.2	9.6

续表

平均寿命地位	国名	平均寿命	健康寿命	平均寿命 - 健康寿命
7	加拿大	82.8	73.2	9.6
9	韩国	82.7	73.0	9.7
10	挪威	82.5	73.0	9.5
50	中国	76.4	68.7	7.7

资料来源：日本厚生劳动省。

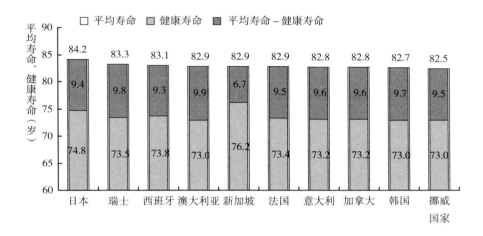

图9 排名前10位国家的人均寿命与健康寿命（2016年）

（四）在幸福国家排名中中国香港和部分长寿国家排位并不靠前

《2021年度世界幸福指数报告》，以7项评估指标对149个国家和地区的国民幸福感实施的评估结果表明，芬兰连续4年被评为最幸福国家。[①]
2018~2020年的3年平均与2020年单年度的幸福国家，以及2019年长寿国家的平均寿命、健康寿命前10位的排序如表3所示。长寿国家日本的幸福指数却排在56位，香港则排在77位。可见国民感到幸福与否和长寿虽有相关性，但并非绝对。

---

① 幸福指数评估指标包括：人均GDP、社会支援、平均寿命、人生选择自由度、包容度、腐败和反乌托邦。

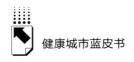

表3　幸福国家和长寿国家的排序（不包括中国香港）

排序	幸福国家		长寿国家	
			平均寿命	健康寿命
	2018~2020 年	2020 年	2019 年	2019 年
1	芬兰	芬兰	日本	新加坡
2	丹麦	冰岛	瑞士	日本
3	瑞士	丹麦	韩国	韩国
4	冰岛	瑞士	新加坡	瑞士
5	荷兰	荷兰	西班牙	塞浦路斯
6	挪威	瑞典	塞浦路斯	以色列
7	瑞典	德国	澳大利亚	西班牙
8	卢森堡	挪威	意大利	法国
9	新西兰	新西兰	以色列	冰岛
10	奥地利	奥地利	挪威	意大利
27	西班牙			
28	意大利			
32	新加坡			
56	日本			
62	韩国			
77	香港			

资料来源：世界卫生组织。

二　香港长寿研究的现状

香港长寿研究与世界卫生组织等老龄研究基本同步，部分研究项目也是国际老龄人口研究的子项目。

（一）香港赛马会"龄活城市"计划

2015 年，香港赛马会慈善信托基金会根据香港老人安居政策，与香港中文大学赛马会老龄化研究所等多家老年学研究机构合作开始自主实施一项"龄活城市"①（Jockey Club Age-friendly City）计划。计划主要目标有：评估

---

① 赛马会龄活城市计划为 Jockey Club Age-friendly City 的香港译法，内地译为"赛马会长者友善城市"。

社区对老年人的友善程度，推动社区"龄活城市"的风气；建立方案框架，让社区可持续提升对老年人的友善程度；唤起公众对老年人友善城市的意识，并鼓励社区参与共建老年人友善城市，既"龄活城市"。

2005年世界卫生组织开始实施"全球长者友善城市"计划。该项计划致力于让老人拥有积极乐观的晚年，让老人保持健康，积极参与该计划并得以保障，从而提升他们的生活质量，该项计划并非只是为了便利老人，而是友善对待不同年龄的人。该计划涵盖以下8个方面。

表4　全球长者友善城市计划范畴及其具体实施事项

8个方面	具体实施事项
室外空间和建筑	干净、舒适及安全的绿化环境和休息空间,以及完善和安全的行人过路设施和建筑,都是适合老人的生活环境
交通	便利、安全及可负担的公共交通工具,以便市民获得医疗和社会服务,融入社区生活,积极享受晚年
住房	提供可负担、设计合适、安全、方便的房屋选择,能够让老人享受舒适的生活,满足他们不同的需要
社会参与	提供多元化及可负担的社区活动,以切合老人的不同兴趣。老人参与休闲、社交、文化、教育或心灵方面的活动,有助于他们持续融入社区生活
尊重和社会包容	尊重和社会包容是指社会对老人的态度和行为。一个包容的社会是会肯定和尊重老人的社会,并鼓励他们积极参与社会、公民和经济活动
公民参与和就业	长者及年龄友善城市能够为长者提供足够的就业和义务工作的机会,并鼓励他们参与公民活动,令长者在退休后仍能继续贡献社会
信息交流	通过适时、便利及可负担的渠道,适当地向老人发布信息,有助于避免老人被社会孤立
社区与健康服务	提供多元化、便利、可负担的医疗支援服务,维持老人的健康、独立和积极的生活

（二）"香港长者生活质素指数"研究（2005年至今）

"香港长者生活质素指数"的评估，是香港赛马会"龄活城市"计划的一个子课题，主要研究概要如下。

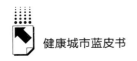

1. 研究目的、机构、经费

研究目的：应对香港人口老化的问题，评估香港长者生活质素，以制定有效政策来应对未来香港老龄化的发展。

研究机构：香港中文大学赛马会老年学研究所。

经费来源：香港赛马会慈善信托基金。

2. 研究方法

"香港长者生活质素指数"是包含由世界卫生组织所提出的"龄活城市"概念中与香港息息相关的指标，并参考"全球长者生活关注指数"而制订的新指数。

新指数内的 22 个指标涵盖了 4 个领域，旨在了解香港本地长者福祉的重要因素，以便监察和评估香港本地老人友善的措施。

为了能更全面地评估香港老人的福祉并分析以后的趋势，赛马会老年学研究所与香港中文大学生活质素研究中心研发了"香港长者生活质素指数"。该指数特点如下：

（1）以全球长者生活关注指数的四个领域为框架，评估长者生活质素的重要范畴；

（2）加设了新的指标以更全面涵盖不同方面高龄者的福祉；

（3）参考了世界卫生组织 2015 年版的《衡量城市关爱老人的程度：核心指标使用指南》来编制指标，以度量香港对高龄者的友善程度。

（三）世界卫生组织的长寿研究

1. 香港在世界老龄生活指数的排位及其变化（2014～2016 年）

"全球长者生活关注指数"是一个涵盖多个范畴的指标，其概念基于 WHO 提出的"老龄生活指数"概念。从 2013 年起对 90 多个国家老龄人口在社会经济方面的福祉实施评估，覆盖人口占全球 60 岁及以上人口的 91%。该评估指数是首个就老人福祉作世界性比较的指数，有助于各国衡量老龄人口政策的成效。

全球长者生活关注指数分"收入保障、健康状况、能力和有利环境"

四个领域和 13 个指标，以量度各国老人福祉水平。该指数也间接地揭示了老人生活质量与寿命之间的关系。

2014～2016 年香港的全球长者生活关注综合指数及四个领域的全球排名如表 5 所示。

2016 年的综合排名 21 位，健康状况和有利环境分别为第 11 位和第 8 位，较靠前；能力第 36 位，位于中位水平，而收入保障第 62 位却接近下位水平。

香港赛马会慈善信托基金委托香港中文大学赛马会老年学研究所，按照"全球长者生活关注指数"的计算方法，评估了 2014～2016 年香港老年人的生活质素，结果显示在 2014 年全球 97 个国家及地区中，香港排第 24 位。

表5　全球长者生活关注指数排位（香港，2014～2016）

年度	2014	2015	2016	排位比较
综合	24	19	21	排位较前
收入保障	75	61	62	排位较后
健康状况	9	10	11	排位靠前
能力	33	40	36	排位靠中
有利环境	4	1	8	排位靠前

2. 城市老人关爱度（2015年至今）

2015 年，世界卫生组织出版了《衡量城市关爱老人的程度：核心指标使用指南》，其中包括一个框架，一套核心指标和补充指标。其目标是：提供有条理的指导，以便选择城市关爱老人的指标；提出一套指标，建议用于衡量城市关爱老人的程度；支持当地为制定城市关爱老人的相关和适当的指标做出努力。

该指南草案于 2014 年 12 月至 2015 年 3 月在 15 个城市或区镇进行了试用，其中包括中国的香港地区和上海市静安区。

关爱老人城市框架显示了特定资源和机构（投入）如何采用政策、服务和规划（产出）的形式促进形成有助于改进关爱老人的实体环境和社会环境（结果）的措施，从而推动改进老年居民和整体人口的健康与福祉（影响）。作为一项涉及多方面的原则，以公平性为核心，从而突出在投入－产出－结果－影响的分布情况方面确保公平性的重要性。

该框架参照了以往的相关研究，制定了 23 项核心指标和补充指标（见表 6）。

表 6　关爱老人城市评价的核心指标

1. 公平性指标	2. 方便使用的实体环境
1）人口平均收入与最高可达结果水平之间的差异 2）两个参考人群之间的差异	3）居住区步行方便程度 4）方便使用的公共场所和建筑物 5）公交车辆方便使用 6）公交车站方便使用 7）住房可负担程度
3. 社会环境的包容性	4. 补充指标
8）对待老人的积极社会态度 9）参加志愿者活动 10）有偿就业 11）参加社会文化活动 12）参加当地决策 13）信息的可得性 14）社会和卫生服务的可得性 15）经济保障 16）生活质量	17）可利用的优先停车位 18）住房方便使用程度 19）参与空闲时间的团队体育健身活动 20）参与终身学习 21）上网 22）公共安全 23）应急防备

3. 香港的"可持续城市交通指数"位居世界前列（2017年至今）

出行系统是城市日常运作的关键。可持续城市交通指数是对全球 100 个城市交通出行系统实施绩效追踪调查与评估。该指数包括 23 项独立指标，从基础设施支出、承诺到公共交通的负担能力，反映出城市交通的组成部分。这些指标分为 3 个子指标。

——人：衡量出行系统对社会和人类的影响，包括生活质量；

——地球：捕捉环境影响，能源，污染和排放等"绿色"因素；

——利润：评估出行系统的效率和可靠性，以促进经济增长。

将 23 项独立指标和 3 项子指标组合成一个整体指数得分，可直观了解城市的交通环境。

香港在 2017 年和 2018 年两年评比中均居首位，2019 年第 3 次评比位居第 5 位。

但"成熟度"的分项评比显示，香港拥有世界上最成熟的出行系统。换句话说，成熟的出行系统保障了市民在突发脑血管疾病和心脏疾病时能及时救治，这也是香港居民平均寿命得以延长的一个重要原因。

2017 年可持续城市交通指数排在前 10 名的国家/地区如下。

表 7   可持续城市交通指数排名（2017 年）

单位：%

排位	国家/地区		排位	国家/地区	
1	香港	65.3	6	维也纳	63.7
2	苏黎世	65.0	7	伦敦	63.6
3	巴黎	64.5	8	新加坡	62.7
4	首尔	64.4	9	斯德哥尔摩	62.7
5	布拉格	64.3	10	法兰克福	61.8

2017 年可持续城市交通指数和 2018 年可持续城市指数的前 10 位如表 8 所示。

香港的可持续城市指数排名第 9 位，其分项指标中，人第 1 位，环境第 53 位，利润第 6 位。

该调查评估表明，在城市交通和城市功能方面香港位于世界前列。城市功能的高度集约化和成熟化解决了香港居民的出行问题，也为突发疾病的医疗救治争取了时间。

表 8   可持续城市交通指数排名

排位	2017 年可持续城市交通指数	2018 年可持续城市指数
1	香港	伦敦
2	苏黎世	斯德哥尔摩
3	巴黎	爱丁堡
4	首尔	新加坡

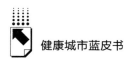

排位	2017 年可持续城市交通指数	2018 年可持续城市指数
5	布拉格	维也纳
6	维也纳	苏黎世
7	伦敦	慕尼黑
8	新加坡	奥斯陆
9	斯德哥尔摩	香港
10	法兰克福	法兰克福

（四）香港居民长寿的原因

近几年，WHO 和联合国的人口统计数据表明，香港人平均寿命以微弱优势超越一直领先的日本，各国媒体也连续发出"香港人平均寿命再次超过日本，已连续 5 年排名第一"等报道。中日两国（包括港台）学界都有相关学者撰文分析香港人长寿的原因，多数研究成果得到了学界和民众的认同。

赛马会老年学研究所与香港中文大学研究团队以"全球老龄生活指数"①的标准与其他因素结合，分析了香港居民长寿的因素，具体包括以下几个方面。

1. 有利环境排在世界前列

香港地理位置优越，亚热带气候对长寿有一定作用。不太热也不太冷的气候比大多数城市拥有更多绿色环境，让生活变得轻松、舒心。

在人口密集的街道，居民搭乘公共交通工具、食用健康食品和使用公共设施都很方便。过街天桥与电梯让居民更愿意选择步行。出租车和公共交通相对便宜，这使开车对居民的诱惑降到最小。

2. 高效低价的公共医疗

也有观点认为香港居民长寿的主要原因是，高效低价的公共医疗体系保

---

① 全球老龄生活指数包括收入保障、健康状况、工作和学习机会、独立生活环境四个方面。

障了公众的健康；① 医生高水平与高收入养育了良好的医风；最先进医疗设备、硬件设施与世界同步的药物引进体系让居民可享用全球最先进的治疗与药物，丰富完善的香港医疗保险减轻了大病负担等。

3. 独特的饮食运动等生活习惯

香港居民对"医食同源"有强烈的认同感。中药煲汤的食补是日常生活的一部分，尤其注重应季进补。有上百家中药店和 6500 位注册中医师为居民提供应季中草药和养生咨询。

有人总结香港居民的七个饮食秘诀是：早餐一个七谷②面包；喝茶也"吃"茶；饮食多蒸煮，少盐无味精；重视吃水果；越老越忙越长寿；运动氛围好；越热越喝汤。

（五）遗传因子与长寿间的关系尚未明了

遗传因子与长寿间的关系还尚未得以揭示。Joanna Kaplanis 在 8600 万份家谱中筛选出 1300 万份个人资料，研究后得出"人类寿命主要归因于累加遗传效应，而遗传所占比例较小"和"人与人之间亲缘关系归因于交通手段的进步，而并非归因于文化的变化③"的结论。

三　香港居民长寿的心理影响因素分析

（一）"香港人长寿世界第一"的说法缺乏普适意义

香港人的长寿与香港特有的地理环境和社会经济优势密切相关，但"香港人平均寿命连续位居世界第一"的说法在学术上难称严谨。以高度集

---

① 《为什么蜗居的香港人寿命全球第一，超过日本！主要是因为》，搜狐网，https://www.sohu.com/a/300382346_790649，最后访问日期：2021 年 5 月 27 日。
② 七谷：小麦粉、黑麦、大麦、玉米、燕麦、黄豆和小米。
③ Joanna Kaplanis, "Quantitative Analysis of Population-scale Family Trees with Millions of Relatives," *Science*, 2018（360）：171.

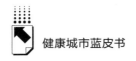

约化的国际金融大都市与一般国家相比，对多数国家而言都缺乏普适意义，难以复制。

1. 香港与其他长寿国家的特征异同的比较

香港是一个都市功能高度集约化的国际金融大都市，除了有优越的地理环境外，其居民职业、习俗、医疗交通保障水平等社会经济成熟度与人口分布不均、行业较多，城乡医疗交通差距较大的多数国家相比都存在很大差异，所以香港的长寿经验对多数国家而言没有普适意义，也很难为多数国家所效仿借鉴。

如果把地理人文、社会经济等条件与香港相似的大都市，如中国的北上广深，韩国首尔和日本东京等与香港作一比较的话，"香港人平均寿命连续位居世界第一"的结论将难以成立。

香港与世界前几位长寿国家的社会经济特征比较见表9。

（1）新加坡与香港最为相似，人文地理、社会经济、民族风俗、饮食习惯大致相仿；

（2）其次是瑞士，人均收入相当，并同为国际金融都市；

（3）再次是日本和韩国，除地理环境、人均收入、人口密度相似外，文化习俗、家庭观和饮食习惯也较为相近；

（4）最后是意大利和瑞典。

表9　香港与世界前几位长寿国家的社会经济特征比较

国家/地区	地理气候等		人均GDP（$）		人口密度（人/km²）		城市人口率（%）	文化/习俗/家庭观	综合相似度
香港	沿海	气候	49334		714990		100	东方文化/重养生/重家庭	
新加坡	◎	◎	63987	◎	8044.53	◎	100	◎	◎
瑞士	○	△	39306	◎	217.00	×	−	△	○
瑞典	○	×	51241	◎	25.25	×	93.2	○	○⁻
意大利	○	△	32946	◎	205.00	×	−	△	△
日本	◎	◎	40846	◎	346.35	×	94.7	○	○

续表

国家/地区	地理气候等		人均GDP（$）	人口密度（人/km²）		城市人口率（%）	文化/习俗/家庭观	综合相似度
韩国	◎	◎	31430	○	530.41	×	–	◎	○
中国大陆	○	○	10098	△	148.88	×	–	◎	△

注：相似度：◎：高（70%～100%），○：一般（50%～70%），△：低（20%～50%），×：极低（20%以下），–：无资料。

（二）对香港居民长寿原因的认知偏颇

对香港居民长寿的认知，至少在城市特征上存有以下偏颇。

1. 不应以功能高度集约化的大都市与发展不均衡国家类比

在肯定香港居民为世界上的长寿群体的同时，不能忽视香港这个国际金融大都市具有人口高度密集、城市功能高度集约化、居民职业相对单一的特征，与地域广袤、环境复杂、多行业兼有、城乡发展不均衡的国家相比，无论地域环境还是社会经济特征上都存在偏态。所以香港居民的长寿经验不具普适性，其长寿经验也难为多数国家所复制。

2. 香港老人前几十年的生活环境对长寿的贡献不应忽视

1980年前后香港成为亚洲四小龙之一，40多年来随着香港居民生活与医疗水平的提高，居民的寿命也得以延长。但从平均寿命的定义看，逐年增多的老年人口对香港居民平均寿命延长的贡献比例也逐年增大。

以90岁以上老人为例，除了近40年（1981～2020年）生活与医疗水平的提高延长寿命外，前50年间（1930～1980年）的生活环境对寿命的积极影响同样不可忽略。只有分析90年（1930～2020年）环境与社会经济的变迁，才能较为全面、客观地总结出香港老人长寿的原因。

90岁以上的香港老人，在其童年、少年和青年时期经历了战争动荡和饥馑。现代医学揭示，从幼年到青壮年（0～30岁）是决定健康与寿命的基础时期，那么是否可以说，香港老人的长寿除了与近40年的良好的营养、高水平的医疗条件相关外，与其前50年的适当劳作、营养不足但精神愉悦

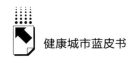

也有着某种关联？

3. 拼比平均寿命，不如重视"健康寿命"的提升

香港还没有健康寿命的统计数据，但香港居民的健康寿命排名并不靠前。

（三）影响寿命的内因不可忽视

除了看得见、摸得着的外因（如世界卫生组织老龄生活指数的"收入保障、健康状况、工作学习机会以及生活环境"等）与寿命相关外，心理层面对寿命的深刻影响也不可忽视。

与其他长寿国家相比，香港人长寿不仅得益于环境和社会经济方面的优势，也得益于华夏先贤们的人生哲理与智慧。这些影响群体或个人身心健康的内在因素对长寿所产生的积极影响同样也不可忽视。

如何探索和界定内在影响因素对人类寿命的影响，涉及哲学、心理学、中医学等更加广泛或深奥的学科领域和寿命关系的揭示与量化，现阶段尚有大片空白。可以预见，随着大数据时代的到来，不久的将来，一定可以揭示人文哲学对心理作用与人类寿命间的内在关系。

四　结语

综上所述，香港居民之所以长寿，与其地理环境、人口特征、城市功能集约化和成熟度、社会经济发展结构等优势因素密切相关。但香港是一个城市功能高度集约化的国际金融大都市，其环境和社会经济特征与多数国家相比都有很大差异，其居民长寿的经验对多数国家而言不具普适性。

另外，WHO 和发达国家提出的长寿因素评估指标也大多是外因，而对于传统文化、哲学宗教等对人心理所产生影响的内因，却因其难以量化而舍弃或回避。如何量化影响人心理状态的内因指标，应是今后长寿研究领域的一个重要方向。

B.13
社会支持对青少年体育锻炼行为的影响：
以北京市某高校学生为例

纪 颖 史宇晖 潘雨晴 吕墨涵*

摘 要： 青少年中缺乏体育锻炼现象比较普遍，这引起了我国政府的高度关注。本文在回顾了我国青少年体育锻炼持有情况和影响因素的基础上，以北京市某高校大一学生为例，利用社会支持理论，探索了家庭、同伴和学校支持因素与大学生体育锻炼的关系。发现该校大学生体育锻炼受同伴的示范作用和情感支持影响较明显，与青少年的健康饮食行为具有相关性。因此，提升青少年锻炼水平，需要加强家庭、同伴和学校的支持活动，特别是同伴的支持可以发挥较大作用。

关键词： 青少年 体育锻炼 社会支持 家庭支持 同伴支持

一 背景

（一）青少年体质状况不容乐观，体育锻炼行为亟待加强

我国青少年的体质状况不容乐观，2020 年国家体育总局青少司印发的

* 纪颖，博士，北京大学公共卫生学院副研究员，主要研究方向为健康教育与健康促进；史宇晖，博士，北京大学公共卫生学院副教授，主要研究方向为健康促进与健康传播；潘雨晴，北京大学公共卫生学院硕士研究生，主要研究方向为青少年健康促进；吕墨涵，悉尼大学理学院本科生，主要研究方向为健康行为。

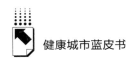

《中国青少年体育发展报告（2018）》中显示：近30年来，青少年耐力和速度等体能指标持续下降，全国大、中、小学生体质不及格率为11.3%；肥胖比例分别为7.9%、8.9%、9.0%，超重比例分别为12.3%、13.4%、13.4%。青少年体质下降已成为一项严峻的全球社会问题，身体活动量减少是体质水平下降的直接原因。[①]

身体活动不足已被世界卫生组织认为是全球第4大死亡风险因素，定期和适当的体力活动可以改善肌肉和心肺功能，增强骨骼健康，降低高血压、冠心病、中风、糖尿病、各种癌症和抑郁症的风险，也是能量平衡和体重控制的基础。

（二）国家高度关注青少年体育锻炼行为的提升

青少年时期是增强锻炼意识、培养技能、形成价值观的关键时期。[②] 为改善青少年的身体健康、心理健康状况，我国出台的一系列青少年健康促进政策中均提及了增强青少年体育锻炼的建议。针对儿童青少年超重肥胖及其他慢性病检出率的快速上升以及体质的持续下降等问题，2007年我国发布了《中共中央国务院关于加强青少年体育增强青少年体质的意见》，要求降低儿童青少年肥胖、近视患病率，提高儿童青少年耐力、速度等身体素质，建议儿童青少年每天进行至少1小时的体育锻炼。国务院于2016年印发了《全民健身计划（2016～2020年）》，其中明确强调：将青少年作为实施全民健身计划的重点人群，大力普及青少年体育活动，提高青少年身体素质。[③] 2020年10月，中共中央办公厅、国务院办公厅印发《关于全面加强和改进新时代学校体育工作的意见》，聚焦教会、勤练、常赛，帮助学生在体育锻炼中享受乐趣、增强体质、健全人格、锤炼意志。

---

① 王立伟、曹卫东：《中国青少年体育发展报告（2018）》，社会科学文献出版社，2020，第105～113页。

② 魏国萍：《青少年体育锻炼习惯培养模式研究》，《体育世界》（学术版）2019年第11期。

③ 《国务院关于印发全民健身计划（2016～2020年）的通知》（国发〔2016〕37号）。

二 青少年体育锻炼现状及影响因素

（一）青少年体育锻炼持有情况

体育锻炼是身体活动的一种方式。青少年缺乏体育锻炼的问题在国内外普遍存在。2018 年 6 月发布的《世卫组织 2018～2030 年促进身体活动全球行动计划：加强身体活动，造就健康世界》指出，全球约 3/4 的青少年（11～17 岁）缺乏足够的身体活动。在美国有 80.3% 的青少年未能满足专家建议的每天 60 分钟中等以上强度的身体活动。[①] 我国最近的一次《全民健身活动状况调查公报》显示，2014 年儿童青少年（6～19 岁）每周参加体育锻炼的次数与年龄负相关，课外锻炼活动中，约 78.8% 的青少年参加锻炼的持续时间未达到60 分钟。[②] 尽管身体活动的定义是包含体育锻炼在内的更多种类的活动，但总体趋势均显示青少年的体育锻炼严重不足。

（二）青少年体育锻炼的影响因素

青少年的体育锻炼受到个体、人际和环境等诸多因素的影响。

1. 个体因素

青少年主动锻炼意识的缺乏是身体活动少、体质健康水平下降的主要内在因素。[③] 认为锻炼方式枯燥和乏味是青少年身体活动量减少的重要因素之

---

① Pedro C. H., Lars B. A., Fiona C. B., et al., "Global Physical Activity Levels: Surveillance Progress, Pitfalls, and Prospects," *The Lancet*, 2012（380）: 9838.

② 《〈2014 年全民健身活动状况调查公报〉发布》，人民网，http://sports.people.com.cn/jianshen/n/2015/1116/c150958-27820851.html，最后访问日期：2021 年 5 月 27 日。

③ 段青：《青少年体质健康水平持续下降的原因与对策探究》，《青少年体育》2019 年第 12 期。

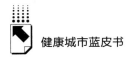
一。① 此外，自我效能也是影响青少年身体活动的重要因素。②

2. 家庭和同伴支持

家庭支持与青少年身体活动具有显著的正相关关系，即支持力度越大，身体活动量越大。③ 2014 年全国体质与健康调研显示，在 10～18 岁儿童青少年中，来自支持体育锻炼活动的家庭的学生指标表现优于来自不支持的家庭环境的学生。④ 同时家庭物质支持和家长示范行为均会对青少年体育锻炼行为产生影响。⑤

处于青春发育关键期的青少年，通常更加希望能够得到来自同伴和朋友的肯定或支持，同伴身体活动参与或言语支持会直接影响青少年的身体活动水平⑥，尤其是体现在朋友的鼓励和参与等方面。⑦ 而来自同伴的社会支持对于体育锻炼的影响甚至可能比来自家庭的影响更大。⑧

---

① Ali O. , Mutlu T. , Taner B. , et al. , "Determination of the Relationship Between Healthy Lifestyle Behaviors, Physical Fitness, and Risk Factors of Coronary Heart Diseases in University Students," *Education Sciences*, 2018, 8 (2).

② Hanna K. O. , Monika G. , Joanna M. , et al. , "Self-efficacy, Self-esteem and Body Image as Psychological Determinants of 15-year-old Adolescents' Physical Activity Levels," *Human Movement*, 2012, 13 (3).

③ Thomas Q. , Symeon D. , "Children's Engagement in Leisure Time Physical Activity: Exploring Family Structure as a Determinant," *Leisure Studies*, 2010, 29 (1).

④ 董彦会、杨招庚、王西婕等：《体育锻炼家庭支持性环境对中小学生身体素质的影响》，《中国学校卫生》2018 年第 9 期。

⑤ 陈仁骥：《西安市五所学校高中生家庭体育现状及促进策略研究》，西安体育学院，硕士学位论文，2019；张伟民：《家庭体育教育对中小学生体质健康的影响与对策研究》，《当代体育科技》2018 年第 23 期；Clennin M. N. , Lian M. , Colabianchi N. , et al. , "Associations Among Neighborhood Socioeconomic Deprivation, Physical Activity Facilities, and Physical Activity in Youth During the Transition from Childhood to Adolescence," *International Journal of Environmental Research and Public Health*, 2019, 16 (19).

⑥ John R. S. , Meg B. , Melanie M. W. , et al. , "Physical Activity and Screen Time in Adolescents and Their Friends," *American Journal of Preventive Medicine*, 2013, 44 (1).

⑦ 阳慧敏：《普通大学生体力活动现状及其影响因素的研究——以长沙市部分高校为例》，湖南师范大学，硕士学位论文，2017。

⑧ Haidar A. , Ranjit N. , Archer N. , et al. , "Parental and Peer Social Support is Associated with Healthier Physical Activity Behaviors in Adolescents: A Cross-sectional Analysis of Texas School Physical Activity and Nutrition (TX SPAN) Data," *BMC Public Health*, 2019, 19 (1): 640.

3. 环境支持

环境因素是促进青少年身体活动的要素之一①，包括社区、学校和政策等方面。社区设计能够影响青少年的体力活动水平：在便利性较低的社区里，青少年更倾向于在家里进行体力活动；学校是通过体力活动促进青少年健康的最合理的环境，青少年的体力活动大多是在学校里通过体育课发生的；政策则是社会生态学模型最远端的因素，它对青少年体力活动的影响远大于近端因素的作用。外部因素（如学校组织、教师指导等）也是影响学生体育锻炼的重要因素。②

三　某高校大学生体育锻炼情况的调查

鉴于促进青少年体育锻炼的因素中社会支持的重要性，我们选择北京市某高校大一学生作为研究对象，开展了社会支持对体育锻炼影响的调查研究。

体育锻炼作为身体活动的一种具体类型，在生活中主要表现为"运动"，指为了改善或维持体能、运动技能或健康而进行的有规律、有计划、有组织的身体活动。

社会支持是指个体与社会各方面，包括亲戚、朋友、同事、伙伴等社会人以及家庭、单位、党团、工会等社会组织产生的精神上和物质上的联系程度。③ 社会支持是社会关系的实际作用，这种作用可归纳为：情感支持（包括同情、爱、信任和关心）；实质性帮助（包括提供实际的帮助和服务）；信息帮助（提供可以帮助人们解决问题的建议、意见、信息）；评价帮助

① McLeroy K. R., Bibeau D., Steckler A., et al., "An Ecological Perspective on Health Promotion Programs," *Health Education Quarterly*, 1988, 15（4）：351-377.
② 夏祥伟、黄金玲、刘单：《高校研究生体育锻炼行为影响因素的调查研究》，《体育学刊》2018 年第 5 期。
③ 叶悦妹、戴晓阳：《大学生社会支持评定量表的编制》，《中国临床心理学杂志》2008 年第 5 期。

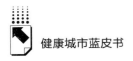
（包括提供自我评价所需要的信息）。① 本研究将根据其来源划分为家庭、同伴和学校的社会支持，同时参考社会学习理论，将每种支持又具体分类为示范作用、情感支持、物质支持。

（一）对象方法

研究对象为北京市某综合大学大一学生。研究采用横断面的调查设计，采取分层整群抽样，选取人文社科、理工科、医科三个专业方向的学生，每个专业方向以班级为单位招募调查对象，通过微信群发送问卷链接并在群内实现问卷填答指导。研究发出问卷 468 份，回收有效问卷 451 份。其中男生 210 人、女生 241 人；人文社科 130 人、理工科 162 人、医科 159 人。

采取自行开发设计的问卷，内容包括大学生的社会人口学基本情况（如性别、专业、身高体重等），体育锻炼情况（强度、频率、时间），同伴情况，等等。问卷发放时间为 2019 年 4 至 6 月。

体育锻炼得分依据公式"运动量 = Σ 强度 × 频率 × 时间"计算。各维度的等级赋值如下：无运动、轻微运动（如散步、做广播操等），小强度的不太紧张的运动（如慢跑、打太极拳等），中等强度的较激烈持久的运动（如跑步、打乒乓球等），呼吸急促、出汗很多的大强度的运动（如羽毛球、篮球、网球、赛跑、健美操等），分别赋值为 0 至 4 分；每月 1 次、每月 2 ~ 3 次、每周 1 次、每周 2 ~ 3 次、每周 4 ~ 5 次、几乎每天 1 次分别赋值为 1 ~ 6 分；10 分钟以下、11 ~ 30 分钟、31 ~ 60 分钟、60 分钟以上分别赋值为 1 ~ 4 分。

社会支持方面，本研究测量示范作用（即最亲密的一位家庭成员和一位同伴的体育锻炼行为）、情感支持和物质支持三个方面。示范作用中除了描述基本情况，在多因素分析中对示范作用依据体育锻炼得分进行赋值；情

---

① 〔美〕凯伦·格兰兹、芭芭拉·K. 瑞莫、K. 维斯瓦纳斯：《健康行为与健康教育理论、研究和实践》，周华珍、孟静静译，中国社会科学出版社，2014，第 235 ~ 236 页。

感支持和物质支持包含的若干选项中将"很不符合""不太符合""一般""比较符合""非常符合"分别赋值为 1～5 分。

（二）结果

1. 人口学特征

本研究调查对象基本情况见表 1。女性所占比例略高，父亲受教育程度在大专/大学程度的占近半数，半数家庭年收入在 1 万元以上。

2. 体育锻炼行为

被调查对象中有 14.0% 的人报告了自己能"一直坚持"进行体育锻炼，更多的人选择了"经常"（27.5%）和"有时"（32.8%）进行体育锻炼。"偶尔"进行体育锻炼的人占比为 23.7%，选择"从不"进行体育锻炼的人仅占 2.0%。有超过半数的人（54.3%）报告了近一个月内进行了"轻微"运动，"小强度"和"中等强度"的报告率分别为 41.7% 和 43.7%，报告进行"大强度"运动的人不足三分之一（27.1%），也有 5.3% 的人在过去一个月中从未进行运动。能够达到《健康中国行动（2019～2030 年）》提出的"每周进行 3 次以上、每次 30 分钟以上中等强度运动，或者累计150 分钟中等强度或 75 分钟高强度身体活动"这一标准（与世卫组织发布的《关于身体活动和久坐行为指南》中所提到的"成年人每周至少进行 150至 300 分钟的中等到剧烈的有氧活动"水平相当）的人数比例不足五分之一（18.0%）。近一个月主要进行的锻炼项目中，报告率最高的五种依次是"散步"（55.7%）、"慢跑"（47.2%）、"跑步"（45.0%）、"游泳"（11.3%）和"篮球"（8.6%）。根据计算，体育锻炼得分在不同性别和专业的人口中具有统计学差异（见表 1）。

表 1　调查对象人口学特征及不同人口的体育锻炼得分

因素		人数(%)	体育锻炼得分($m \pm SD$)	P 值
性别	男	210(46.6)	40.11 ± 27.55	P < 0.001
	女	241(53.4)	31.86 ± 27.14	

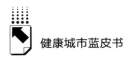
续表

因素		人数(%)	体育锻炼得分($m \pm SD$)	P 值
专业	人文社科	136(30.2)	33.42 ± 26.56	0.017
	理工科	156(34.6)	40.87 ± 29.49	
	医科	159(35.3)	32.60 ± 25.97	
父亲受教育程度	高中/中专及以下	168(37.3)	34.27 ± 27.67	0.317
	大专/大学	224(49.7)	34.87 ± 24.98	
	研究生及以上	59(13.1)	42.97 ± 35.35	
母亲受教育程度	高中/中专及以下	208(46.1)	32.20 ± 24.87	0.090
	大专/大学	207(45.9)	38.93 ± 30.03	
	研究生及以上	36(8.0)	37.42 ± 26.41	
BMI	<18.5	67(14.9)	28.45 ± 23.21	0.099
	[18.5,24.0]	307(68.1)	36.58 ± 28.17	
	24.0 以上	77(17.1)	38.53 ± 28.16	
家庭年收入(元)	(0,5000]	64(14.3)	29.73 ± 25.87	0.176
	(5000,10000]	145(32.5)	36.08 ± 26.55	
	(10000,20000]	133(29.8)	35.90 ± 28.53	
	>20000	104(23.3)	38.09 ± 27.19	
每个月的花费（元）	(0,1000]	78(17.3)	31.17 ± 26.70	0.135
	(1000,1500]	147(32.6)	34.08 ± 26.91	
	(1500,2000]	122(27.1)	37.85 ± 28.62	
	>2000	104(23.1)	38.88 ± 27.82	

3. 家庭支持

根据社会支持理论，我们将来自家庭支持分为示范作用、情感支持（鼓励、提醒、陪伴、赞赏等）、物质支持。

本调查显示，五分之一（20.8%）的人报告了自己的家人"一直坚持"进行体育锻炼，也有大部分的学生报告了自己的家人"经常"（27.1%）、"有时"（26.8%）和"偶尔"（20.2%）进行体育锻炼，选择"从不"的人较少，占比仅为5.1%。有超过三分之二的人（71.8%）报告了自己的家长近一个月内进行了"轻微"运动，"小强度"和"中等强度"的报告率分别为35.5%和15.5%，报告进行"大强度"运动的人约有十分之一（10.2%），也有7.3%的家长在过去一个月中从未进行运动。

如表 2 所示，在情感支持和物质支持方面，从加和后得分来看，对于已经升入大学的学生而言，家人在鼓励、提醒、点赞方面支持相对较多，而陪伴方面较少。

表 2　家庭对青少年体育锻炼的情感支持和物质支持

单位：n，%

题目	很不符合	不太符合	一般	比较符合	非常符合	得分 m ± SD
我的家人鼓励我进行体育锻炼	2(0.4)	10(2.2)	32(7.1)	171(37.9)	236(52.3)	4.39 ±0.75
我的家人会经常提醒我多进行体育锻炼	3(0.7)	31(6.9)	59(13.1)	161(35.7)	197(43.7)	4.15 ±0.94
我的家人与我一同进行体育锻炼	46(10.2)	126(27.9)	128(28.4)	96(21.3)	55(12.2)	2.97 ±1.18
多进行体育锻炼会得到家人点赞/称赞/夸奖	12(2.7)	29(6.4)	65(14.4)	163(36.1)	182(40.4)	4.05 ±1.02
家人愿意为我购买体育器材或办健身卡等	19(4.2)	48(10.6)	86(19.1)	135(29.9)	163(36.1)	3.83 ±1.15
总分						19.40 ±3.85

4. 同伴支持

我们将来自同伴的支持分为示范作用，情感支持（鼓励、提醒、陪伴、赞赏等）和物质支持。

调查对象中有 13.7% 的人报告了自己的同伴"一直坚持"进行体育锻炼，也有大部分的学生报告了自己的同伴"经常"（34.8%）、"有时"（30.8%）和"偶尔"（19.1%）进行体育锻炼，选择"从不"的人较少，占比仅为 1.6%。有 43.9% 的人报告了自己的同伴近一个月内进行了"轻微"运动，"小强度"和"中等强度"的报告率分别为 38.1% 和 39.7%，报告进行"大强度"运动的人为 31.7%，也有 6.7% 的人的同伴在过去一个月中从未进行运动。

如表 3 所示，在情感支持和物质支持方面，从得分来看，同伴在鼓励、提醒、点赞方面的支持相对较多。

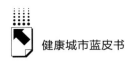

表3　同伴对青少年体育锻炼的情感支持和物质支持

单位：n，%

题目	很不符合	不太符合	一般	比较符合	非常符合	得分 m±SD
我的同伴鼓励我进行体育锻炼	15(3.3)	42(9.3)	133(29.5)	170(37.7)	91(20.2)	3.62±1.01
我的同伴会经常提醒我多进行体育锻炼	28(6.2)	79(17.5)	170(37.7)	109(24.2)	65(14.4)	3.23±1.09
我的同伴与我一同进行体育锻炼	27(6.0)	76(16.9)	146(32.4)	133(29.5)	69(15.3)	3.31±1.10
多进行体育锻炼会得到同伴的点赞/称赞/夸奖	29(6.4)	67(14.9)	139(30.8)	132(29.3)	84(18.6)	3.39±1.14
同伴愿意与我共同购买或共享体育器材、健身卡等	36(8.0)	84(18.6)	146(32.4)	123(27.3)	62(13.7)	3.20±1.14
总分						16.75±4.29

5. 学校环境支持

学校在学生的体育锻炼中可以提供非常强的支持环境。调查对象中，约四分之一（25.5%）的人报告了学校的体育锻炼设施、场所"完全"满足运动需求，超过半数的人（55.0%）认为可以"基本"满足，表示"一般"、"不太"和"无法"满足的人较少，分别占比为12.4%、6.7%、0.4%。有71.0%的人选择了"增加运动场地"、有半数左右的同学认为可以"降低收费标准"（55.7%）、"更新运动器材"（48.6%）或"增设专业人员指导、保护"（46.3%）。

调查对象中超过五分之一（22.6%）的人报告自己"参加"了体育类社团，如跑步、健美操、舞蹈、游泳等，多数人（77.4%）没有参加体育社团。

6. 其他相关行为因素

体育锻炼作为一种健康生活方式通常与饮食行为密切相关。调查对象中，71.4%的人报告了通常一天吃三顿饭，26.2%的人一天吃饭的次数少于三次，也有2.4%的人报告了一天吃饭的次数多于三次。88.9%的人报告了通常在"食堂"就餐，而"寝室点外卖""家""其他""餐馆"的报告率依次为 5.8%、3.8%、1.1%、0.4%。有一半（50.1%）的人能保证"几乎每天"吃早餐，超过五分之一（20.8%）的人能做到"4~5 天/周"吃早餐，"2~3 天/周"和"1 天/周或更少"吃早餐的报告率分别为 14.2% 和 9.8%，"不吃早餐"的仅为 5.1%。有近三分之一（32.4%）的人报告了"不吃"外卖，42.6% 的人点外卖的次数为"1 天/周或更少"，"2~3 天/周"和"4~5 天/周"点外卖的报告率分别为 17.1% 和 5.8%，"几乎每天"点外卖的仅为 2.2%。有 89.6% 的人报告了"几乎每天"食用主食、60.5% 的人报告了"几乎每天"食用新鲜蔬菜，有 28.8% 的人报告了"几乎每天"食用新鲜水果，有 78.5% 的人报告了"几乎每天"食用肉类。调查对象中有 12.0% 的人报告了"不喝"含糖饮料，35.7% 的人喝含糖饮料的次数为"1 天/周或更少"，"2~3 天/周"和"4~5 天/周"喝含糖饮料的报告率分别为 28.4% 和 11.5%，也有超过十分之一（12.4%）的人报告"几乎每天"喝含糖饮料。尽管学校开设了健康饭菜窗口，有 17.7% 的人认为所在学校食堂开设了健康饭菜的窗口，且品种丰富；有一半人（50.8%）的人则认为尽管有健康饭菜的窗口，但品种较少；其他人则表示没有健康饭菜的窗口（7.5%）或不清楚（23.9%）。

表 4 学生饮食行为情况

单位：n，%

类别	主食	新鲜蔬菜	新鲜水果	奶及奶制品	蛋类	肉类	豆制品	甜食	休闲食品
从不	2(0.4)	2(0.4)	12(2.7)	22(4.9)	17(3.8)	2(0.4)	33(7.3)	39(8.6)	95(21.1)
1 天/周或更少	5(1.1)	18(4.0)	57(12.6)	69(15.3)	80(17.7)	6(1.3)	99(22.0)	125(27.7)	181(40.1)
2~3 天/周	16(3.5)	45(10.0)	135(29.9)	112(24.8)	130(28.8)	31(6.9)	173(38.4)	124(27.5)	106(23.5)
4~5 天/周	19(4.2)	101(22.4)	108(23.9)	91(20.2)	74(16.4)	49(10.9)	81(18.0)	68(15.1)	35(7.8)
几乎每天	404(89.6)	273(60.5)	130(28.8)	149(33.0)	140(31.0)	354(78.5)	57(12.6)	87(19.3)	25(5.5)

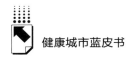
学生现在保持吸烟习惯的报告率为 0.2%（仅 1 名理工科男生），尝试过吸烟的报告率为 8.0%，从未吸过烟的报告率为 91.8%。可见在学校控烟成效明显。

7. 体育锻炼行为的多元线性回归分析

在多元线性回归分析中，以体育锻炼得分为因变量，引入的自变量包括：性别（1 为男，2 为女）；专业（设置虚拟变量，医科为参照组，专业 1 为人文社科、专业 2 为理科）；父亲受教育程度（设置虚拟变量，研究生及以上为参照组，父亲受教育程度 1 为高中/中专及以下、父亲受教育程度 2 为大专/大学）；母亲受教育程度（设置虚拟变量，研究生及以上为参照组，母亲受教育程度 1 为高中/中专及以下、母亲受教育程度 2 为大专/大学）；BMI（连续变量）；同伴情感支持（连续变量）；同伴示范得分（连续变量）；父母情感支持（连续变量）；父母示范得分（连续变量）；饮食行为得分。采用 Stepwise 法筛选变量，选入标准为 0.05，剔除标准为 0.10。

经筛选，以专业 1、专业 2、同伴情感支持、同伴示范得分、饮食行为得分为自变量构建线性回归方程，方程的 R^2 值为 0.473，R 值为 0.224，调整后 R^2 值为 0.215；多重线性检验指标（回归容忍度大于 0.1），不存在多重共线性；异常值检验中，以标化残差的 3 倍标准差 Casewise Diagnostics 检验为标准，存在离群值，但其杠杆值 Leverage values 小于 0.2、Cook 距离小于 1，即不存在高杠杆点和强影响点，故此处不进行处理；Durbin-Watson 值为 1.996，残差之间不存在共线性；P－P 图提示，残差近似正态分布。系数和显著性检验见表 5。

表 5　调查对象体育锻炼得分影响因素的多元线性回归分析结果

自变量	未标化系数		标化系数	t 值	P 值
	β 值	标准误	β 值		
截距	－ 32.376	8.557		－ 3.784	P < 0.001
专业（以医科为对照组）					
人文社科	1.990	2.861	0.033	0.695	0.487
理科	9.071	2.768	0.156	3.277	0.001

续表

自变量	未标化系数		标化系数	t 值	P 值
	β 值	标准误	β 值		
同伴情感支持	2.065	0.677	0.136	3.050	0.002
同伴示范得分	0.279	0.042	0.292	6.614	P < 0.001
饮食行为得分	1.569	0.305	0.220	5.146	P < 0.001

四 讨论

（一）体育锻炼水平

与其他研究相比，本研究的调查对象锻炼水平处于中等，锻炼项目与其他调查中的大学生类似。本研究发现能一直坚持锻炼的学生比例为 14.0%，半数左右的人最近 1 个月进行过小强度到中等强度的运动，大强度运动的人比例不足三分之一，不足五分之一的学生能够达到推荐标准；选择散步和跑步项目的较多。湖北 1024 名大学生的调查表明，能够坚持锻炼的学生比例为 22%，选择跑步、篮球、羽毛球、乒乓球等运动项目的人次比较高。[1] 天津某高校研究表明，62.87% 的同学锻炼强度适中，处在前 5 位的运动项目分别是走或慢跑、羽毛球、篮球、足球、乒乓球，达到推荐标准的学生比例为 20.08%。[2] 来自四川省女大学生的调查显示，每周体育锻炼频次多于 3 次的学生比例不足 10%，略低于本研究对象的水平；其锻炼项目以跑步、散步为主，其他具有技术性的体育活动参与较少，这与本研究对象情况类似。[3] 而来自黄冈市的女大学生的调查表明，达到推荐标准的学生比例为

---

① 程维峰：《湖北大学生体育锻炼的人群结构及行为研究》，《湖北体育科技》2016 年第 10 期。

② 陈品德、褚剑斌：《00 后大学生体育锻炼习惯的调查研究——以天津中德应用技术大学为例》，《当代体育科技》2020 年第 8 期。

③ 郑勇、刘珊珊：《四川省高校女大学生体育锻炼习惯的培养研究》，《西华师范大学学报》（哲学社会科学版）2016 年第 4 期。

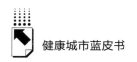

24.9%，锻炼强度在中等及以下的学生比例为60%，项目选择以走步和跑步为主，这与本研究的调查对象类似。①

（二）社会支持的作用

1. 家庭支持对大学生体育锻炼的影响

已有研究表明，家庭对体育锻炼行为具有一定的作用。② 本研究中家庭支持在多因素分析中未显示统计学意义。这可能是因为，随着青少年成长和社会融入，来自家庭、同伴影响的效力也在发生变化，进入大学的青少年受家庭影响相对减弱，而同伴影响相对增强，大学生社会支持来源的重心由家庭转至同伴。③

2. 同伴支持对大学生体育锻炼行为的重要性

同伴支持是社会支持的重要形式之一。同伴是作为同龄人间或心理发展水平相当的个体间在交往过程中建立和发展起来的一种人际关系④，在人们成长过程中有着举足轻重的地位。本研究探讨了同伴支持对体育锻炼行为的影响。已有研究证明，对于青少年阶段（尤其是大学生）而言，尽管其初具独立思辨能力，但其社会行为仍需朋辈人际的影响与维系⑤，同伴之间的健康行为存在相似性。本研究多因素分析结果表明，同伴示范作用和情感支持对体育锻炼行为的影响具有统计学意义。已有研究表明，同伴支持与中、大强度的体力活动呈显著正相关，尤其表现为"朋友的鼓励与参与""朋友

① 杨翠英：《女大学生课余体育锻炼现状及归因分析研究——以黄冈市为例》，《中国学校体育》（高等教育）2016年第9期。
② 王富百慧、王梅、张彦峰等：《中国家庭体育锻炼行为特点及代际互动关系研究》，《体育科学》2016年第11期；董彦会、杨招庚、王西婕等：《体育锻炼家庭支持性环境对中小学生身体素质的影响》，《中国学校卫生》2018年第9期。
③ 何倩贤：《社会支持对大学生身体活动的影响——基于社会认知的视角》，北京体育大学，硕士学位论文，2019。
④ 邹泓：《同伴关系的发展功能及影响因素》，《心理发展与教育》1998年第2期。
⑤ 张欢、董宝林：《运动友谊、自主动机、性别角色对青少年锻炼坚持性的影响》，《天津体育学院学报》2017年第4期。

的邀请与赞美”等因素。① 同伴的情感支持越强，被调查对象的体育锻炼行为越好。

示范作用是影响行为的因素之一，班杜拉在社会学习理论中强调了榜样在人学习过程中的重要性。本研究发现，同伴的体育锻炼行为具有榜样作用，其等级越高，对调查对象的体育锻炼得分的影响越大。已有的研究中少有将同伴的体育锻炼行为作为单独的影响因素进行分析，往往和情感支持中的陪伴参与因素有所混淆。

五　建议

（一）改善家庭支持

家长在学生的体育锻炼中发挥着传递和维持作用，家长应该摒弃以往“重智轻体”的认知，明确参加体育锻炼的重要性，将体育锻炼行为融入自己和孩子的日常生活。因此，由父母提供适当的情感和物质支持、成为以身作则的行为榜样很重要。但家庭的支持更多在青少年年幼阶段发挥作用，随着青少年的年龄增长，家庭影响的力度和方式都会发生改变。

（二）改善同伴支持

同伴的锻炼行为和情感支持对大学生体育锻炼行为有促进作用。在青年人中倡导体育运动，塑造良好的体育氛围也显得格外重要。同伴之间的互相陪伴、鼓励、督促也有利于促进个体体育锻炼的坚持，同时随着多媒体和社交平台的日益发达，也能够显著增强同伴的支持作用效果。

（三）改善学校环境

学校体育环境的改善将有利于学生养成锻炼的习惯。终身健身课程能有

① 阳慧敏：《普通大学生体力活动现状及其影响因素的研究——以长沙市部分高校为例》，湖南师范大学，硕士学位论文，2017。

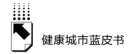

效地促进大学生参与体育运动的动机从外向内转变，并使其表现出更多的自觉参加体育锻炼的态度和行为。[①] 学校作为培养学生的主阵地，需要不断深化体育改革。首先，完善学校体育的基础设施，引进体育师资，设立体育专项经费以用于体育场地设施建设、维护与改造，并解决体育设施设备不足的问题。其次，做好人力资源开发，提升现有体育师资队伍水平，推进体育教师专业化，同时可以通过游戏化的教学使学生更愿意参加体育活动。此外，虽然国内大学体育课程教材中有健康相关知识，但授课仍以室外课为主，缺乏专门的健康教育课程，而这样的课程更能使学生深刻理解体质健康和生命的价值意义。

① Quartiroli A. , Maeda H. , "The Effects of a Lifetime Physical Fitness (LPF) Course on College Students' Health Behaviors," *International Journal of Exercise Science*, 2016, 9 (2): 136 – 148; Mora-Gonzalez J. , Perez-Lopez I. J. , Esteban-Cornejo I. , et al. , "A Gamification-Based Intervention Program that Encourages Physical Activity Improves Cardiorespiratory Fitness of College Students: 'The Matrix Revolution Program," *International Journal of Environmental Research and Public Health*, 2020, 17 (3).

案 例 篇
Case Studies

B.14
《健康黄浦行动（2020～2030年）》的
主要内容与实施路径

徐虹霞　陈 涛　赵加奎*

摘　要：　健康黄浦建设是贯彻落实健康中国战略、健康上海行动的重要抓手，关键在于如何落地见效。本文围绕《健康黄浦行动（2020～2030年）》，阐述了该政策出台的社会与政治背景，分析了在健康中国行动下上海黄浦坚持"以预防为主、覆盖全生命周期、防控重大疾病、注重整体性治理"的理念，综述了健康黄浦建设的18个重大专项行动的主要内容与考核指标，并提出了突出重大项目的引领作用、体现区域特点、动员社会参与三条实施路径，以全力推进健康黄浦

* 徐虹霞，上海市黄浦区卫生健康委员会副主任，副研究员，主要研究方向为卫生事业管理；陈涛，上海市黄浦区卫生健康委员会监督所党支部书记；赵加奎，上海市黄浦区疾病预防控制中心科教科科长，副主任医师，主要研究方向为科教管理与健康传播。

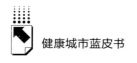
建设。

关键词： 健康城区　上海黄浦区　健康黄浦

由于人口老龄化、工业化、城镇化加速发展，疾病谱、生态与社会环境、居民生产生活方式不断变化，慢性病已成为居民主要死因，我国正面临着多重疾病负担并存、多种健康影响因素交织的复杂局面。为此，党的十九大报告要求实施健康中国战略；党的十九届四中全会也要求强化提高人民健康水平的制度保障，坚持关注生命全周期、健康全过程，完善国民健康政策，让广大人民群众享有公平可及、系统连续的健康服务。此后，根据《国务院关于实施健康中国行动的意见》《健康中国行动（2019～2030年）》的部署，以及上海市委市政府《健康上海行动（2019～2030年）》的规划，黄浦区立足于本区区情，编制完成了《健康黄浦行动（2020～2030年）》，开始启动推进健康黄浦建设。《健康黄浦行动（2020～2030年）》是贯彻落实健康中国战略、健康上海行动的重要举措，因此将其落实至关重要。文章通过分析健康黄浦行动的政策理念、全面综述各项专项行动的主要内容，提出了全力推动健康黄浦建设的实施路径，以期为政策进一步落地实施提供参考。

一　《健康黄浦行动（2020～2030年）》的出台背景

2018年，黄浦区居民的主要死因为慢性非传染性疾病，占总死亡的84.29%，是影响辖区居民健康的主要卫生问题；2019年，黄浦区常住人口64.47万人，65岁及以上人口占27.25%，达到老龄化社会标准，户籍居民期望寿命达84.31岁。近年来，黄浦区以健康城区的建设为契机，不断推进医疗卫生事业改革，积极营造"政府主导、多部门合作、全社会参与"的健康促进总体格局。通过医联体建设、信息化发展、社区家庭医生签约服务，构建起覆盖全区的医疗卫生服务体系，满足人们对于健康的需求。全区各级各类公立卫生机构有40家，其中公立医疗机构32家（市级医院7家、市级门诊部2家、区级医院10家、社区卫生服务中心10家、老年护理医院2家、区级门诊部1家）。

区政府高度重视健康环境的营造，先后开展健康社区、单位、学校、食堂、餐厅/酒店建设，5年内共新建各类健康单位46家，到2019年共建设健康单位14家、健康学校39家、健康食堂11家、健康餐厅/酒店12家、健康社区73家，辖区健康社区覆盖率达到41.2%。每年新增健康主题公园、步道、小屋、健康街区等健康支持性环境建设。每年发放健康大礼包23.5万份。全区10家社区卫生服务中心均设立健康自助检测设施，并提供个性化健康指导服务，每个街道均设有智慧健康驿站，每个居委均设有15分钟健身苑点，同时各公共体育场地、有条件的企事业单位和学校的体育场地免费或低收费向社区居民开放，满足社区居民的健身需求。

2016年，习近平总书记在全国卫生与健康大会上指出："要倡导健康文明的生活方式，树立大卫生、大健康的观念，把以治病为中心转变为以人民健康为中心，建立健全健康教育体系，提升全民健康素养，推动全民健身和全民健康深度融合。"[①] 2016年10月25日，中共中央、国务院印发并实施《"健康中国2030"规划纲要》，强调把健康融入所有政策，坚持政府主导与调动社会、个人的积极性相结合的模式，推动人人参与、人人尽力、人人享有的健康生活方式，从而实现全民健康。2019年8月29日，上海市人民政府就印发了《关于推进健康上海行动的实施意见》的通知，发布了全国第一个省级行动方案《健康上海行动（2019～2030年）》。2020年6月18日，黄浦区发布了《健康黄浦行动（2020～2030年）》。从《健康中国行动》《健康上海行动》到《健康黄浦行动》，都聚焦了当前主要的健康问题和影响因素，围绕疾病预防和健康促进两大核心，从影响健康因素的前端入手，坚持医防融合的理念，为居民提供系统、连续的预防、治疗、康复、健康促进为一体的卫生服务。《健康黄浦行动

---

① 《习近平谈治国理政》第2卷，外文出版社，2017，第372页。

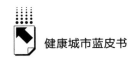

(2020~2030年)》作为一项中长期健康规划，在制定过程中坚持黄浦实际，遵循科学原则，把健康促进的理念融入各个方面。

二 健康中国行动下的上海黄浦发展战略

（一）建设理念

《健康黄浦行动（2020~2030年）》作为未来10年黄浦区贯彻落实"健康中国战略""健康上海行动"的纲领性文件，以整体性治理助力健康黄浦建设，努力打造体现黄浦特色的全方位、全生命周期的健康服务模式和灵敏高效、联防联控、群防群治的公共卫生应急处置体系。

1. 坚持预防为主

人民健康是民族昌盛和国家富强的重要标志。世界卫生组织（WHO）研究发现，个人行为与生活方式因素对健康的影响占60%。[1] 每个人都应该是自己健康的第一责任人，而健康的身体源自健康的生活方式。吸烟、酗酒、缺乏锻炼、不合理膳食等不健康生活方式是可以改变的，主要健康危险因素是可防可控的。因此，开展健康知识普及、倡导健康的生活方式，坚持预防为主是最经济、最有效的健康策略。《健康黄浦行动（2020~2030年）》强调从影响健康因素的前端入手，全方位干预健康影响因素，把"预防为主"的理念贯彻到工作的全过程，既是"健康黄浦行动"的最大亮点，也是"健康黄浦行动"制定过程中遵循的最重要理念。

2. 覆盖全生命周期

国家卫生健康委有关负责人指出，要特别针对妇女婴幼儿、中小学生、劳动者、老年人四类重点人群开展专项行动，对这些人群面对的特殊问题做出积极回应，进行全方位的干预，是"健康中国行动"的亮点之一。黄浦区

---

① 杨戈：《"健康中国"是这样炼成的——写在〈健康中国行动（2019~2030年）〉出台之际》，《中国科技奖励》2019年第8期。

在制定《健康黄浦行动（2020～2030年)》的过程中，也把上述四类人群作为重点人群，制定相应的干预策略，针对生命周期不同阶段的主要健康问题及影响因素，制定针对性的干预措施，强化医防融合，实现全生命周期的健康服务和健康保障，全面维护居民健康。针对妇女婴幼儿，实施母婴安全计划，提高区域产科、儿科服务供给能力。针对中小学生中存在的肥胖、近视、营养不良、龋齿等健康问题，动员家庭、学校、社会和政府共同参与，引导学生从小养成健康生活习惯，积极参加体育锻炼，预防近视、肥胖等疾病的发生。针对劳动者，完善职业病防治标准体系，切实做好职业病危害治理工作，控制和消除职业病危害，保障劳动者职业健康。针对老年人，开展老年健康促进行动，开展老年健身、老年保健、老年疾病防治与康复、老年介护培训等健康促进项目，提高老年人的健康水平、改善老年人生活质量、实现区域健康老龄化。

3. 防控重大疾病

随着工业化、城镇化、人口老龄化进程加快，我国居民生产生活方式和疾病谱不断发生变化。心脑血管疾病、肿瘤、慢性呼吸系统疾病、糖尿病等慢性非传染性疾病导致的死亡人数占总死亡人数的88%，导致的疾病负担占疾病总负担的70%以上。黄浦区老龄化严重，居民健康知识知晓率偏低，吸烟、过量饮酒、缺乏锻炼、不合理膳食等不健康生活方式比较普遍，由此引起的疾病问题日益突出。"健康黄浦行动"明确要求进一步完善公共卫生体系建设，深入推进慢性病和传染病防控工作，将心脑血管疾病、肿瘤、慢性呼吸系统疾病、糖尿病等重大慢性病作为工作重点，针对突出问题进行重点干预，为公众提供自我管理、合理膳食、运动等方面的指导建议。同时，加强传染病的源头防控，完善传染病救治体系，优化传染病监测报告和预警分析，切实做到早发现、早报告、早治疗。

4. 注重整体性治理

整体性治理（Holistic Governance）最早是由希克斯写的《整体政府》一书中整体性政府不断延伸发展而来，已成为一种新的治理范式。[①] 整体性

---

① Perri, *Holistic Government*, London: Demos, 1997.

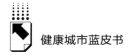

治理契合公众需求多元化、治理现代化、技术信息化的时代要求，可以有效应对治理危机。① 整体性治理的前提是需要建立有效的整体性协同机制，充分发挥多元主体的整体优势，提供无缝隙的公共产品和服务。② 《健康黄浦行动（2020～2030年）》注重构建不同部门间的协同机制，强调顶层设计，明确不同部门的职责，充分发挥纵横融合的协调作用，实现全过程、全环节的共同参与，进而实现整体性治理的目标。在实施过程中，注重各专项行动的融合作用，围绕重大的健康问题，统筹协调，共建共享，每一项行动都从个人、社会、政府三方面展开，涉及个人、家庭、社区、学校、企事业单位、医疗卫生机构、政府等各个主体，形成社会多方共治的大格局。

（二）重点专项行动

《健康黄浦行动（2020～2030年）》坚持围绕"全方位干预、全周期覆盖、全社会参与、全领域支撑、高标准要求"的基本原则，形成了18个重大专项行动：健康知识普及行动、合理膳食行动、全民健身行动、控烟行动、心理健康促进行动、人群健康促进行动、慢性病防治行动、传染病及地方病防控行动、公共卫生体系提升行动、医疗服务体系优化行动、社区健康服务促进行动、中医药促进健康行动、健康保障完善行动、健康环境促进行动、健康服务业发展行动、健康信息化行动、长三角健康一体化行动、健康国际化行动。

（三）评估指标

为实现总体战略目标要求，也注明了相应要达到的标准，主要考核指标如表1所示。

---

① 郑容坤：《整体性治理理论的演进及意蕴探析》，《行政科学论坛》2018年第11期。
② 张远妮、姜虹：《健康中国战略下公共卫生体系的整体性运行机制思考》，《卫生软科学》2020年第8期。

表1　《健康黄浦行动（2020～2030年）》主要考核指标

序号	指标	2018 年基线值	2022 年目标值	2030 年目标值
1	人均健康预期寿命（岁）	无区级	≥70	≥72
2	人均预期寿命（岁）	84.23	保持发达国家水平	
3	婴儿死亡率(‰)	1.54	保持发达国家水平	
4	5 岁以下儿童死亡率(‰)	2.4	保持发达国家水平	
5	孕产妇死亡率(1/10 万)	0	保持发达国家水平	
6	居民达到《国民体质测定标准》合格以上的人数比例（%）	98.23	≥96	96.5
7	居民健康素养水平（%）	31.6	32	40
8	参加健康自我管理小组的人数（万）	0.42	2	3.5
9	建立并完善健康科普专家库和资源库,构建健康科普知识发布和传播机制	目前无	实现	实现
10	建立医疗机构和医务人员开展健康教育和健康促进的绩效考核机制	目前无	实现	实现
11	人均体育场地面积（m²）	1.15	1.3	1.5
12	经常参加体育锻炼人数比例（%）	42.8	45 左右	46
13	每万人拥有体育健身组织数量（个）	13	15	20
14	15 岁以上人群吸烟率（%）	16	≤20	≤18
15	产前筛查率 – 唐氏筛查率（%）	71.65	≥70	≥80
16	新生儿遗传代谢性疾病筛查率（%）	98.96	98	98
17	适龄妇女宫颈癌和乳腺癌筛查覆盖率（%）	88.53	≥80	≥90
18	国家学生体质健康标准优良率（%）	48.75	≥50	≥60
19	符合要求的中小学体育与健康课程开课率（%）	100	100	100
20	中小学生每天校内体育活动时间（小时）	≥1	≥1	≥1
21	配备专兼职心理健康工作人员的中小学校比例（%）	100	80	90
22	寄宿制中小学校或600 名学生以上的非寄宿制中小学校配备专职卫生专业技术人员、600 名学生以下的非寄宿制中小学校配备专兼职保健教师或卫生专业技术人员的比例（%）	65	≥70	≥90
23	接尘工龄不足 5 年的劳动者新发尘肺病报告例数占年度报告总例数比例（%）	0	≤4	≤4

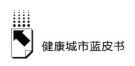

续表

序号	指标	2018 年基线值	2022 年目标值	2030 年目标值
24	二级以上综合性医院设老年医学科比例（%）	75	≥50	≥90
25	重大慢性病过早死亡率（%）	7.69	≤10	≤9
26	高血压患者规范管理率（%）	87.28	87	90
27	糖尿病患者规范管理率（%）	86.77	86	90
28	常见恶性肿瘤诊断时早期比例（%）	35.08	≥32	≥40
29	社区卫生服务中心提供中医非药物疗法的比例（%）	100	100	100
30	以街道为单位适龄儿童免疫规划疫苗接种率（%）	99.79	≥98	≥98
31	每千常住人口执业（助理）医师数（人）	13.19	≥3	≥3
32	千人口注册护士数（人）	17.08	3.9	≥4.7
33	千人口全科医师数（人）	0.55	≥0.40	0.5 左右
34	空气质量优良天数比率（%）	84.9	≥80	进一步提升
35	受污染地块安全利用率（%）	100	95 左右	98 左右
36	建成区绿化总面积（万平方米）	282.46	295.54	305.54
37	主要食品安全总体监测合格率（%）	98.9	≥97	≥97
38	药品质量抽检总体合格率（%）	98.7	≥98	≥98
39	健康服务业增加值占 GDP 比例（%）	GDP 统计口径由上海市给出	≥6	7.5 左右
40	11～18 岁青少年吸烟率（%）	4.8	≤4	≤4

资料来源：《健康黄浦行动（2020～2030 年）》。

三 全力推进落实健康黄浦行动的实施路径

《健康黄浦行动（2020～2030 年）》是健康黄浦建设的任务书、时间表和路线图，关键在于落实在于行动。在实施《健康黄浦行动（2020～2030 年）》的过程中，需要抓牢关键点，通过围绕重点项目，形成多方共治的格局。①

---

① 陈聪等：《以人民健康为中心——解读健康中国行动》，《就业与保障》2019 年第 17 期。

（一）突出重大项目的引领作用

《健康黄浦行动（2020～2030年）》的实施需要形成一批有影响力的重大项目，通过重大项目的实施，聚集资源，突破制约瓶颈，推进多部门合作，凝聚社会共识，确保各项行动的落地。黄浦区已经开展了南京东路创建"健康促进示范街"等重大项目，南京东路创建"健康促进示范街"项目以打造"第一健康促进街"为目标，通过"10＋5"健康促进工作模式，开展"环境整治齐动手、合理膳食保平安、公筷公勺入餐厅、健康行为防疫情、适量运动利健康、劝阻游烟志愿行、健康服务进楼宇、心理服务缓压力、中医特色'治未病'、健康菜单随心选"十大健康促进服务项目，建立融健康科普、预防、保健、医疗、康复"五位一体"的人群健康管理模式。黄浦区希望通过南京东路"健康促进示范街"的创建，在全区形成良好的健康文化氛围，带动周边区域的健康产业发展，进而推进《健康黄浦行动（2020～2030年）》的实施，提高黄浦区居民的健康素养水平。

（二）体现区域特点

黄浦区作为上海市的中心城区，辖区面积小，商务楼宇众多，楼宇经济发达。同时，辖区内还有大量的老城厢居民区，各种各样的老字号更是不胜枚举，体现了上海的传统与现代。黄浦区结合区域特点，开展了"健康新时尚、餐饮风向标——积极推广公筷公勺""'城市原点，悦享健康'楼宇健康促进"等特色项目。"健康新时尚、餐饮风向标——积极推广公筷公勺"从推广公筷公勺入手，努力打造有宣传、有标识、有提醒、有消毒、有创新、有推广的"六有"服务标准，引导全区餐饮企业推广使用公筷公勺。"'城市原点，悦享健康'楼宇健康促进"坚持党建引领，通过智慧健康驿站和智慧健康小小屋等途径，普及新冠肺炎及多发传染病的预防与治疗，培养白领群体的健康自我管理意识，探索融媒体时代楼宇健康促进的新模式。通过上述特色项目的实施，黄浦区把《健康黄浦行动（2020～2030年）》与区域特点紧密结合，提高了健康黄浦行动的影响力和认同感。

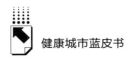

（三）动员社会参与

《健康黄浦行动（2020~2030年）》的核心是把"每个人是自己健康第一责任人"的理念落到实处，促使居民养成自主自律的健康生活方式。黄浦区在工作开展的过程中，坚持政府的主导作用，切实履行好政府在统筹协调等方面的职责，充分调动各部门、全社会、每个家庭的积极性、创造性，有序推进各项行动。部门之间密切合作，共同落实各项任务，及时进行总结。广泛发动社会各界，鼓励个人和家庭积极参与，凝聚全社会力量提升建设能级，最终达到人人行动、人人受益的目标。

《健康黄浦行动（2020~2030年）》是一项长期的行动计划，在定位上体现了以治病为中心向以健康为中心的转变，在策略上注重"治已病"向"治未病"的转变。在今后的工作中，黄浦区将进一步加强职能部门、街道、企事业单位之间的沟通协作，延伸行动内涵，扩大建设能级，加强效果评估，确保各专项行动的落实到位。

B.15
威海市健康城市建设的探索实践

杨正辉　刘 莹*

摘　要： 威海市在不断巩固卫生创建成果的基础上，以进一步提高人居环境质量、持续完善健康服务体系为目标，以改善健康环境、培育健康人群、优化健康服务、发展健康产业等为主要任务，探索建立完善健康城市建设管理机制。其成熟经验是：坚持生态立市，合力打造健康宜居环境；面向全人群，提供全方位全周期健康服务管理；以群众需求为导向，持续优化健康服务供给；以建设平安城市、食安城市为抓手，强化健康社会保障；坚持共建共享，营造城市健康文化氛围；突出地域特色，培育多业态健康产业格局。健康城市建设是一项长期性、系统性工程，涉及医药卫生、城乡环境、交通安全、社会保障等多方面的工作，要持续改善各类健康影响因素，离不开政府、部门和社会的共同努力，因此，必须完善政府主导、部门合作、社会参与的工作机制，强化项目推进和示范引领。

关键词： 健康城市　健康环境　健康服务　威海市

---

* 杨正辉，公共卫生硕士，威海市卫生健康委员会（中医药管理局）党组成员、副主任，主要研究方向为健康城市建设；刘莹，法学硕士，威海市卫生健康委员会体制改革科四级主任科员，主要研究方向为健康城市建设。

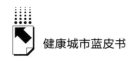

一　前言

威海市位于山东半岛最东端，卫生基础好，兼具得天独厚的自然风光，早在1987年第一次市委常委会议就以"建设高新技术产业为主的生态化海滨城市"为目标，把保护好环境作为城市发展的首要选择，决心把威海市建成环境优美的现代化文明城市。1990年，威海市成功创建为全国第一个国家卫生城市，打造了极具含金量的城市名片，也开启了建设生态宜居城市的征程，国家环境保护模范城市、中国优秀旅游城市、国家森林城市、中华环保奖、全国文明城市等国家级荣誉基本囊括。

健康城市是卫生城市的升级版，通过完善城市的规划、建设和管理，改进自然环境、社会环境和健康服务，全面普及健康生活方式，实现城市建设与人的健康协调发展。①威海市在巩固国家卫生城市创建成果的基础上，积极探索建设健康城市。2016年1月以市委1号文件印发了《中共威海市委威海市人民政府关于建设健康城市的意见》，明确了健康城市建设的基本思路和框架。2016年4月，在山东省率先启动健康城市建设工作，成立健康城市建设工作领导小组，印发了《威海市建设健康城市工作任务责任分工表》《建设健康城市宣传标语推广方案》等文件，组织实施城乡环境卫生整洁、安全饮水提升、食品药品安全、居民健康素养提升等15个专项行动。2016年11月，被全国爱卫办确定为首批全国健康城市试点市。

2017年，市第十五次党代会要求加快建设健康城市，市健康城市建设工作领导小组在健康中国2030战略框架下，根据《关于建设健康城市的意见》以及市国民经济和社会发展十三五规划纲要等文件精神，组织编制印发了《威海市健康城市建设规划（2017—2020年）》，明确了健康城市建设

---

① 《关于印发〈关于开展健康城市健康村镇建设的指导意见〉的通知》（全爱卫发〔2016〕5号）。

的 6 项主要任务和 26 项建设指标。威海市承办了全国卫生城镇和健康城市工作经验交流会及健康城市研讨会，组织来自国家、世界卫生组织、各省市及健康城市试点市相关负责人近 300 人进行现场交流和观摩。

威海市委十五届五次全会明确提出要注重精当规划、精美设计、精心建设、精细管理、精准服务，高标准实施城市规划设计，高标准提升城市内涵，高标准推进乡村振兴，高标准推进基础设施互联互通，精心打造宜居、宜业、宜游、宜学的精致健康威海，使威海这座海滨城市既有颜值更有内涵。威海市 2018 年获评健康中国年度标志城市；所辖乳山市入选省级健康城市试点；环翠区张村镇、文登区张家产镇等 5 个镇街以及荣成市峱山街道河南村、乳山市海阳所镇海阳所村等 10 个村被省爱卫会确定为省级健康镇村试点。

近年来，威海市建立完善全域行动、全民共建、统筹协调、一体推进的工作机制，着力打造卫生城市"升级版"，争当健康城市建设"排头兵"，2019 年，被全国爱卫办确定为 2018 年度全国健康城市建设示范市，山东省健康城市建设排名第一。2020 年以市政府 1 号文件印发《贯彻健康山东行动推进健康威海建设的实施意见》，实施健康威海 15 项行动，成立行动工作组和专家咨询委员会，推动健康威海建设不断深入。

二 威海市健康城市建设的主要做法和取得成效

威海市把人民群众健康放到优先发展的战略地位，坚持"政府主导、部门协调，共建共享、全民健康，城乡统筹、协调推进，以人为本、优化模式，立足实际、注重特色"的基本原则，把守卫健康纳入城市治理各个环节。

依托市政府爱国卫生议事协调机构工作平台，以《威海市健康城市建设规划（2017—2020 年）》《健康威海行动（2020—2022 年）》等政策文件为引领，以项目为抓手，住建、生态环境、市场监管、卫生健康、医保、水务、公安、体育、林业等 30 多个部门履职尽责，广大市民、志愿者以及社

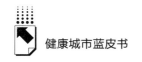
会组织等力量积极参与，形成推动健康城市建设的工作合力。围绕改善健康环境、培育健康人群、优化健康服务、构建健康社会、营造健康文化、发展健康产业等主要任务，共同建设宜居、和谐健康威海。

（一）坚持生态立市，合力打造健康宜居环境

威海市始终将生态立市、环境优先、绿色发展的理念融入城市现代化建设进程中，统筹推进健康城市、精致城市与文明城市创建，不断探索完善环境与健康协调发展的长效机制。

1. 强化城乡人居环境建设与治理

实施精细管理，出台了国内首部精致城市条例《威海市精致城市建设条例》，编制了威海市城市道路综合整治、小游园建设、园林绿化养护等5项市政、园林导则。完成数字城管平台扩面升级，划分管理网格，组建巡查队伍，完善信息采集处置模式，实现"数据一个库、管理一张网、监管一条线"，累计受理城市管理案件10余万件，结案率94.5%。持续抓好建筑扬尘、户外广告、门头牌匾等10余类专项整治，清理违法建设，拆除户外广告。突出精细设计，编制了《威海市城市风貌保护规划》，开展山景线、海景线、铁路线"三线整治"，推进S201环山路景观绿化建设，建成滨海步道75.5公里，彰显城市山海景观特色。按照"三季有花，四季有色"要求，对城市主干道、公园、广场进行绿化花化升级，累计建成城市绿道458.58公里，基本实现了城市居民出行"300米见绿、500米见园"。出台生活垃圾分类管理办法，选择部分社区、行政村、公共机构作为示范试点，其他非示范镇街同步开展，形成连点成面、全面铺开的垃圾分类格局。加大农村人居环境整治力度，创建省级清洁村庄完成率达到96.47%，市级清洁村庄实现全覆盖。

2. 打好污染防治攻坚战

加强工业和移动源污染治理，建立大气污染防治驻区专项督察制度，严格落实专项督察、问题曝光、销号管理、预警约谈、生态补偿、考核问责"六项机制"，建成覆盖全市镇街的环境空气质量监测网络，成为全省唯一

实现"十三五"期间连续5年稳定达到国家二级标准的地级市。开展城镇集中式饮用水水源地环境保护、黑臭水体治理等专项行动,加快推进农村污水治理,建立月—半月—周调度通报制度,2020年水环境达标指数全省第一,重点河流、集中式饮用水水源地水质达标率100%。

2017年全市空气质量优良率为88.1%,2018年为87.1%,2019年为80.8%,2020年为90.4%。

3. 持续开展"绿满威海·四季多彩"国土绿化行动

统筹推进海岸林带绿化、荒山生态绿化、水系生态绿化、绿色通道建设、城镇村绿化美化和退耕还林还果"六林工程",2019~2020年完成植树造林12.1万亩。推动湿地公园建设完善工作,湿地保护率达到71%。

4. 扎实开展爱国卫生运动

以各类卫生创建活动为抓手,积极营造健康卫生生活环境。2021年,威海市迎来第9次国家卫生城市复审,建立迎审工作专班以及全市党政一把手迎审问题曝光工作群,强化督导通报。以问题为导向,重点开展城中村及城乡结合部、八小行业、农贸市场等10个专项整治,坚持条块结合,开展问题拉网式排查和整改。积极调动群众力量参与创建,鼓励广大市民通过爱卫随手拍反馈发现的创卫问题,由掌上12345进行分办处理;组织新时代文明实践志愿活动认领城市卫生死角,开展城市环境卫生整治,共建共享创卫成果。同步扩大卫生村镇创建覆盖面,文登区张家产镇、乳山市海阳所镇等5个镇街成功创建国家卫生乡镇,环翠区张村镇、荣成市大瞳镇等13个镇街启动国家卫生乡镇创建工作。目前,威海市国家卫生城市创建工作实现市域全覆盖,国家卫生乡镇(含纳入评审程序)、省级卫生乡镇比例分别达到30%、60%以上。

(二)面向全人群,提供全方位全周期健康服务管理

以培育健康人群为目标,强化干预生命不同阶段的主要健康问题及影响因素,努力提供覆盖全人群、全生命周期的健康服务和健康保障,威海市2020年人均期望寿命达到81.97岁(具体见图1)。

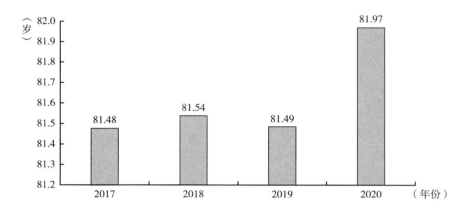

图1　2017～2020年威海市人均期望寿命

资料来源：相关年份《威海年鉴》及监测报告。

1. 扎实做好妇女儿童健康管理

深入实施母婴安全和健康儿童行动，成立了市级出生缺陷防控中心，在全省率先全面实施孕妇产前血清学筛查与产前诊断、产前无创 DNA 检测和耳聋基因检测、新生儿 52 种遗传代谢性疾病筛查等免费项目，实现妇女"两癌"免费筛查城乡全覆盖。2020 年婴儿死亡率为 2.41‰；5 岁以下儿童死亡率为 3.28‰，低于全省平均水平。在全市推开医育结合照护服务模式，强化"医、育、智"三端平台建设，建立婴幼儿养育照护指导中心和育儿学校，依托婴幼儿养育照护服务信息平台，实现托育机构、家庭与医疗机构有效对接。强化免疫规划疫苗接种，在巩固儿童常规接种基础上，加强流动儿童及大年龄组儿童的接种管理，2020 年全市适龄儿童各类免疫规划疫苗的接种率均达到99%以上。

2. 强化中小学健康促进

将为小学二年级学生免费实施窝沟封闭列入民生实事项目，组织对全市二年级小学生开展口腔健康筛查、建档和健康宣教，切实做到"知情同意、需查尽查、应封尽封"，2020 年全市共免费为 23529 名学生进行口腔筛查，为 12229 名符合窝沟封闭条件且自愿接受的学生实施了窝沟封闭，预防第一恒磨牙龋齿发生。制定了《威海市儿童青少年近视小儿推拿防控工作实施方案》，各区市确定县级近视防控基地和协同基地，对校医、学生和家长进行预防近视推拿手法操作培训，对前来就诊的儿童青少年建立电子档案。全市中小学均建立了心理咨询室，配备了专兼职心理健康教师和一定数量的心理辅导器材，基本满足学生个体和团体心理辅导需求。

3. 加强老年人健康服务管理

以创建国家级医养结合试点市为引领，全面建立起以居家为基础、社区为依托、机构为补充、医养相结合的社会养老服务体系。全市医养结合床位数 1.34 万张，9 处二级以上医院设置老年病科，4 处二级以上中医院均设置康复科，医疗机构普遍为老年人提供看病就医绿色通道。创新智能化、信息化居家康养服务模式，建成全省首个市级 12349 智慧养老监管平台和首个覆盖城乡的居家养老服务热线，为老年人提供家政、医疗保健、紧急救助报警等 260 多项服务，热线在网用户达 82 万人。创新品牌化、一站式社区服务模式，建成社区居家养老 15 分钟便民服务圈，培育万福苑、盛泉等专业社区养老连锁品牌。家庭医生服务团队优先与社区养老机构及居家老年人签约，全市老年人群家庭医生签约率达 70%。引导基层医疗机构与社区养老机构深度融合，探索"养中有医、养医签约、两院一体"等管理服务模式，24 处养老机构内设医务室、护理站等医疗机构，10 处医疗机构取得养老执业许可（备案），全市所有养老机构均与周边医疗机构签订了合作协议，实现了养老机构医疗服务全覆盖。

4. 加强残疾人群医疗康复服务

实施残疾儿童康复救助、精神残疾人医疗救助项目，通过"福彩助行动"、小型康复器材进家庭等项目，对有辅具需求的残疾人按标准给予适配补贴。在全省率先开展重度肢体残疾人居家康复服务项目，医院专家利用可视化诊疗系统为残疾人进行免费远程诊疗服务，累计为 1238 名重度肢体残疾人提供居家康复服务，总有效率达 95% 以上。开展残疾人家庭医生签约服务，2020 年签约服务覆盖率达到 77% 以上。

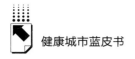

5. 推进心理服务体系建设

联合政法委、宣传部等部门印发《威海市社会心理服务体系建设三年行动计划（2019～2021）》，文登区、荣成市和乳山市被确定为社会心理服务体系建设省级试点。完善基层社会心理服务网络，90%以上乡镇卫生院、社区卫生服务中心设置心理咨询室，为社区居民开展心理咨询服务。加强严重精神障碍患者服务管理，2020年底患者规范管理率达89.2%，落实严重精神障碍患者"医保报销、财政兜底"的免费救治措施，2020年累计救治近1.9万人次，救助资金270余万元。开展新冠肺炎疫情防控心理援助，开通4条24小时免费心理援助热线，组建9支由107名专业人员构成的心理援助队伍，受理心理咨询电话2000余次。

（三）以群众需求为导向，持续优化健康服务供给

围绕解决群众看病难、看病贵问题，聚焦重点领域和关键环节，稳步推进医药卫生体制改革，优化医疗卫生资源布局，大力发展中医药事业，提高健康服务供给质量。

1. 完善医疗卫生服务体系

统筹城乡医疗卫生资源，组建3处城市医疗保健集团，7处紧密型县域医共体，将县域医共体牵头医院全部纳入各医疗集团，集团牵头医院和县级医院的门诊、住院、检查等资源在集团内开放共享，整合影像、检验、病理、消毒供应、心电等优质资源，为基层医疗技术检查结果提供集中诊断服务。所有社区卫生服务中心、镇卫生院与二、三级医院建立了稳定的技术帮扶和分工协作关系，全市县域就诊率达到90%以上，二、三级医院向基层医疗卫生机构转诊人数同比增长超过10%。

2. 夯实基层医疗基础

推进县级公立医院牵头，基层医疗卫生机构为成员单位的"六统一"紧密型县域医共体建设，实行县镇村一体管理，建立了县域统一的医学影像、远程会诊等共享中心以及临床医疗、院感、护理等专业医疗质量控制中心，推进县域医疗卫生资源共享、分工协作、同质化管理人才和技术下沉基

层。全面开展 2.0 版家庭医生签约服务，以提升家庭医生签约服务内涵质量、优先覆盖重点人群为重点，全市共组建家庭医生签约服务团队 719 个，重点人群家庭医生签约率达到 73.63% 以上，贫困人口实现了应签尽签。

3. 强化公共卫生服务

全市二级及以上医院普遍设立公共卫生科，综合医院、疾控机构、基层医疗机构三位一体的医防结合体系进一步健全。建立起以居民死因监测、肿瘤登记、心脑血管事件报告和健康危险因素监测为主要内容的疾病与健康监测体系，开展农村居民胃癌筛查、上消化道肿瘤和大肠癌早诊早治、脑卒中高危人群筛查干预 2.1 万人次。持续巩固慢性病防控工作，创建国家级慢病综合防控示范区 3 个，省级示范区 1 个。率先在全省实现了数字化预防接种门诊全覆盖，积极推进市级预防接种信息管理平台建设，开发了集在线预约、接种记录查询、接种知识学习等功能于一体的金苗宝手机 App。

4. 充分发挥中医药优势

鼓励中医全面参与临床治疗，全市所有公立综合医院、妇幼保健院、传染病院均设置中医药科室。实施基层中医药服务能力提升行动，在全省率先实现了基层医疗机构国医堂建设全覆盖。全面开展中医适宜技术惠民工程，在基层全面推广艾灸技术，累计免费体验近 30 万人次，依从率超过 70%。创新"互联网 +"中医药服务模式，在全市范围内开展了"中药饮片集中配送"工作，以文登区为试点建设了山东省首家服务半径覆盖全域、功能齐全的中药集中配送中心。进一步完善了中医日间病房的政策，将试点医院扩大至 44 家、中医病种增加至 36 个，2020 年患者住院次均费用下降 1100元，降低了患者自付金额和医保资金支出。

5. 加快发展智慧医疗

分级诊疗信息管理系统基本实现基层医疗机构全覆盖，全市心电会诊病例累计达 11 万余例。在全市开展智慧服务示范品牌建设，市立医院被评为首批全省智慧服务品牌单位。"健康威海"医疗服务平台通过微信服务号等方式，提供市域内统一的预约诊疗、在线支付、医疗信息查询等医疗便民服务，累计挂号缴费约 10 万次，缴费近 1000 万元。

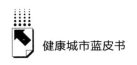

（四）以建设平安城市、食安城市为抓手，强化健康社会保障

坚持健全体系、完善机制，通过平安威海、食安威海建设，全方位强化健康社会保障，不断提升群众的安全感、幸福感和满意度。

1. 构筑健康交通网络

交通管理基层网络不断健全，全市镇办全部成立交通管理服务站，专兼职管理员配齐配全，做到经费保障、办公场所、管理考核、工作台账"四统一"。全面实施隐患排查治理、城市交通出行安全、公路交通安全防控、全民交通安全文明意识提升、交通事故救援救治、部门协同联动整治攻坚"六大提升工程"，提高事故预防成效。加强警医合作，与全市 10 家医院签订了《道路交通事故伤员快速救治绿色通道协议》，建立多方联动协作机制，及时完成救助金垫付，2020 年以来全市共垫付救助金合计 1509 万余元。加大交通安全警示教育力度，及时发布典型违法行为和事故案例 3000 余条，将事故案例编写成短信推送给重点车辆驾驶人，累计发送短信 600 万余条。

2. 健全全民健身公共服务体系

完善公共体育场地设施建设，实现了市、县、镇、村四级全覆盖，建成城市社区 10 分钟健身圈，公共体育场馆设施全部免费或低收费向社会开放。普及健身指导，全市社会体育指导员总数达到 1.6 万人，占全市总人口的 5.7‰；利用分布在全市城乡的 3662 个晨晚练站点，指导市民科学健身。依托全民健身月、全民健身日等重要活动时间节点，打造了春秋季健康跑、环海健步走及骑行活动、全国徒步大会、全国群众登山大会等全民健身品牌活动，全年举办大中型全民健身赛事活动约 100 项次。建成智慧监测站 3 个，为市民提供了免费体质监测服务并开具运动处方。

3. 完善城乡社会保障体系建设

大力实施全民参保计划，完善参保缴费激励政策和服务措施，医保覆盖面稳步提高，基本医疗参保人数约 255 万人。建立了困难人员基本医保、大病保险、医疗机构减免、医疗救助、特惠保、再救助的六重保障政策，有效避免了因病致贫返贫问题；全面优化一站式结算服务，困难人员在全国范围内住院，各项医保待遇均实行"一单即时结算"，出院时只缴纳个人自负部分，让群众少跑腿，减轻群众就医负担。

4. 筑牢食品安全防线

巩固深化"双安双创"成效，加强执法检查，保障食品质量安全。2020 年，市场监管系统组织食品安全抽检 2.8 万批次，达到千人 10 批次，合格率 98.5%，实现了食源性疾病监测网络县乡村一体化。开展食品流通质量安全、餐饮质量安全、食品安全"校园守护"、农村假冒伪劣食品等专项整治活动。推进产品追溯体系建设，实现食品生产企业 100% 风险分级管理。发挥示范带动作用，创建餐饮示范街区 7 条，"明厨亮灶"示范店 315 家。进一步加强校园及周边食品安全监管，全市中小学食堂实行明厨亮灶 524 家，覆盖率达 100%。

（五）坚持共建共享，营造城市健康文化氛围

坚持全媒体、多渠道开展健康科普和健康教育活动，营造健康文化氛围，全面提升群众健康素养和健康水平。

1. 拓展健康文化传播平台

将健康元素全方位融入公众生活，市辖 4 个行政区市全部完成省级健康促进区（市）建设，实现省级健康促进区（市）"一片红"。2020 年重点建设完成了 50 个健康促进场所，全市建成 2 处健康教育基地，每个村（社区）建成 1 个健康教育专栏。开展"百场健康巡讲"进企业、机关、社区、学校、村居主题活动，结合单位需求确定巡讲课题，自 2019 年以来全市每年至少举办 600 余场。开展"医疗专家下村巡诊活动"，将巡诊服务常态化，全市 2431 个行政村每季度巡诊一次，组织各级医疗专家现场义诊并解答群众咨询，传播卫生防病以及日常保健知识。2020 年以来根据新冠肺炎疫情防控形势，通过广播、电视、短信、网络新媒体、社区志愿者、农村大喇叭、宣传车、宣传栏、公共场所电子屏等多种形式，加大对疫情防控知识的宣传教育，引导群众理性对待疫情防控，做到解疑释惑、形成共识。

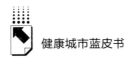

2. 建立全媒体健康科普知识发布和传播机制

加强与电视台、报社、新闻客户端等各级媒体的沟通合作，打造"健康全周期""健康周刊""健康威海"等品牌栏目，拍摄制作了"健康威海人人共享"公益宣传片，通过电视台、网络平台滚动播放。制作"健康素养66条"科普动画，在全市500台公交车载电视、168块车站电子屏载体循环播放。建立了由300人组成的市级健康科普专家库，对健康科普信息严格审核把关，完善市级健康科普资源库，确保发布内容严谨科学。将居民健康素养水平纳入市委目标绩效考核，推动居民健康素养水平逐年提升，2020年我市居民健康素养水平达到23.1%。

3. 推进塑造全民健康行为

出台了威海市健康社区、健康家庭、健康企业、健康机关（单位）评价指标体系，全市共创建各类健康细胞示范单位266个。实施"三减控三高"项目，鼓励商店（超市）销售低脂、低盐、低糖食品；组织112支队伍1442人参加第五届"万步有约"职业人群健走激励大奖赛，区市参赛率100%，万步率达83%，被授予全省唯一的全国优秀地市三等奖。深入实施控烟行动，结合世界无烟日等主题活动，依托各级医疗卫生机构，通过线上无烟科普＋线下控烟讲座及义诊活动，普及吸烟危害和控烟知识。通过开展卫生城镇创建、无烟单位建设等活动，推进无烟环境建设，督促公共场所规范张贴禁烟标识，无烟学校及无烟机关覆盖率达80%以上，无烟医疗卫生机构创建实现全覆盖。联合第三方专业机构，开展公共场所控烟立法可行性评价，推进威海市控烟立法工作进程。2020年威海市居民吸烟率为17.1%。

（六）突出地域特色，培育多业态健康产业格局

坚持以产业发展促进事业水平提升，通过拉长链条、跨界融合，培育壮大健康产业，丰富健康产品和服务供给。

1. 全面发展健康休闲产业

加快"康养旅游产业集群"培育，促进"医养结合＋旅游"协同发展，推出旅游养老、分时度假养老、中医药保健养老、温泉养生旅游等多种特色

旅游项目，开发出 4 大类近 20 条医疗健康旅游线路。依托千里海岸线的资源优势，坚持举办"鱼游四海杯"国际路亚精英赛、全国海钓锦标赛（山东威海站）等钓鱼赛事，支持休闲渔业建设单位完善旅游服务设施、丰富项目类型。实施一区市一品牌战略，举办荣成滨海国际马拉松赛、威海国际棒球邀请赛、亚洲沙滩手球锦标赛、中国·环翠山地自行车公开赛等国际性、全域性赛事。

2. 大力培育体育服务业

利用省级产业资金扶持青鸟盛地（威海）足球公园，鼓励开展青少年足球培训；市级体育产业发展引导资金扶持的领上健身俱乐部成功获得国家五星级健身房认证；2020 年实施体育消费行动，被列入山东体育消费季试点城市之一，联合 41 家体育健身场馆和俱乐部免费发放健身卡，吸引 1.8 万人次参与健身。

3. 推进食药健康产业发展

建成省级现代农业产业园和国家农业标准化示范区，规模化种植西洋参、丹参、黄芪，西洋参种植面积达 6.5 万多亩，年总产量 6500 吨，已发展成为国内最大的西洋参主产区。与鲁东大学合办的特医食品产业研究院，争创国家级特医食品检验检测中心；中科院海洋所海洋生物产业技术研究院前期筹备工作已展开。引进山东立好医疗科技特医食品等项目，发展海洋医用食品产业；泰祥、好当家等企业已成为海洋功能性保健品代表企业。高区医疗器械与生物医药产业园被授予山东省首个优质医疗器械产品基地称号，计划投资 100 多亿元，主要生产医用高分子材料、诊断试剂、骨科植入材料等 8 大系列高端医疗器械。威高、迪沙等企业在血液净化、心血管疾病诊疗设备制造以及抗糖尿病、抗高血压等药物研发等方面取得了显著成效。

三　挑战与展望

在取得一系列成效的同时，威海市的健康城市建设持续推进仍面临着许多挑战。一是人口老龄化挑战日益加剧。威海市人口老龄化占比达

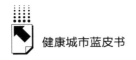

29.79%，远高于全国和全省平均水平，是全省人口老龄化程度最高的城市之一，养老保险、医疗卫生等社会保障将面临更大的压力。二是疾病谱变化带来挑战。急性传染病与慢性非传染性疾病防控并举成为防病工作基本格局。不合理膳食、缺乏运动、吸烟与酗酒等不良生活方式改善缓慢，高血压、糖尿病、恶性肿瘤、严重精神障碍等慢性非传染性疾病仍呈高发态势。

健康城市建设是一项长期性、系统性工程，涉及医药卫生、城乡环境、交通安全、社会保障等多方面的工作，要持续改善各类健康影响因素，离不开政府、部门和社会的共同努力。威海市下一步将围绕健康山东 2030 规划纲要内容，以深入推进健康威海 15 项行动为抓手，以夯实微观创建基础为思路，着力改善影响群众健康的自然和社会因素，积极探索完善健康城市建设模式，努力为建设健康中国贡献威海力量。

（1）完善政府主导、部门合作、社会参与的工作机制。强化人员配备和财政投入，建立科学合理的健康城市建设监测评估和督导考核机制；明确目标任务和责任分工，强化联动；要强化宣传员和舆论引导，运用好信用积分和网格化管理等基层治理经验，充分调动广大市民参与健康城市建设的积极性，共享创建成果。

（2）强化项目推进和示范引领。结合地域特色和群众健康需求，以优质健康项目建设推动健康知识普及、控烟、健康环境促进、老年健康促进等15 个专项行动落实落地。通过日常督导、评估、培训等形式，着力打造特色亮点，培育先进典型，发挥好示范带动作用。

B.16
重庆市南岸区健康城市建设成效、主要做法及未来展望

李智 刘莉 曾德唯 吴友均*

摘　要： 党的十八大以来，重庆市南岸区积极推进健康城市建设，针对新城扩张与老城改造的双重压力、传统产业升级与新兴产业布局的双重任务、城市人口流动与农村人口转移的双重管理、城市原有居民文明素养与新增居民认同感双重培育等实际困难，把健康城市建设作为突破发展瓶颈和保障改善民生的战略性举措，依照国家标准，充分依靠群众，应用先进技术，建立长效机制，整合全区力量，务实推进工作，着力打造"宜居创新区、江南增长极"。

关键词： 健康城市　健康细胞　重庆市南岸区

一　基本情况

南岸区地处重庆主城、长江以南，两江交汇、山水一体、城林相伴，面

* 李智，重庆市南岸区卫生健康委员会党委书记、主任，计划统计专业硕士研究生，全面牵头卫生健康工作，全力提升整体服务能力，推进健康城市；刘莉，重庆市南岸区红十字会专职会长，预防医学专业大学本科，负责职业病防治，打造健康企业，全面推进爱国卫生运动，深化国家卫生区建设；曾德唯，重庆市南岸区卫生健康委员会副主任、重庆市南岸区疾控中心主任（兼），预防医学专业硕士研究生，长期从事卫生应急工作，负责突发传染病、新冠肺炎疫情防控等工作，承担疾控体系改革工作；吴友均，重庆市南岸区卫生健康委员会、公共卫生科负责人，数学与应用数学大学本科，所在科室主要负责传染病处置、慢性病防治、健康教育、突发公共卫生事件应急处置和爱国卫生等相关工作。

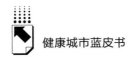
积为262.43平方公里，下辖8个街道、7个镇，常住人口为91万人，人均地区生产总值超过1.2万美元。南岸区曾荣获全国文明城区、国家卫生区、全国健康促进区、国家慢病示范区等众多国家级荣誉，被确立为全国儿童青少年近视防控改革试验区和全国社会心理服务体系建设试点县区。通过巩固完善以上工作举措，整合各类项目资源，积极探索创新，南岸区逐渐形成了"政府主导、部门协作、动员社会、全民参与"的健康促进同教育、文化、体育、环境等多领域资源共享的工作新格局，全面实施"将健康融入所有政策"策略，大力开展健康知识宣传和健康教育场所建设，并取得了显著成效。

二 建设任务及成效

（一）健康环境

1. 环境安全得到有效保障

修编完善了《南岸区突发环境事件应急预案》《南岸区饮用水源地突发环境事件应急预案》《南岸区辐射事故突发环境事件应急预案》，组建了应急处置救援队伍，按照标准化建设要求储备了相应的应急物资；制定印发了《南岸区环境应急专家管理办法》，成立了南岸区环境应急专家库。每年环保、安监、卫生等部门及企业联合开展突发环境事件应急演练；切实落实企业环境安全和应急处置主体责任，积极督促企业开展突发环境事件风险评估和环境应急预案备案；重点加强对环境敏感区域、高风险行业和管理薄弱企业的环境隐患排查整治，发现环境隐患及时督促企业完成整改；按照环境应急"五个第一时间"，妥善处置了"6·30"峡口中石油输油管线破裂事件、"7·7"川东化工厂火灾事件等的环境影响。近三年来，南岸区未发生重大环境污染和生态破坏事故。

2. 大气和声环境质量持续改善

南岸区加强道路扬尘、施工扬尘、餐饮油烟、机动车尾气、挥发性有机废气治理。2017 年以来，持续深化工业污染治理。完成新华印务、江南印务、华辉涂料、宏声铝箔等 14 家企业挥发性有机物治理，对已完成治理的 33 家企业挥发性有机废气治理设施强化运行监管，确保设施稳定运行、达标排放，实施交通污染源治理。开展机动车尾气污染防治。自 2019 年 5 月 1 日起，严格执行国家在用机动车排放检验新标准，自 2019 年 7 月 1 日开始执行国六新车标准。2019 年南岸区空气质量持续改善，并达到历史最佳水平。开展噪声整治专项行动，积极创建安静居住小区和噪声达标区，噪声投诉逐年下降，南岸区声质量稳中向好。区域环境噪声平均值为 52.8 分贝，均满足小于 60 分贝的要求。

3. 水环境质量稳定达标

南岸区制定出台了《南岸区水污染防治行动计划实施方案》，加强饮用水源保护，完成了集中式饮用水源地标识标牌规范设置和污染整治，全区 2 个城市集中式饮用水源地（黄桷渡、白洋滩）和 3 个乡镇级集中式饮用水源地（迎龙湖、玄坛庙、广阳造船厂）水质均达到或优于地表水三类（河流）标准，水质达标率为 100%；完成全区 5 个集中式饮用水源地基础信息调查工作；制定《南岸区"万人千吨"集中式饮用水水源地环境保护专项整治工作方案》；加强工业污染防治，关停不符合环境准入的化工企业，鼓励沿江 1 公里化工企业进行关停、搬迁。

4. 多措并举，加强生活饮用水规范管理

一是加强许可工作。目前南岸区共有生活饮用水供水单位 87 户，其中二次供水单位为 79 户，集中式供水单位为 8 户（市政水厂 6 户、居民小区直饮水 2 户），从业人员为 152 余人，卫生许可证持证率达 100%，许可手续齐全，分户档案完善，资料完整有据可查，从业人员健康证持有率和卫生知识培训率为 100%。

二是督促相关管理制度落实。督促全区二次供水单位规范建立卫生管理档案，在二次供水单位设立专（兼）职人员，对设施的卫生防护、水箱（池）的清洗、消毒等方面做出了具体规定。

三是加强监测工作。近三年共监测出厂水 115 件，合格 114 件，监测合

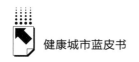

格率99%；全区二次供水单位基本资料完善，79户经营单位严格按照每年两次的标准进行水箱清洗，记录完整，每次清洗完后对水质进行分析检验。

四是创新监测管理手段。为及时发现污染隐患，提高饮用水卫生监督和水质监测科技水平，2015年起着手建设重庆市区县一级唯一的生活饮用水水质在线监督监测网络系统，目前该系统已覆盖7个水厂的12个监测点，有效保障了居民饮水安全。通过加强监督监测，完善监管措施，目前南岸区各市政供水、自备供水单位自身管理规范，制度健全，出厂水、末梢水的水质符合《生活饮用水卫生标准》。

5. 纵深推进城市提升与乡村振兴行动

南岸区2014年取得"国家卫生区"称号，实施城市净化、绿化、美化、文化、智能化、服务优化"六化工程"，扎实开展治脏、治乱、治差、治丑"四治"行动，大力开展农村人居环境整治，积极推进卫生镇街、村社创建工作。截至2020年，已有市级卫生镇（街道）9个（其中建成区以外5个镇中，4个完成市级卫生镇创建，1个正在创建市级卫生镇），市级卫生村7个。新增改建绿地面积389.9万平方米，新建改建社区公园8个；新建城市公厕10座，推进200座"共享卫生间"对外开放。享有"长江风景眼、重庆生态岛"美誉的广阳岛，完成了生态修复一期工程，已对外开放。迎龙湖湿地公园成为主城最大的国家级湿地公园，双龙村成为全国生态文化村，放牛村成为首批全市乡村振兴示范村，银湖村成功创建市级美丽宜居村庄，另有4个村成功创建市级绿色村庄。三年累计无害化卫生厕所改建6251户，新改建农村公厕15座，无害化卫生厕所普及率达到95.5%，南岸区于2019年开展农村人居环境整治成效明显，获国务院办公厅通报表扬。垃圾无害化处理率达100%；农村生活垃圾有效治理率为100%。

6. 大力开展病媒生物防制

全区积极贯彻落实《病媒生物预防控制管理规定》，建立政府组织与全社会参与相结合的病媒生物防控机制，机关、企事业单位和社区定期开展病媒生物预防控制活动，针对区域内危害严重的病媒生物种类和公共外环境，适时组织集中统一控制行动。每年积极开展病媒生物监测工作。

针对全区的病媒生物重点孳生场所，认真开展病媒生物防制自查工作，采取定期或不定期相结合的方式，现场采用鼠迹法、容器指数法、目测法对鼠、蚊、蝇进行密度监测，以四害孳生地、防鼠防蝇设施情况及"四害"密度为重点，检查了住宅区、道路、五小行业、公共场所、医院、车站、河道、垃圾站等各方面情况。经过多次对重点行业和单位进行监测，对存在问题的单位分类处理，及时提出整改要求，严格落实整改措施。

（二）健康社会

1. 优化体育设施，开展全民健身活动

一是健全网络，搭建平台。江南体育中心为群众体育健身搭建了良好的平台，全区社区、村居体育基础健身设施全覆盖。建成室内体育场地 35 个、室外健身场所 115 个，全区各类体育场地总计 2190 个，人均体育场地面积达到 2.37 平方米，全市排名第一。人均体育场地设施面积达 2.1 平方米，居全市第一。

二是创新管理，优化服务。在全市率先出台了《南岸区专职社体指导员管理办法》，为全区 15 个镇街 153 个村居共聘用了专职社体指导员 160 名，专门负责社区（村）全民健身活动指导、健身队伍统计和健身设施的安装、维修申报工作，得到了镇街、村、居和广大群众的好评。依托村居全民健身点，根据群众的不同爱好，组建了形式多样的健身队伍，指导群众科学健身。目前全区已成立了各种健身队伍 600 余支，极大地丰富和活跃了群众的文体生活，吸引了众多群体的参与。

三是品牌驱动，赛事引领。南岸区以"政府引导、市场运作、赛事引领、全民参与"的理念，依托南岸独特的山、水、路、岛等自然资源，着力打造了独具南岸特色的"一山、一路、一岛、一中心"四大全民健身品牌。成功举办中国男子职业高尔夫球美巡赛、重庆女子国际半程马拉松赛、万科重庆城市乐跑等大型赛事活动，每年的重庆国际马拉松赛已成为重庆全民健身的市民节日和展示平台。通过品牌赛事活动的引领，有效地引导全区各镇街、机关、社会单位、体育协会等开展丰富多彩、形式多样的全民健身

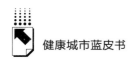

活动，全年规模以上赛事活动超过 100 场，实现"天天有活动、周周有赛事、月月有高潮"，全区体育人口达 52.5%，国民体质监测合格率达 92.7%，位居全市前列。

2. 强化监管，职业卫生工作有力加强

每年制定的执法检查计划和对重点行业进行的专项整治活动中，将职业卫生基础建设内容作为硬性要求，要求企业严格按照基础建设评分标准"完成网上申报、进行职业健康体检、发放个人防护用品、贴警示标志、建立六本台账"等进行创建。每年均开展《职业病防治法》宣传周的活动，向广大劳动者宣传《职业病防治法》及职业病防治相关知识，通过播放视频，发放宣传资料，进一步提升了劳动者对职业病防治相关知识的了解程度。制定了《关于开展全区职业病危害防治评估工作的通知》，在全区范围内开展职业病危害防治评估工作，结果表明，近 3 年未发生重大职业病危害事故，职业健康检查率均达 100%。

3. 强化餐饮食品安全监管

2017 年来共计派出执法人员 3.8 万余人次，深入 6365 家餐饮主体，就许可证、进货查验、人员健康、食品添加剂使用与管理、食品储存、消毒保洁、餐厨垃圾等内容开展检查。落实"双随机一公开"机制监管，强化网格化监管。大力推进智慧监管，全区中小学（幼儿园）明厨亮灶率达到 100%，大中型餐饮单位明厨亮灶率达到 80%，餐饮单位总体明厨亮灶率达到 60%。严格食品安全监管，立案查处 38 起。配合第二轮中央生态环境保护督察第四督察组交办案件 43 起，协办处置率 100%，餐饮油烟、污水非法排放等扰民整改，得到了根本性好转。会同区级相关部门，积极开展中小学校、托幼机构、火锅食品、养老机构、旅游景点和网络餐饮经营等专项整治，消除了事故隐患苗头。多管齐下督促企业落实主体责任。主管部门与食品生产加工企业负责人签定目标责任书，落实企业安全主体责任。制定年度监督抽查计划，促进食品质量提高。

4. 校园体育蓬勃发展

创建"学校、片区、全区"三级赛训机制，以赛促训、赛训融合，南岸区学生竞训项目在全国、市级各类比赛中累计获得金牌 166 枚、银牌 223 枚、铜牌 158 枚，竞赛数据 17 次打破重庆市纪录。深入开展校园体育艺术 2＋2 项目特色学校建设，全面推行"五进模式"，截至 2020 年，分别建成国家级、市级、区级体育特色学校 40 所、24 所、27 所。建成国家级、市级、区级校园足球特色学校累计 29 所，各校足球课和班级足球联赛普及率达到 100%。参加重庆市校园足球联赛总决赛斩获冠军 5 个、亚军 2 个，全区 7 名队员入选国家少年足球队，联合同济大学、德国门兴足球俱乐部共建中德校园足球联盟示范基地学校 30 所、中德校园足球联盟示范基地精英梯队学校 2 所，2019 年学生体质健康合格率达到 98.67%。

5. 扎实推进老年健康工作

积极完善老年健康服务体系建设，联合相关部门出台了《南岸区关于建立完善老年健康服务体系的实施意见》等文件，落实老年健康与医养结合服务管理基本公卫项目工作；做实失能特困人员集中照护工程，为入住的老年人提供医疗服务支持；拟定了南岸区老年人助医服务工作方案，做细做实老年人照顾服务计划；加强与区民政局的沟通协调，做好医养结合机构备案工作，现南岸区共有 8 个医养结合机构，其中 2 个医办养机构已在区民政局完成备案。

6. 积极推进健康细胞工作

全区现已建成健康社区/村 62 个、示范健康家庭 120 户、健康小屋 3 个、健康主题公园 11 个、健康步道 13 条、健康促进医院 15 家、健康促进学校 40 所、健康促进机关 30 家和健康促进企业 12 家。

（三）健康服务

1. 严重精神障碍患者服务管理有效落实

一是先后出台《关于促进严重精神障碍患者监护责任落实实施以奖代补政策的通知》《关于加强肇事肇祸等严重精神障碍患者联合服务管理工作的意见》等相关文件政策，强化措施，保障南岸区严重精神障碍患者服务管理工作。

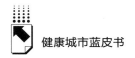

　　二是整合全区各基层医疗服务机构，组建了 15 个严重精神障碍患者管理团队，确保基本医疗和基本公共卫生服务相互衔接、相互渗透，不断提高全区严重精神障碍患者服务管理水平和能力。

　　三是建立四级防治体系。积极开展筛查，一旦发现未在国网中录入的患者，立即采集基础信息，再反馈到该患者所属的社区卫生服务中心或乡镇卫生院完善双录入工作，并签网络知情同意书进行规范化管理。每月统计区精神卫生中心住院患者信息，并上传区重精管理群，要求各医疗机构查找并核对所属辖区未建档管理的患者，按要求逐一落实工作。区精神卫生中心出院患者信息反馈到各医疗机构。

　　四是对居家患者进行规范化管理。2020 年全区重精患者管理率为 90.57%，规范管理率为 86.64%，服药率为 84.26%，规律服药率为 69.05%。

　　2. 卫生资源建设进一步加强

　　全区共有各级医疗卫生机构 583 所，其中三级医院 3 所，二级医院 12 所（含 10 所专科医院），社区卫生服务中心 6 所，镇卫生院 7 所，公共卫生机构 4 所，民营医院 23 所，村卫生室 34 个，社区卫生服务站 40 个，门诊部、诊所 468 所，床位数 8771 张。有卫生健康综合行政执法支队、疾病预防控制中心、妇幼计生中心、精神卫生中心 4 家公共卫生单位，基本满足辖区居民医疗卫生服务需求。每千常住人口配置执业（助理）医师 4.57 名，每千名儿童配置儿科执业（助理）医师 0.87 名，优于全市平均水平。南岸区疾病预防控制中心现有编制 67 个，在编在岗 62 人，非编在岗 43 人，合计 105 人。在编人员 52 名为专业技术人员，其中高级 9 名，中级 23 名；研究生学历或硕士学位 11 人，大学本科 35 人。非编人员 84.45% 为专业技术人员。

　　目前南岸区设置的卫生院和街道社区卫生服务中心覆盖了全区 7 镇 8 街，达到了每个街道设置社区卫生服务中心、每个乡镇设置 1 所政府举办的乡镇卫生院的复审指标要求。全区的社区卫生服务中心和镇卫生院均完成了标准化建设，社区卫生服务中心和镇卫生院标准化建设率达到 100%。

3. 妇幼卫生服务水平大幅提升

一是加强基础设施建设，不断完善服务网络。2020年起正式启动南岸妇幼区域信息化建设，全区统一使用公卫平台系统，目前已实现电子化孕产妇和儿童保健档案全覆盖，提高工作效率，同时方便各医疗机构信息转介与互通。二是成立专家团队，强化工作督查考核及问责制度。成立了南岸区妇儿专家团队，为培养基层骨干人才提供了平台、打下了坚实基础，对妇儿基本公共卫生服务项目的运行管理具有积极推进作用；实行专家轮值制度和例会制度，在妇儿专家团队中每年抽取两名专家，参与全年的督导考核至迎接市级考核结束，并对被督查单位提出限期整改要求，开展问题整改落实情况的回头检查；每季度开展专家例会，对督导中存在问题及工作的疑问进行讨论，在季度中存在问题多的单位重点参与。三是强化培训，提高服务质量。根据实际工作需求，依托重医附二院、重庆市第五人民医院两个区级救治中心专家团队力量，针对薄弱项目组织业务培训，搭好基层服务工作人员与专家的互动平台，及时解决工作中存在的疑问，为保障南岸区的母婴安全打下坚实的基础。四是完善制度，强化助产机构管理。为进一步加强助产机构管理，规范助产技术，保障母婴安全，南岸区结合实际情况建立了助产机构准入、退出机制及质量评估机制，对质量评估不合格的助产机构提出限期整改或停业整顿，对于整顿后仍不合格的取缔其助产资质。2018年孕产妇系统管理率为95.17%，儿童健康管理率为95.70%；2019年孕产妇系统管理率为94.70%，儿童健康管理率为95.78%；2020年孕产妇系统管理率为94.29%，儿童健康管理率为96.12%。

（四）健康人群

1. 传染病防控进一步加强

一是保障生物安全。全区建设了BLS实验室共计10个，其中南岸区疾病预防控制中心建设了5个，区内4家医院建设了5个。对全区医疗机构病原微生物实验室备案资质、场所布局、主要设备配备、实验人员持证、培训考核、实验档案管理等方面的工作进行了严格的监督检查，对存在问题要求

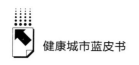

及时落实整改，有效保障了生物安全，近三年全区未发生重大实验室生物安全事故。

二是加强传染病监测报告。2017～2020 年，南岸区 100% 完成了霍乱、SARS、人禽流感、手足口病、登革热、流行性感冒、诺如病毒感染等重点传染病监测及防控任务。进一步加强了对辖区医疗机构传染病报告管理培训及督导，积极推进了《传染病信息报告管理规范（2015 年版）》《全国传染病信息报告管理工作技术指南（2016 年版）》有效实施，通过开展医疗机构传染病报告质量检查，掌握了辖区医疗机构传染病报告情况。近 3 年，南岸区无甲类传染病报告，乙类和丙类传染病报告发病率呈逐年下降趋势；加强传染病报告管理，提高传染病报告质量。

三是强化艾滋病报告管理。南岸区继续以第四轮城市示范区项目工作为依托，加强对大众人群和重点的健康教育工作，强化"三位一体"艾滋病综合防控体系建设，持续推进南岸区 HIV 及梅毒咨询检测体系建设，落实疫情报告，深化社区医疗机构参与高危人群干预，不断推进艾滋病社区随访管理，继续完善抗病毒治疗工作，顺利完成各项艾滋病防治工作。

四是加强结核病报告管理。继续完善新型结核病防治"三位一体"服务体系。2020 年南岸区结核病防治核心指标较上年同期均有明显提升，其中报告发病率 70.15/10 万，同比下降 15.56 个百分点；肺结核疫情总体到位率 97.98%，同比上升 1.61 个百分点；肺结核患者成功治疗率 95.43%，同比上升 1.72 个百分点，新病原学阳性及高危人群耐药筛查率均达到 100%，同比分别上升 25.35 个百分点和 33.33 个百分点。

2. 免疫规划进一步规范

按照国家相关免疫规划政策要求，南岸区于 2005 年 6 月 1 日开始实施接种国家免疫规划疫苗全免费政策，2008 年 10 月起实施扩大国家免疫规划，现有免费疫苗 11 种可预防 12 种疾病。2018 年累计接种免疫规划疫苗 27.4 万剂次，各类疫苗报告接种率均在 97% 以上；2019 年累计接种免疫规划疫苗 27.8 万剂次，累计报告接种率在 99% 以上。2020 年累计接种免疫规划疫苗 25.6 万剂次，各类疫苗报告接种率均在 97% 以上。建成数字化预防接种门诊 18 家，数字化门诊建成率为 90%。

2019 年 12 月《中华人民共和国疫苗管理法》开始施行，辖区所有预防接种门诊严格落实疫苗储存和运输管理，冷链设备实现 24 小时自动温度监控，确保疫苗储存安全。南岸区历年来重点规范流动儿童管理，对流动儿童进行摸底登记，居住超过 3 个月儿童建立预防接种卡、证，建卡建证率均达到 95% 以上。

3. 慢性病防控工作积极开展

2017 年 12 月，南岸区启动了国家级慢性病综合防控示范区复审工作，通过进一步完善慢病防控政策、打造健康支持性环境、大力开展"健康教育与健康促进"和"全民健康生活方式"等行动，加强慢性病管理和监测等工作，于 2018 年 11 月接受国家专家组评估，并于 2019 年 1 月重新确认为国家级慢性病综合防控示范区。近 3 年来，南岸区持续开展全民健康生活方式行动，在全区建立各类健康支持性环境，为居民提供健康生活方式指导。2017 年至今，持续五年开展"万步有约"专项行动，其中，2019 年，南岸区在全国区县级组织绩效积分排名第 81 名，重庆市第 3 名，取得了全国"优秀健走示范区"称号，获得"示范区组织管理奖"。持续开展健康骨骼专项行动，各镇街结合社会体育指导员和健康生活方式指导员工作，将健骨操融入居民坝坝舞等活动，在居民中广泛推广，提高群众骨质疏松防治技能。国民体质监测合格率达 92.8%，位居全市前列。2020 年全区人均预期寿命 78.55 岁，较 2019 年上升 0.49 岁；重大慢性病过早死亡率为 13.49%，同比下降 10.07 个百分点。

4. 孕产妇和5岁以下儿童死亡率持续降低

一是制定并完善了《重庆市南岸区加强助产技术降低孕产妇死亡管理措施》，组织市区级专家进行产科质量检查，提高业务技能，保障母婴安全；二是建立并认真落实了孕产妇死亡评审制，下发了《南岸区高危孕产妇预警管理、救治和转诊工作实施方案（修订版）》，实行区级产科专家月值班制和统一调配制，加强危重孕产妇上报和鉴别诊断制度及危重孕产妇随访管理制度落实，有力促进孕产妇规范管理；三是依法规范母婴保健和计划生育技术服务行为，严格行政许可和准入制度；四是强化培训工作，积极开展孕期营养指导、孕期健康管理等学术讲座；每年组织开展新生儿窒息复苏技能竞赛，提高医务人员的业务技能。五是认真实施孕产妇免费健康检查工作。2018 年孕产妇死亡率为 9.97/10 万，婴儿死亡率为 2.19‰，5 岁以下儿童死亡率为 2.59‰；2019 年孕产妇死亡率为 19.49/10 万，婴儿死亡率为 2.53‰，5 岁以下儿童死亡率为 3.11‰；2020 年孕产妇死亡率为 0/10 万，婴儿死亡率为 1.51‰，5 岁以下儿童死亡率为 2.67‰。

（五）健康文化

1. 提升居民素养，构建健康教育网络

南岸区以国家基本公共卫生服务工作为抓手，结合地方健康素养促进行动和全民健康生活方式行动等工作，围绕《中国公民健康素养——基本知识与技能》，以社区（村）委会为平台，以各医疗机构为技术支撑，面对社区居民、企事业单位职工、医疗就诊患者等人群，通过开展健康教育讲座、公众咨询活动、发放宣传资料、播放健康教育宣传片等形式，在全区广泛开展健康教育和健康促进活动。整合区—镇（街）—村（社）三级资源，联动推进社区科普活动、基本公共卫生服务、健康中国巴渝行等工作，创新"线上＋线下"的多元化健康教育活动，积极营造浓厚健康宣教氛围，传授健康素质提升技能，全区居民健康素养水平不断提升。2020 年全区居民健康素养水平为 23.23%，较 2017 年提升 1.97 个百分点，且高于重庆市平均水平，经常参加体育锻炼人口比例为 55%，位居全市前列，符合了国家以及重庆的规划目标。

2. 搭建网络平台，宣传健康教育知识

南岸区不断完善和健全健康教育工作网络，工作网络覆盖到街镇、部门、社区、学校、卫生健康基层单位和企业，各单位工作做到了职责明确、落实到人、有组织、有计划，形成了政府主导、部门合作、全社会参与的工作格局。社区、医院和学校作为健康教育的重点场所，各单位积极开展了健康教育与健康促进活动，全区社区和医院共计开展社区健康教育讲座 1912

次、受益 11.2 万人；开展公众健康咨询活动 1575 次、受益 51.2 万人次；发放各类健康教育宣传资料 115.9 万份、播放宣传视频 17.4 万次；刊出健康教育专栏 1462 块。为促进学生健康，全区各中小学校均按要求开设了健康教育课，结合"世界无烟日""中国学生营养日"等卫生宣传日和传染病的流行暴发特点，认真开展专题健康教育活动。

3. 深入开展控烟工作，积极建设无烟单位

南岸区控烟工作按照"树榜样、抓重点、造氛围、强推进"的原则，结合全区日常健康教育，持续有效进行。一是深入开展禁烟、控烟宣传活动，加强对烟草广告、非法医疗广告监管巡查，严厉打击侵权假冒违法行为，积极查处虚假广告违法行为，每年开展对区内烟草广告的治理，确保无烟草广告。二是机关、学校系统、医疗机构健康系统和公共交通系统作为重点单位，通过制定工作制度、设置禁烟提示牌、刊出烟草危害宣传栏、设置吸烟区、加强监督与巡查等形式，完成了无烟环境、无烟单位建设。三是每年认真组织开展"世界无烟日"宣传活动。除开展大型集中户外宣传以外，还组织各单位和系统以讲座宣传、告示张贴、播放宣传光盘等形式将烟草危害知识传播到各类人群。其中教育系统结合"世界无烟日"宣传，每年组织各中小学开展了控烟主题班会、绘画比赛、小报比赛、大手牵小手等活动，对增强青少年控烟意识和营造青少年戒烟氛围，以及促进青少年远离烟草健康成长具有积极作用。

4. 全民参与，20 万余名志愿者助推健康城市建设

始终把群众参与作为最关键的一环，融入到健康城市建设全过程。

一是全区注册登记志愿者 20 余万人，骨干志愿者（三星级及以上）约 3000 人，其中社区骨干志愿者约 1500 人，公交志愿者约 1200 人，卫生文明劝导志愿者约 300 人，志愿服务队伍有 1700 多支。在民政登记的志愿服务组织有 5 个。二是指导全区志愿者注册登记制度执行好，多数街镇建立并执行了培训制度、服务项目对接制度、服务时长登记制度，部分街镇社区有回馈制度。三是围绕"餐桌文明"志愿服务活动，在全区酒店、餐馆、农家乐组织志愿者开展餐桌文明宣传活动，逐步在学校、机关、企业、社区、

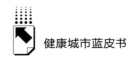

家庭推进餐桌文明行动，提倡节俭养德。四是各部门、街镇、社区在组织领导保障上基本到位，品牌活动开展时间、保障基本到位。五是南岸区制定了《南岸区志愿服务发展五年规划》，出台了《志愿服务之建设标准》，确定了志愿服务重点项目50个，各项志愿服务活动开展基本究常态化。

三　主要经验

（一）提高站位，树牢责任意识，健全机制共促健康成效

一是深化思想认识。南岸区以习近平新时代中国特色社会主义思想为指导，牢固树立"大卫生、大健康"理念，以健康城市建设为抓手，在探索和实践中建立并完善长效机制，逐步把健康融入各项政策，全面提升人群健康素养和健康水平。

二是强化组织领导。制定下发了《重庆市南岸区人民政府关于印发健康中国南岸行动实施方案的通知》（南岸府发〔2019〕18号）文件，成立了健康中国南岸行动推进委员会（以下简称推进委员会），推进委员会主任由区政府分管领导同志担任，副主任由区政府办公室副主任、区卫生健康委、区教委、区文化旅游委主要负责同志担任，委员由相关部门负责同志、专家、区人大代表、区政协委员和社会知名人士等担任。推进委员会办公室设在区卫生健康委。推进委员会设立专家咨询委员会和15个专项行动工作组。

三是加强工作保障。第一，区政府分别与成员单位签订了目标责任书，成员单位与其下属单位签订责任书，层层压实工作责任，建立了督查考核机制，有力确保各项任务落到实处。第二，加强经费保障，2018年以来区财政落实安排重大公共卫生项目经费共计2907.5万元（其中健康促进区建设专项经费217.5万元，慢病管理400万元，爱国卫生900万元，重大传染病、免疫规划、监测共1390万元）。第三，持续加大公共卫生投入，夯实健康城市建设基础，在疫情期间，专题研究为区疾控中心紧急增编10人，对辖区医疗卫生机构投入8.32亿元补助，用于区疾控中心、市五院、区精神

卫生中心迁建项目及基层医疗机构发热门诊、应急物资储备、实验室改造等感染性疾病防控救治能力提升。

（二）部门联动，优化政策环境，凝聚力量共抓健康机遇

一是健全公共政策。卫生健康部门主动向区级各部门宣传"将健康融入所有政策"的概念和意义；印发了《南岸区公共政策健康审查制度》，明确了公共政策起草、修订等环节的审查流程和相关部门职责，同时成立了南岸区健康专家委员会，审查并制定了涉及水污染防治、生态保护等系列文件，共计审查22条政策。

二是部门联防联控。南岸区以全国卫生健康基层机构食品安全工作试点区建设为重点，探索加强部门联动，搭建了促进食品卫生的"县乡村一体化"工作机制，整合卫生健康、市场监管、商务、教育等部门日常工作，形成了完整的健康教育阵地、应急监测及处置体系。投入200余万元，建成了促进食品卫生的多点触发信息系统，作为全市率先使用的区级卫生应急监测及指挥系统。南岸区已经将学校晨午检、重点场所、重点人员监测、智能化分析展示、应急指挥调度全面融合，通过多元化的危险因素分析数据，为健康教育提供了精准支持，有力推进了网上健康支持性环境建设。疫情处置期间，国务院督查组将南岸区做法作为全市亮点工作进行了通报表扬。

三是建立联席会议制度。定期召开专题会议，研究探讨部门职责交叉、联合行动推进和健康政策审查等需要共商解决的问题，更有效地形成了部门合力。区卫生健康委、区教委、区市场监管局等部门，形成了每1~2月研究学校卫生、学校健康教育与促进工作的会商制度，利用数据共享、会商讨论，促进了学校卫生环境优化、形成了学校卫生工作手册、优化了健康教育课设置。

（三）广泛宣传，创新普及思路，带动引领共增健康氛围

一是巩固传统宣传。为提高居民健康素养水平，南岸报和南岸电视台分别开设了"卫生南岸　健康你我"和"卫生与健康"栏目，已刊发健康知

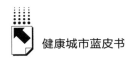

识和通讯文章 192 篇，南岸电视台自 2017 年 11 月 3 日起，每日播放健康知识视频。

二是创新宣传模式。利用政府网站、"一点知南岸""掌新南岸"等 App、"南岸健康卫士"微信公众号等新媒体途径，普及健康知识和技能。开展了爱国卫生知识有奖问答活动，参与活动达 5.4 万余人次，开展"科学防疫，从我做起"新冠肺炎知识有奖知识问答活动，参与活动达 3.5 万余人次。与文明城区建设等相整合，开展健康生活方式倡导宣传。通过创新宣传模式，以群众喜闻乐见的方式吸引群众热烈关注，提高了群众健康城市建设参与度。

三是发动志愿者参与。全区组建 258 支健身志愿者服务队，近 2000 名骨干活跃在各社区公园、广场、体育场馆等高人流量公共区域，将健康知识融入到跑步、武术等 13 个体育项目的培训中，受益群众近 20 万人次。通过社会组织积极推进艾滋病健康教育，2018 年分别荣获"首届全国卫生健康行业青年志愿者服务项目大赛重庆赛区"银奖、重庆市艾滋病防控宣传微视频征集大赛三等奖。

四是贴近居民宣传。2018 年以来，累计在居民小区和人群集中的户外地段投放了 652 幅路灯公益广告、刊出小区门禁广告 454 面、电梯内框架海报 1460 幅、在 46 个小区内的 500 部电梯等候区播放视频广告、在 18 个小区的 330 部电梯内播放音频广告，在 30 个小区的 300 部电梯外门张贴海报广告；投放辖区 38 辆公交车车身（三侧）公益广告画面、73 辆公交车座椅公益广告画面、310 个公交站台广告，覆盖全区主要公交车线路，广泛地宣传了健康知识和政策，营造了浓郁的健康氛围。

（四）统筹调控，推进五大行动，以点带面共筑健康堡垒

一是强力推进生态文明建设行动。南岸区持续推进"蓝天、碧水、宁静、绿地、田园"五大环保行动，协同做好广阳岛·长江生态文明创新实验区规划和生态保护工作。取缔南滨路沿线餐饮船舶，全面整治"两江四岸"消落区和长江沿线排水口，关停取缔"小散乱污"企业，创新推行

"山长制"，开展大气污染、黑臭水体、噪声污染、工业污染治理，率先试点"互联网＋智能回收"垃圾分类模式，不断深化生态文明建设。

二是扎实推进社会民生改善行动。2020 年南岸区新建 3 个镇街养老服务中心、4 个社区养老服务站、2 个养老机构，目前全区共有 6 个养老服务中心、72 个社区养老服务站、37 家养老机构。2019 年城镇登记失业人员再就业为 8201 人，完成率为 132.3%，城乡医疗和养老保险参保率保持在 95% 以上，2019 年高中阶段毛入学率达 99.42%。

三是积极推进城市精细化管理行动。各部门各司其职，实施城市精细化管理，积极提升城市品质。区城管局落实"门前五包"责任制；交警南岸支队规范车辆停放，改善交通秩序；区商务委做好农贸市场管理，促进市场卫生整洁；区卫生健康委联合区市场监管局推广餐饮行业"低盐少油"健康菜谱，倡导健康生活方式；全区各部门进一步推进控烟履约工作，74 所无烟学校和 23 家无烟医院建设成果得到进一步巩固，34 个无烟机关创建成功，全区户外无烟草和变相烟草广告，公共场所禁烟、控烟监管持续加强。

四是全力推进运动与全民健身活动。以江南体育中心"两馆八场"为依托，将具备条件的体育场馆以及条件成熟的学校运动场定时、定点面向群众免费或低收费开放，助推全民健身。近三年累计投入 2000 余万元，完善基础设施，安装健康路径 280 套 2415 件、室内文体活动室 34 个，乒乓球台 715 张、完善篮球场地 126 个，全区人均体育场地面积达到 2.37 平方米。同时，2019 年南岸区开展形式多样的健身活动 2000 余次，大型群体活动 50 余项，例如，广阳岛路跑、城市乐跑、中国高尔夫美巡赛、老年人运动会、足球嘉年华、机关运动会等。多部门联动开展工间操和万步有约等全民健身活动，让更多的人参与到健身热潮中来。

四　未来展望

南岸区要立足新发展阶段，坚持新发展理念，融入新发展格局，迈好第一步、展现新气象，重点抓好以下工作。

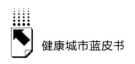

（一）慎终如始做好常态化疫情防控

国内外疫情防控存在许多未知风险，要在疫情防控领导小组的领导下，压实"四方"责任，严格落实"外防输入、内防反弹"各项措施，持续巩固疫情防控成果。一是持续加强监测预警。二是严格规范医院管理。三是强化疫情防控社会防线。四是有序开展新冠肺炎病毒疫苗接种。

（二）全力构建公共卫生服务体系

坚定不移贯彻预防为主的方针，织牢织密公共卫生防护网。一是强化卫生应急能力。二是加快实施公共卫生体系标准化建设。三是强化疾病预防综合防控能力建设。四是加强基本公共卫生服务。五是加强社会心理服务工作。

（三）持续深化医药卫生体制改革

一是加快推进公立医院改革。二是加快医联体和分级诊疗建设。三是深化行政审批制度改革。

（四）加快推动健康中国南岸行动

坚持将健康融入所有政策，聚焦"15个专项行动"，紧盯主要考核指标，强化部门联动，狠抓工作落实。一是注重统筹推进。健康中国南岸行动是一项长期的系统工程，涉及众多部门、多单位，要加强部门协调配合，要对标对表找差距，加强查漏补缺和责任落实，确保各项指标按期完成。二是注重形成合力。要发挥牵头部门专业优势，形成推动工作的合力；各公共卫生机构要落实责任，实施好具体行动，对公众从自我健康管理方面给出指导建议；各医疗机构要引导医务人员转变服务方式，开展健康教育、预防保健、康复护理等服务。三是注重过程监控。全区层面要完善考核监测体系，对主要指标、重点任务的实施进度实行年度监测和考核，确保取得实效。

（五）着力完善医疗卫生服务体系

一是持续推动医疗服务协同发展。二是持续提升医疗服务能力。三是传承创新发展中医药事业。四是持续改善群众就医感受。

（六）不断夯实事业发展支撑保障

一是加快推进重点工程项目建设。二是做好卫生人才队伍建设。三是加大信息化建设力度。

（七）努力提升行业综合治理能力

一是加强综合监管。二加强安全稳定。

（八）坚持不懈深化党建和党风廉政建设工作

一是坚持把党的政治建设摆在首位。二是坚持以党风带政风、促行风、转作风。三是深入推进基层党组织和非公党组织建设。四是强化宣传和意识形态工作。

南岸区健康城市建设工作虽然取得了一些成效，但离上级的要求和人民群众的期望还有差距。在接下来的工作中，南岸区将以习近平新时代中国特色社会主义思想为指导，全面贯彻党的十九大精神，不忘初心，牢记使命，坚持以人民为中心的发展思想，在现有工作机制基础上，进一步强化政府、社会、个人责任，在健康中国战略指引下，积极推进健康中国行动，大力实施"将健康融入所有政策"策略，倡导"健康优先、健康教育优先"理念，健全完善健康教育体系，普及健康知识，引导群众建立正确健康观，形成有利于健康的生活方式、生态环境和社会环境，延长健康寿命，为全方位全周期保障人民健康、建设健康中国奠定坚实基础。

B.17
琼海市健康影响评价体系建设及启示

庄辉烈　肖　娟*

摘　要： 着力建设健康城市，是实现国家富强、民族振兴的重要抓
手，是城市发展的必然趋势，也是全国各族人民的共同愿
望。健康影响评价是健康城市建设领域中关键技术和重要路
径。琼海市自2018年起正式开展健康影响评价体系建设探索
工作，先后多次将市级重点在建工程项目作为试点，开展健
康影响评价演练，为建设琼海市健康影响评价体系积累了丰
富的理论与实践经验。琼海市依托健康城市建设，开展健康
影响评价体系建设；坚持党委领导、部门协调、公众参与的
基本原则；依托第三方评估机构探索健康影响评价的管理和
实施路径，逐步试点，打造规范化的健康影响评价操作流
程；形成利益群众、政府部门、评估专家良性合作闭环。研
究表明，要做好健康影响评价体系建设工作，就需要强化健
康影响评价组织保障和工作机制，加强健康影响评价专业人
才队伍建设，完善适宜于本土的健康影响评价管理和技术
流程。

关键词： 健康影响　健康城市　琼海市

---

* 庄辉烈，琼海市农业农村局党组成员，市农业综合开发办公室主任；肖娟，琼海市爱卫办副
主任。

健康是促进人的全面发展的必然要求，是经济社会发展的基础条件。没有全民健康，就没有全面小康。习近平总书记在党的十九大报告中明确指出"实施健康中国战略"。《"健康中国 2030"规划纲要》把"将健康融入所有政策"作为推进健康中国建设的重要保障机制，要求全面建立健康影响评价评估制度，系统评估各项经济社会发展规划和政策、重大工程项目对健康的影响，健全监督机制。畅通公众参与渠道，加强社会监督。

健康影响评价是落实"将健康融入所有政策"的关键技术和重要路径。健康影响评价通过系统地评判政策、规划、项目（通常是多个部门或跨部门）对人群健康的潜在影响及影响在人群中的分布情况，向政策制定者提供信息并影响决策，促使公共政策制定实施的过程充分考虑政策的健康意义，发挥公共政策对公众健康的导向作用，力争从政策路径、制度上、源头上做到把影响公众健康的不利因素降到最低。

实现人民健康，是健康中国战略的宏伟愿景，是国家富强和民族昌盛的重要标志，是广大人民群众的共同愿望，也是新时代中国特色社会主义背景下健康琼海建设的根本要求。

一　背景

2016 年 11 月琼海市被推荐成为全国健康城市建设首批试点城市，截至2019 年底，琼海市健康城市建设主要指标达到全国和全省中上水平（如表 1 所示）。

健康城市建设为探索健康影响评价体系的建立提供了非常好的平台。为切实维护广大市民健康权益，加快健康琼海建设，根据《"健康中国 2030"规划纲要》、《"健康海南 2030"规划纲要》（琼发〔2017〕4 号）和《琼海市健康城市建设规划（2017～2020 年）》（海府〔2017〕123 号）精神，琼海市自 2018 年起开展健康影响评价体系研究和实践，探索制定和规范琼海市健康影响评价工作流程，为逐步建立系统性健康影响评价制度体系积累了丰富经验。

表 1 琼海市健康城市建设主要指标

序号	指标名称	2019 年度数据	2018 年全国水平	2020 年国家目标	与 2018 年全国健康城市建设总体水平比较
1	环境空气质量优良天数占比（%）	98.9	79.3	80	领先于总体水平
2	生活饮用水水质达标率（%）	92	89.85	95	处于较高水平
3	地表水水质优良（达到或优于Ⅲ类）比例（%）	100	—	>70	领先于总体水平
4	集中式饮用水水源地安全保障达标率（%）	100	90.9	93	领先于总体水平
5	生活垃圾无害化处理率（%）	100	98.2	100	领先于总体水平
6	病媒生物密度控制水平（%）	100	25.63 *	—	领先于总体水平
7	基本医保住院费用实际报销比例（%）	60	63.82 *	75	低于总体水平
8	城市人均体育场地面积（平方米/人）	5.7	2.58 *	1.8	领先于总体水平
9	每千人拥有社会体育指导员人数比例（人/千人）	3.22	1.5（截至2018年8月）	2.3	领先于总体水平
10	职业健康检查覆盖率（%）	81.3	78 *	90	高于总体水平
11	学生体质检测优良率（国家学生体质健康标准达标优良率）（%）	21.7	35.46 *	50#	低于总体水平
12	二级以上综合性医院设老年医学科比例（%）	100	—	—	领先于总体水平
13	每千名老年人口拥有养老床位数（张/千人）	0.88	29.9	35	低于总体水平
14	每万人口拥有公共卫生人员数（人/万人）	0.82	6.34	8.3	低于总体水平
15	提供中医药服务的基层医疗卫生机构占比（%）	100	95.2	100	领先于总体水平
16	高血压、糖尿病患者规范管理率（%）	74	50（2015年）	≥60#	中上等水平
17	严重精神障碍患者规范管理率（%）	87.3	82.7	80	中上等水平
18	配备专兼职心理健康工作人员的中小学校比例（%）	100	—	80#	领先于总体水平
19	儿童健康管理率（%）	94.83	92.7	90	高于总体水平
20	孕产妇系统管理率（%）	89.45	89.9	90	低于总体水平

续表

序号	指标名称	2019 年度数据	2018 年全国水平	2020 年国家目标	与 2018 年全国健康城市建设总体水平比较
21	新生儿遗传代谢性疾病筛查率(%)	99.94	97.5 (2017 年)	≥98#	领先于总体水平
22	农村适龄妇女宫颈癌和乳腺癌筛查覆盖率(%)	46	52.6 (2017 年)	≥80	处于较低水平
23	以乡(镇、街道)为单位适龄儿童免疫规划疫苗接种率(%)	99.6	—	—	处于较高水平
24	人均预期寿命(岁)	78.2	77	77.3	领先于总体水平
25	婴儿死亡率(‰)	2.86	6.1	7.5	低于总体水平
26	孕产妇死亡率(1/10 万)	19.07	18.3	18.0	高于总体水平
27	城乡居民达到《国民体质测定标准》合格以上的人数比例(%)	88.4	89.6 **	90.6	低于总体水平
28	重大慢性病过早死亡率(%)	14.11	17.36	16.65	低于总体水平
29	经常参加体育锻炼人口比例(%)	38	33.9 **	30.63	领先于总体水平
30	15 岁以上人群吸烟率(%)	26	26.6	25	低于总体水平

资料来源：琼海市卫生部门数据、琼海市统计年鉴、《"健康中国 2030"规划纲要》、《健康中国行动（2019~2030 年)》等。

注：＊：2018 年 314 个国家卫生城市水平。

＊＊：2015 年普查数据。

#：2022 年国家目标。

二 琼海市健康影响评价操作流程

健康影响评价立足"大健康"理念，评价政策、计划、方案或项目对健康的潜在影响，并通过提出针对性的对策建议，提高决策质量。

琼海市在健康影响评价体系建设探索中，广泛参考北京、杭州、宜昌、无锡等城市健康影响评价实践经验，结合健康琼海建设发展实际情况，参照中国健康教育中心编著的《健康影响评价实施操作手册（2019版)》，将琼海市健康影响评价操作流程归纳为部门初筛、提交登记、组建专家组、筛选界定、分析评估、报告与建议、评价结果备案、评价结果的

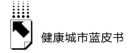

使用、监测评估 9 个步骤（具体见图 1）。关于各个步骤的具体操作通过案例进行说明。

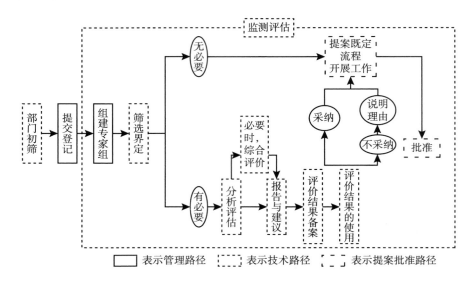

图1 琼海市健康影响评价操作流程

三 案例：琼海市嘉积城区污水处理厂 扩建工程健康影响评价

（一）项目背景

根据琼海市水务局统计数据，2019 年琼海市区（嘉积城区）污水产生量约 6.4 万 m^3/d，而原建有的嘉积城区污水处理厂设计规模仅为 3 万 m^3/d，已经严重超负荷运转。此外，市区大量污水经过简单临时一体化处理设施处理后，通过溢流井沿双沟溪、黄塘溪、塔洋河，汇入万泉河，大量直接排放的污水严重威胁到周围水体的水质安全和环境生态。故琼海市嘉积城区污水处理厂扩建工程的建设是有效削减污水直排、有力保障琼海市区生态环境健康可持续发展的重要举措。

276

嘉积城区污水处理厂扩建工程拟选址琼海市嘉积城区污水处理厂东南侧，051 乡道以西约 35 亩地块。扩建后的污水处理厂，设计规模近期约 4 万 m^3/d，远期约 7 万 m^3/d。项目配电站、进水干管、污水提升泵房土建部分，污泥脱水间按照远期设计规模进行设立和建设，主要构筑物及设备按照近期设计处理规模进行建设。

（二）评价过程

1. 部门初筛

由提案起草部门或主管部门健康影响评价专职工作人员，协调提案起草专家以及相关领域专家共同完成。必要时，可以通过琼海市爱卫办协调相关领域专家或者第三方评估机构参与。部门初筛参照健康决定因素清单，以专家观点或小组讨论等方式进行。若提案涉及健康影响因素，则需要向琼海市爱卫办提请开展健康影响评价工作。

本案例是选定在建项目进行健康影响评价，旨在探索和规范琼海市健康影响评价管理及操作流程，故略去"部门初筛"环节。

2. 提交登记

由提案起草部门或主管部门健康影响评价专职工作人员，根据部门初筛结果，填写《琼海市健康影响评价备案登记表》（如表 2 所示），并提交至琼海市爱卫办登记、受理和备案。

本案例中，琼海市发改委作为提案起草部门，提请市爱卫办进行健康影响评价备案登记。

表 2 琼海市健康影响评价备案登记表

起草（提交）部门	琼海市发改委	联系人		电话	
受理/备案部门	琼海市爱卫办	受理/备案人		电话	
受理/备案日期		评价完成时限			
提案名称		琼海市嘉积城区污水处理厂扩建工程			
对应健康问题		健康环境、健康人群			

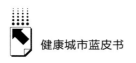
是否做过其他有关评价及评价内容	是否做过： 是☑ 否□			
	评价内容:环境影响评价			
部门初筛结果	本项目将涉及健康环境、健康人群等问题,需要提请开展健康影响评价。			
提交相关资料清单	序号	文件名称	份数	备注
	1	可行性研究报告(2019.7)	1	国咨(北京)工程咨询有限公司
	2	可行性研究报告的批复(2019.7)	1	市发改委
	3	环境影响报告表(2019.7)	1	市合水水电工程管理处
	4	环境影响报告表的批复(2019.11)	1	市生态环境局
	5	相关投诉及处理意见	8	海南省人民政府12345综合服务热线
备案说明	1. 鉴于该项目投资较大,备受社会关注,加之我市对健康影响评价的办法不成熟,为了确保评价的科学性和规范性,特拟定委托第三方进行评价。 2. 提交方对提交的相关资料的真实性负责。			
备案人(签字):		备案日期:		

3. 组建专家组

琼海市健康影响评价专家组由内部和外部专家组组成。内部专家组包括提案相关各部门的负责人或知情人,外部专家组则由健康影响评价专业领域的专家学者构成。内部专家组在开展健康影响评价前接受相关理论及方法培训。

基于琼海市具体情况,目前琼海市健康影响评价技术流程主要是采取委托第三方评估机构完成,由第三方评估机构根据提案所涉及领域组建外部专家组,并负责内部专家组的培训。

本案例中,市爱卫办受理健康影响评价申请后,委托北京市健康城市建设促进会作为第三方评估机构,邀请来自中国健康教育中心、北京大学公共卫生学院、陕西省铜川市耀州区健康促进办以及北京市疾病预防控制中心的健康影响评价领域专家,组成"琼海市嘉积城区污水处理厂扩建工程"项目健康影响评价外部专家组。内部专家组由琼海市爱卫办、市卫健委、市发改委、市生态环境局、市水务局以及合水水电工程管理处的相关负责人组成。

4. 筛选界定

评估专家组通过查阅文献、分析资料和集体讨论，对提案是否对健康产生影响（积极和消极影响）、影响范围、影响程度、是否为公众或社会关注焦点等方面进行讨论分析和前瞻性判断，确定开展健康影响评价的必要性，并对评价方法进行界定。

本案例形成《琼海市健康影响评价筛选意见汇总表》如表 3 所示。

表 3　琼海市健康影响评价筛选意见汇总表

起草（提交）部门	琼海市发改委		
提案名称	琼海市嘉积城区污水处理厂扩建工程		
筛选日期	2020 年 9 月 20 日		
筛选办法	梳理各专家共同观点 + 异同观点投票决定		

评估专家组筛选结果：

　　经专家组通读所报送的文件及相关资料,认为该项目对改善流域水环境卫生、防洪抗涝能力、生态环境等健康相关因素具有积极影响。同时,认为该项目在工程施工管理、建成后工程运行管理等方面存在可能对公众健康、残疾人健康产生消极影响的因素。

　　通过梳理各专家共同观点,对不同的个性观点采取投票的办法,最终决定：

　　1. 对该"项目"开展健康影响评价；

　　2. 评价采取专家观点 + 实地调研 + 群众座谈的办法进行。

专家组组长审定意见：

　　　　签字：　　　　　　日期：

参与评议专家及成员签字：

　　　　　　日期：

投票结果统计				
参与人数	投票结果			结论:是否开展健康影响评价
	同意	反对	弃权	
4	4	0	0	☑是　　□否

5. 分析评估

通过分析评估，确定提案所涉及的健康影响因素，预估其可能产生的健康影响，并提出相应优化建议。

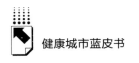

分析评估以专家个人分析与专家组集体讨论的形式进行，必要时可补充进行现场调研。在该阶段也可组织群众座谈会，选择提案涉及地域的利益相关群众若干，听取其对提案出台和实施的意见并据此补充完善提案修改建议。

本案例中，分析评估工作以外部专家组为主，由内部专家组协助完成。

（1）个人分析：专家通读项目报送资料（包括项目可行性研究报告、环评报告表等），了解项目基本情况，逐条梳理判定项目设计、施工和运营阶段所对应的健康影响因素及所产生的影响。

（2）实地调研：评估专家对污水处理厂厂区、扩建工程施工工地、施工方管理区、职工生活区等重点区域进行实地考察，听取管理方、施工方和运营方的介绍，了解污水处理流程以及在项目设计、施工和运营中如何减少对周边环境、职工和周边居民生产生活的影响等。

（3）集体讨论分析：在专家组组长主持下召开专家组集中讨论会，专家分别阐述个人对该项目健康影响因素的预估，描述可能造成的健康影响，包括受影响人群的特征、影响范围及严重程度等信息，通过集体讨论形成专家组意见。

（4）召开群众座谈会：邀请污水处理厂扩建项目的利益相关群众（嘉积镇不偏村群众代表）进行座谈。专家组组长向群众代表介绍本次座谈的目的以及开展健康影响评价的过程和结果，请群众代表就项目可能带来的健康影响提出意见和建议。

6. 报告与建议

评估专家组在肯定项目积极影响基础上，重点针对项目可能产生的消极影响，梳理并提出改进建议，形成《琼海市健康影响评价分析评估表》（见表4），并按照建议的重要和必要性，填写《琼海市健康影响评价意见反馈及备案表》（见表5）。

本次评价结果如下。

琼海市嘉积城区污水处理厂扩建工程在设计和施工阶段，对污水处理厂的选址、设施、污水处理程序、对周围居民的健康，以及职工宿舍、食堂、卫生间等基础生产生活设施均进行了严谨周全的考虑。例如，施工工地与职工宿舍分开建设；重点施工作业场所的安全应急措施；职工生活区的健康教育宣传海报；已建成厂区设置职业危害监测点；等等。此外，污水处理厂扩建工程的运营，将缓解琼海市污水处理的工作压力，增加无害化处理量，为本区域健康环境建设奠定基础；同时，项目也将推动当地就业，促进社会稳定。

然而，该项目在设计、施工建设和后期运营阶段还有些方面需要改进，例如施工工地、职工生活区场所的卫生管理还不达标，未能及时清理施工垃圾和生活垃圾，对生活污水的排放管控尚不到位，进出施工工地的道路维护以及污水排水井的维修不及时，就项目及其健康风险防控措施的宣传还不到位；等等。

针对上述消极影响，建议项目相关单位依照《琼海市健康影响评价意见反馈及备案表》中涉及的内容，进一步细化责任分工，补充制定相关措施，规避或者尽可能降低此项工程对人群健康造成的消极影响。

表4　琼海市健康影响评价分析评估表

原条款	对应的健康影响因素		潜在的健康影响		提出的修改建议（理由）	备注
			积极/消极	影响的描述		
工程设计	环境因素	空气质量	消极	一期工程无除臭设施（容易产生沼气、氰化物、氨气）。臭气中可能含有化学污染物,污染空气	可研报告中提到:二期工程设计为化学工艺消除气味,并设置2米高的排气烟囱,效果有待建成后再进行考量	可研报告中提到:一期工程采取"吸收灶"的形式,但是未建造
工程施工建设	环境因素	空气质量	消极	开挖土方未覆盖形成的黄土裸露,在风力带动的作用下,极易形成扬尘;在雨水作用下,容易形成淤泥	对裸露的黄土进行覆盖,积水及时处理	
				施工工地未建设进出车辆冲洗设施。施工工地进出车辆车轮携带的淤泥、污泥影响厂区周围环境整洁	在工地进出口按规定设置进出车辆冲洗设施	

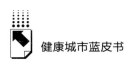

续表

原条款	对应的健康影响因素	潜在的健康影响		提出的修改建议（理由）	备注
		积极/消极	影响的描述		
工程施工建设	环境因素	基础卫生设施	消极	工地职工食堂餐具消毒柜未使用。消毒柜成为碗筷柜或炊事员的生活用品保管柜,消毒作用形同虚设	加强监督	
		食品原材料供应及其安全性	消极	工地职工食堂食材采购无索票索证,发现问题不易查源	正规渠道购买食材、索取票据;加强监督	
		病媒生物	消极	工地职工食堂、职工灶房、厕所等重点区域未设置三防设施(防蚊蝇、防鼠、防尘)或三防设施不到位:食堂灶房无窗;厕所只设置通风口,却没有纱网	门要有帘、窗要有纱、洞要有网	
		交通安全性	消极	工地外围主干道路面较窄,车辆、人群较多,人车混行,易造成交通事故	重点管控,人车分离	
	个体/行为危险因素	饮食	消极	职工伙食能否满足重体力劳动者的能量和营养素需求? 是否达到均衡膳食标准?食堂无日食谱、周食谱	项目建设方和主体单位应关注职工食堂饮食营养,并纳入到建筑施工协议或用工合同中,与安全生产同等对待	调研中了解到:每餐两个菜,一荤一素
		传染病(新冠肺炎)防治	消极	工地职工人口结构(本地、外地人口比例)、行动轨迹、传染病、流行病等问题	对工地职工人口结构、行动轨迹、流行病史等进行摸底	
	公共服务的可及性、公平性和质量	社会保障	积极	施工场地周边占地拆(搬)迁安置补偿情况		已得到妥善安置

续表

原条款	对应的健康影响因素		潜在的健康影响		提出的修改建议（理由）	备注
			积极/消极	影响的描述		
工程施工建设	就业和工作保障	职业危害因素	积极	污水处理过程中，职工操作设施是否穿戴防护设备，是否按照安全操作指南进行？	加强安全教育宣传，完善安全防护设施	
工程运营管理	环境因素	空气质量	消极	厌氧池、奥贝尔氧化沟、二沉池、高密度沉淀池、纤维转盘滤池等设施均处于开放状态（无遮盖），向其中加入的化学试剂会产生化学气体。开放、无覆盖的设施导致潜在落水危险，且挥发的化学气体造成空气污染	对污水处理设施进行覆盖，完善安全设施，并收集可能产生的有害气体，集中进行无害化处理	
		水质量	消极	进水端：污水来源包括生活用水、工业用水（制糖、洗车）、医疗机构废水（医源性污水）等，污水来源多元化	不同类型污水分别处理	不同类型的污水，其无害化处理工艺各异，进而增加处理难度和成本
	就业和工作保障	职业危害因素	积极	高危、噪声纳入污水处理厂的职业危害监测点	摸排职业危害重点区域，建设职业危害监测点，将相关职业危害预防标准做到位	六个95%：监督检查覆盖95%，健康体检覆盖95%等
	公共服务的可及性、公平性和质量	治安/安全保障和应急响应	消极	厂区中的污水处理环节基本以水池和管道为主，特别是管道一旦发生堵塞、流动不畅问题，采取人工疏通等方式进行检修时，存在安全隐患。通风井、管道中可能含有大量有害气体（如沼气），人工疏通时，极易造成生产事故	制定突发事件应急处置预案，并进行演练	

283

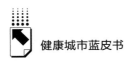
续表

原条款	对应的健康影响因素	潜在的健康影响		提出的修改建议（理由）	备注
		积极/消极	影响的描述		
工程运营管理	公共服务的可及性、公平性和质量	土壤质量	沉降的淤泥、污泥,由于生活污水中常含有粪便等大量携带微生物、病原体的成分,在污泥沉降、脱水过程,虫卵沉降于淤泥中。未经无害化处理的污泥中含有大量重金属、病原体、寄生虫等有害成分,其制成化肥可能造成土壤污染	卫生管理部门或污水处理厂管理部门建立淤泥出场后的跟踪检查,检查制肥工艺是否达到土壤卫生学标准	环评报告中只针对重金属进行评估,忽略了寄生虫
		废物处理 消极	污水进场后,先后经过粗格栅、细格栅,其中所提取出的漂浮物（垃圾）是否进行处理?	进行专业的无害化处理	提取的漂浮物未经处理,未说明去向
		生物多样性 消极	厂区持续达标排放的情况下,是否对外围农作物进行长期监测?	加强监测	厂区西侧是农田,空气长期排放是否影响作物生长?

表5　琼海市健康影响评价意见反馈及备案表

提案名称	琼海市嘉积城区污水处理厂扩建工程
起草(提交)部门	琼海市发改委
报送备案部门	琼海市爱卫办

健康影响评价意见汇总

序号	原条款	可能存在的问题	修改建议
1	工程设计	一期工程无除臭设施(容易产生沼气、氰化物、氨气)。臭气中可能含有化学污染物,污染空气	可研报告中提到:二期工程设计为化学工艺消除气味,并设置2米高的排气烟囱,效果有待建成后再进行考量

续表

2	工程施工建设	开挖土方未覆盖形成的黄土裸露,在风力带动的作用下,极易形成扬尘;在雨水作用下,容易形成淤泥。 扬尘是环境空气中总悬浮颗粒物的重要组成部分;淤泥容易使道路车辆打滑,导致交通事故,且道路淤泥影响环境整洁	对裸露的黄土进行覆盖,积水及时处理
3	工程施工建设	施工工地未建设进出车辆冲洗设施。 施工工地进出车辆车轮携带的淤泥、污泥影响厂区周围环境整洁	在工地进出口按规定设置进出车辆冲洗设施
4	工程施工建设	工地外围主干道路面较窄,车辆、人群较多,人车混行,易造成交通事故	重点管控,人车分离
5	工程施工建设	工地职工食堂食品安全隐患(如餐具消毒形同虚设、食材采购无索票索证等)	依法依规办理,加强监督
6	工程施工建设	工地职工食堂、职工灶房、厕所等重点区域三防设施(防蚊蝇、防鼠、防尘)不到位:食堂灶房无窗;厕所只设置通风口,却没有纱网	门要有帘、窗要有纱,洞要有网
7	工程施工建设	职工膳食能否满足重体力劳动者的能量和营养需求?是否达到均衡膳食标准?食堂无日食谱、周食谱	项目建设方和主体单位应关注职工食堂饮食营养,并纳入到建筑施工协议或用工合同中,与安全生产同等对待
8	工程施工建设	工地职工健康生活习惯及相关疾病预防	对工地职工人口结构、行动轨迹、流行病史等进行摸底;高度关注外来务工人员;加强传染病(如性病、艾滋病、结核病、新冠肺炎等)等疾病预防健康教育
9	工程运营管理	厌氧池、奥贝尔氧化沟、二沉池、高密度沉淀池、纤维转盘滤池等设施均处于开放状态(无遮盖),向其中加入的化学试剂会产生化学气体。开放、无覆盖的设施导致潜在落水危险,且挥发的化学气体造成空气污染	对污水处理设施进行覆盖,完善安全设施,并收集可能产生的有害气体,集中进行无害化处理
10	工程运营管理	进水端:污水来源包括生活用水、工业用水(制糖、洗车)、医疗机构废水(医源性污水)等,污水来源多元化	不同类型污水分别处理

续表

11	工程运营管理	淤泥脱水车间挂牌"职业危害监测点",噪声影响村民、职工健康。噪声超标影响职工及周围群众健康	噪声管理;职业危害监测和预防;职业健康促进
12	工程运营管理	厂区中的污水处理环节基本以水池和管道为主,特别是管道,一旦发生堵塞、流动不畅问题,采取人工疏通等方式进行检修时,存在安全隐患。通风井、管道中可能含有大量有害气体(如沼气),人工疏通时,极易造成生产事故	制定突发事件应急处置预案,并进行演练
13	工程运营管理 & 工程设计	出水端: (1)排放水质虽然达标,外环境(塔洋河)是否可以承受长期、持续地排放?多个处理厂同一时间排放是否被环境接纳? (2)废水中的微生物、虫卵等若未沉降完全便排放,将易导致水体污染、影响水生生物种群结构等。沉降等污水处理步骤周期是否达到要求时长?废水中可能存在的蛔虫卵、寄生虫卵是否能够沉降到淤泥后再排放? (3)未设立针对医疗机构废水的卫生监测,医疗机构废水排放若不达标,将污染水体	制定并完善相关指标,坚持长期、定期监测,尤其是针对医疗机构废水定期进行卫生监测
14	工程运营管理 & 工程设计	沉降的淤泥、污泥,由于生活污水中常含有粪便等大量携带微生物、病原体的成分,在污泥沉降、脱水过程,虫卵沉降于淤泥中。未经无害化处理的污泥中含有大量重金属、病原体、寄生虫等有害成分,其制成化肥可能造成土壤污染	卫生管理部门或污水处理厂管理部门建立淤泥出场后的跟踪检查,检查制肥工艺是否达到土壤卫生学标准
15	工程运营管理 & 工程设计	厂区持续达标排放的情况下,是否对外围农作物进行长期监测?	加强监测

专家组组长:

参与专家:

提交日期:

备案人(签字):	备案日期:

7. 评价结果备案

评估专家组按照建议的重要和必要性，填写《琼海市健康影响评价意见反馈及备案表》，并与《琼海市健康影响评价分析评估表》、评估报告一并提交至琼海市爱卫办登记备案。

8. 评价结果的使用与监测评估

本案例是选定项目进行健康影响评价，旨在探索琼海市健康影响评价管理及操作流程，并为琼海市爱卫办及相关部门进行培训和演示，为进一步规范完善健康影响评价实施路径提供参考，故此处对"评估结果的使用与监测评估"未做详细阐述。

四 琼海市健康影响评价体系建设的经验与挑战

（一）琼海市健康影响评价体系建设的经验

琼海市自 2018 年起开展健康影响评价理论研究和实践探索，目前已经逐渐形成了健康影响评价体系建设的"琼海方案"。

1. 依托健康城市建设，开展健康影响评价体系建设

改革开放以来，琼海市委、市政府高度重视人民健康和经济社会发展的高度统一。"健康中国"战略发布实施以来，琼海市始终坚持将健康中国战略作为开展健康城市建设的基本遵循。因地制宜，落实将健康融入所有政策，着力将大健康、大卫生理念打造成为城市名片。通过广泛开展群众性爱国卫生运动，发展全民健身运动，提升居民健康素养行动，进一步提升多部门协同合作能力和卫生健康服务供给能力，使健康理念逐渐深入人心，健康领域改革发展取得显著成就。领导高度重视、多部门协同合作网络日趋健全以及居民健康素养的不断提升，为琼海市探索建立健康影响评价体系提供了强有力的支持和基础。

2. 坚持党委领导、部门协调、公众参与的基本原则

健康影响评价涉及学科领域广泛、部门众多。琼海市健康影响评价理论

研究与实践受到市委市政府的高度重视。在实践探索中，琼海市爱卫办密切协调各相关部门、各直接间接利益群体，以确保评价过程的严谨性、科学性以及评价结果的公正性、客观性。通过不断的实践，琼海市逐步形成"党委领导、部门协调、公众参与"的健康影响评价实施机制，并将其作为琼海市开展健康影响评价实践的基本原则。

3. 依托第三方评估机构探索健康影响评价的管理和实施路径，逐步试点，打造规范化的健康影响评价操作流程

在琼海市健康影响评价体系建设中，市爱卫办邀请第三方评估机构参与，通过案例实践带动相关部门树立健康影响评价理念，学习并形成本地化健康影响评价操作流程，参与和支持健康影响评价工作。截至2020年，在第三方评估机构支持下，琼海市爱卫办根据本市未来发展建设的总体要求制定琼海市健康影响评价实施方案，编制《关于探索建立公共政策健康影响评价机制的实施意见》，并先后实施对琼海市双沟溪黑臭水体治理工程、琼海市嘉积城区污水处理厂扩建工程、琼海市生活垃圾焚烧发电厂扩建工程的健康影响评价实操演练。由此不断优化健康影响评价体系建设，着力打造标准化、规范化的健康影响评价操作流程，为全国开展健康影响评价体系研究提供经验案例。

4. 形成利益群众、政府部门、评估专家良性合作闭环

健康影响评价始终以人的健康作为关注点，对于评估的意见应取之于民，评估结果和修正建议也当用之于民，形成利益群众、政府部门、评估专家通力合作、共促健康的琼海市健康影响评价良性闭环（见图2），即利益群众向政府部门反馈健康问题，政府部门向利益群众反馈修正意见；政府部门委托评估专家进行评估，评估专家向政府部门反馈评估建议；利益群众向评估专家提出健康疑虑，评估专家向利益群众解答健康问题。

（二）琼海市健康影响评价体系建设的挑战

进一步完善健康影响评价制度建设的"琼海方案"，还需要着力加强以下几个方面。

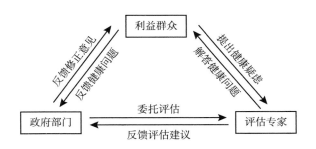

图 2　琼海市健康影响评价良性闭环

1. 健康影响评价本土专家队伍的构建及能力建设

在健康琼海建设中，要保证"将健康融入所有政策"策略的持续贯彻落实，保证琼海市健康影响评价体系持续发挥作用，依靠第三方评估机构远远不够，琼海市还需培育本土健康影响评价专家队伍。

琼海市在前期实践中，通过案例实践进行人员培训和流程演示，在一定程度上促进了本土相关部门对健康影响评价相关理论、流程的认识和熟悉。下一步，琼海市需要着力组建自己的健康影响评价专业技术队伍，以前期参与培训和评估的人员为"先行者"，不断带动各部门相关人员的参与，同时发挥本地院校健康影响评价相关领域专业人员的作用。通过进一步的健康影响评价理论研究和实践应用，强化本土队伍的能力建设，为琼海市健康影响评价体系建设夯实基础。

2. 健康影响评价管理和操作流程的进一步验证

目前，琼海市健康影响评价实施方案虽然是基于公共政策、规划及项目全范围设定，但案例实践基本围绕在建工程项目进行，对于公共政策及规划领域涉足较少。

探索建立规范化的健康影响评价管理和技术操作流程，需要进一步扩大评估范围，不断进行验证和固化。同时通过健康影响评价实践的多领域、多部门覆盖，进一步宣传健康理念，提升多部门参与度并加强其能力建设。

3. 健康影响评价后续监测评估的开展

健康影响评价后续监测评估包括对健康影响评价过程、提案的发布实施

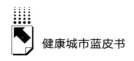
情况及提案实施后影响的评估。后续监测评估，尤其是针对提案发布实施情况及实施后影响的评估，有一定的时间延续性，需要人力、物力的投入。目前在琼海市健康影响评价工作中尚未开展此方面的评估，在后续工作中还需要选择进行，以进一步完善健康影响评价的整体流程。

五 琼海市健康影响评价体系建设的启示

（一）强化健康影响评价组织保障和工作机制

（1）加强组织领导。在琼海市委、市政府高度重视下，琼海市卫生健康委、市爱卫办作为指导单位并牵头，其他各委办局协同，提案涉及利益相关群体参与，第三方评估机构或者领域内专家协助指导，琼海市健康影响评价工作有序开展。

（2）注重宣传引导。充分利用政府网站专栏、城市报刊以及微信公众号、微博客户端专推，积极会同有关新闻媒体，运用多种方式，做好宣传引导工作。

（3）强化督促推动。加强对健康影响评价评估流程的检查督促，及时了解评估动态，促进经验总结。

（二）加强健康影响评价专业人才队伍建设

健康影响评价专业人才队伍是开展评价工作的根基。琼海市一方面积极遴选本地相关领域专家学者，组建琼海市健康影响评价专家委员会；另一方面利用第三方评估机构的专业技术力量，借助案例实践，对专家委员会成员及相关部门参与人员进行健康影响评价的理论知识和实践操作培训，使其明晰健康影响评价的背景、目的、意义和流程等；同时努力促进健康影响评价领域产学研深度融合，着力建设集理论研究、评估实践、人才培养于一体的健康影响评价专业机构，为本市提供健康影响评价智库服务和人才培养平台。

（三）完善适宜于本土的健康影响评价管理和技术流程

琼海市在健康影响评价体系建设中，广泛参考北京、杭州、宜昌、无锡等城市健康影响评价实践经验，认真学习中国健康教育中心编著的《健康影响评价实施操作手册（2019 版）》，结合本土多轮健康影响评价案例实践，逐步形成琼海市自身的健康影响评价操作流程，从而确保其科学、客观、适宜、可行。

B.18
高校健康校园发展和建设研究

——以清华大学健康校园建设行动为例

张语桐　丛娜　杨军　官鹏*

摘　要：　创造健康支持性环境是健康中国行动的重要内容。大学校园作为高校师生日常学习、工作和生活的场所，在影响高校师生的健康方面起着关键作用。因而，进行健康校园建设能提高在校师生的健康水平，产出新的健康支持性环境建设技术和经验，助推健康中国2030目标的实现。本文首先分析了健康校园建设的理论基础，然后对国内外高校当前的健康校园建设内容和主要特点进行了归纳总结，并以清华大学开展的健康校园建设为案例，分析了清华大学在建设开始阶段主要采取的行动、发现和对下一阶段工作的展望。上述研究发现可为国内其他高校的健康校园建设提供有益参考。

关键词：　健康校园　健康影响评价　人群健康　清华大学

　　健康是每个人的基本需求，也是人民幸福生活的基础。党中央和政府对人民健康高度重视。党的十九大提出要实施健康中国战略，党中央和国务院

* 张语桐，清华大学地球系统科学系博士研究生，主要研究方向为环境经济与政策评估；丛娜，清华大学地球系统科学系博士研究生，主要研究方向为健康食物环境；杨军，博士，教授，清华大学地球系统科学系，主要研究方向为城市生态、健康城市；官鹏，博士，教授，香港大学地球科学系、地理系，主要研究方向为全球制图、健康城市、可持续发展。

发布了《"健康中国 2030"规划纲要》，并在之后颁布了健康中国行动的系列纲领性文件。作为创造健康支持性环境的举措，健康校园的建设将在健康中国行动中起到十分重要的作用。健康校园建设不仅仅直接关系到高校4002 万在校学生和 256.67 万教职工①的健康，还将为健康社区、健康城市和健康中国的建设提供创新方法和技术，在实施健康中国战略中起到示范带动作用。而目前，国内高校中健康校园建设的研究和实践还相对缺乏，因此有必要开展对高校健康校园发展和建设体系的研究。本文通过对清华大学健康校园的建设方案和建设情况进行分析，以期对高校健康校园的发展和建设工作提供参考。

一 高校健康校园建设的理论基础

1986 年 11 月 21 日于加拿大渥太华召开的第一届健康促进国际会议达成了采用"健康场所"方法来促进健康的共识，将"健康是在人们日常学习、工作、游玩和互爱的生活场所中被人们所创造和享有"写入了《渥太华宪章》这一健康促进的纲领性文件中。② 基于"健康场所"理论的健康促进活动是架构在健康的社会生态模式的基础上，根据这个理论，人的健康由复杂的环境因素、社会因素和个人因素及其相互作用所综合决定。健康干预措施从以个体作为影响对象演变成以群体作为主要的关注对象。同时，干预措施也由原来仅关注病理学的健康影响机制，转变为综合考虑环境、社会、政治等因素的健康影响机制。而这些健康上的影响和改变可以通过建设健康场所来实现，因而健康场所是健康促进的一个重要方面。

到 20 世纪 90 年代，"健康场所"方法得到了广泛应用，逐步衍生出了健康城市、健康校园、健康工作场所、健康医院、健康监狱、健康社区等一

---

① 《2019 年全国教育事业发展统计公报》，教育部网站，http：//www. moe. gov. cn/jyb_ sjzl/ sjzl_ fztjgb/202005/t20200520_ 456751. html，最后访问日期：2021 年 5 月 27 日。

② 李新华、胡俊峰主编《健康教育与健康促进重要文献选编》，中国人口出版社，1998，第15 页。

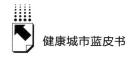

系列健康促进方法。就健康校园而言，体现在把健康优先安排在校园整体发展的议程中，指导学校的建设规划和日常工作，并根据校园特点、文化环境和政策背景，来开展健康促进项目，提高师生的健康水平。

截至 2019 年，中国在校大学生人数达 4002 万，教职工人数 256.67 万。由于其数量巨大、高度聚集的特点，高校容易成为各种流行疾病暴发的中心；同时，高校具有学习工作压力大、生活紧张的特点，高校师生患慢性疾病和精神疾病的风险也相对较高。因此，高校师生的健康情况直接影响到健康中国行动目标的实现。此外，高校可通过培育健康中国建设所需的各类人才，产出健康领域的先进科研成果、共享和实施健康科学理论知识，以及培养学生树立起良好的健康生活习惯，来对全社会的健康促进做出贡献，增进当前和未来人民的健康。基于此，高校理应成为健康校园建设中的先行者和重要推动者，高校师生应成为健康中国行动在城市及社区尺度上的重要践行者。

二 国内外高校健康校园建设进展

目前国际上比较著名的健康校园项目包括：美国"健康校园 2020"，英国"健康促进大学"倡议，加拿大"健康促进大学和学院网络"，澳大利亚"健康促进校园网络"，欧盟"欧洲活力校园"等，以上项目在全球健康校园建设中具有领先地位。

在美国，健康校园 2020 项目与全美国各地的大学合作，创建健康校园环境。它基于健康生态模型采取行动，针对学生和教职员工分别制定健康目标，并提供基于 MAP - IT（动员、评估、计划、实施和跟踪）框架的实施工具包。健康校园 2020 计划针对学生制定了 11 个主题领域的 54 个目标，包括对学习成绩影响的健康障碍、健康传播、心理健康、体育锻炼、烟草使用和艾滋疾病预防等；针对教职工也制定了实施目标，以膳食营养、体重状况、体育活动、压力管理以及校园工作环境为主要关注点。健康校园 2020 中建议的健康干预措施超出了传统的教育、诊断、治疗和保健等措施。参与该项目的学校都可以通过所提供的工具和资源来确定哪些目标是可实现的，并且确定优先实施的事项。

在英国，健康促进大学倡议由英国中央兰开夏大学于 2016 年发起。健康促进大学计划旨在整合大学文化中的流程和结构，以支持对健康和健康促进的承诺。此外，这些措施还促进了教职员工、学生和更广泛的社区的健康和福祉。

加拿大健康促进大学和学院网络于 2016 年启动，旨在与高等教育机构合作，以发展加拿大境内健康促进大学和学院的运动。加拿大健康促进大学和学院网络呼吁学校将健康纳入校园文化的各个方面，并在当地和全球范围内领导健康促进行动和合作。

澳大利亚健康促进校园网络共有 25 所当地高校加入。由网络倡导的举措包括增加校园网点中健康食品的供应，创建可持续的、以学生为主导的、以鼓励更好的心理健康并促进安全和尊重的关系等。

欧洲活力校园项目共有来自芬兰、德国、爱尔兰、荷兰、葡萄牙、西班牙、英国等多个国家的 16 所欧洲大学参与。各高校通过在体育运动、健康场所等方面开展联合活动的形式达到建设健康校园的目的，并同时定期开展网络会议交流和探讨。各国际著名高校健康校园项目概况见表 1。

表 1 国际著名高校健康校园项目概况

单位：所

项目名称	国家	发起单位	发起时间	参与高校数量
健康校园 2020	美国	美国大学健康协会	2019 年	>30
健康促进大学和学院网络	加拿大	泛美卫生组织	2016 年	31
健康促进大学倡议	英国	英国中央兰开夏大学	2016 年	14
欧洲活力校园	欧洲（芬兰、德国、爱尔兰、荷兰、葡萄牙、西班牙、英国）	德国亚琛工业大学	2017 年	16
健康促进校园网络	澳大利亚	西悉尼大学、悉尼大学	2016 年	25

为更好地认识国际上高校健康校园建设的内容，下面以美国新罕布什尔大学为例，对其在健康环境、健康行为（运动、饮食）、心理健康等各方面所做的健康校园建设行动进行了剖析。新罕布什尔大学采取了超越基本健康促进的健康计划，其中包括：提倡医疗保健服务的适当使用，提高医疗保健费用和选择的透明度，培养健康饮食、心理健康和积极生活的文化等（见表2）。

表2　新罕布什尔大学 2014 年度健康校园建设情况

建设方面	现有情况	主要行动
营养膳食	根据疾控中心的定义,身体质量指数(BMI)被归类为肥胖的大约有 20% 的员工和 5% 的学生	提供健康饮食,以解决学生和教职工的营养体质问题
体育活动	根据校园社区报告会上疾病预防控制中心(CDC)的报告,只有 30% ~ 40% 的学生每周至少 5 天进行 30 分钟或以上的体育锻炼	建设体育活动资源和激励措施包括:阿麦尔(Hamel)娱乐中心、员工健身计划、健康新罕布什尔大学健身地图、校园英里数活动、步行道、大学树林、户外设备租赁等
心理健康	根据报告,在校园中有超过 30% 的教职工和超过 20% 的学生有抑郁症状	进一步改善在校师生的心理健康。大学通过员工援助计划、校园咨询中心、健康服务以及员工福利覆盖医疗服务等方式来提供帮助个人解决心理健康问题的专业知识和经验
医疗消费	新罕布什尔大学为其覆盖的 6000 名学生支付约 5000 万美元医疗保险,员工在医疗福利方面又贡献了 1000 万美元(根据 2013 年数据)	帮助个人成为知情的医疗保健消费者,使校园社区能够参与他们的健康,包括如何使用医疗保健费用
无烟校园	根据报告,校园内现有严重的吸烟问题	通过向烟草预防和控制计划提交拨款,获得了为期两年的补助金,重点放在所有 17 个校区的戒烟工作上。目标是在完成补助金之前,在校区中 75% 实现无烟

资料来源: Ned Helms, Jo Porter, Stacey Gabriel, etc., *Healthy UNH Annual Report Program*, *Year 5*, *January-December* 2014, University of New Hampshire: Institute for Health Policy and Practice, 2014。

综合分析国际健康校园建设情况，可以看出，国际上的健康校园建设总体而言具有以下几个特点：①工作开展时间长、实施成果显著；②具有较完善、成熟、系统性的组织架构、管理模式和研究框架，高层支持，纳入预算，并制定明确的规划和目标；③关心的健康领域较全面，包括饮食、锻炼、吸烟、酗酒、压力管理、心理健康、计划生育、药物滥用、不安全性行为、免疫和传染病、伤害和暴力等，防止健康成为学业进步的障碍；④建设方式注重环境建设、健康教育和广泛参与，注重方式创新；⑤定期评估，并不断完善行动纲领。一个值得注意的趋势是，在发达国家中对于高校健康校园建设已不仅仅是强调其在提高学校师生的健康体质上，也强调其可能为校园的可持续发展提供的助力。

而在国内，上海交通大学、武汉大学、重庆师范大学、西安交通大学、上海对外经贸大学等多所高校都先后开展了健康校园的建设行动。上海交通大学自2017年起开始了健康校园建设，进行了全校控烟行动、防艾公益行动，制定新的卫生工作管理规范等活动。而重庆师范大学的健康校园建设包括制定学生健康体质提升方案、医疗体制建设改革、校园卫生健康知识宣讲等多项举措。从目前的情况可以看出，国内的健康校园建设具有以下几个特点：①工作系统性不足、缺乏综合管理健康影响因素的长期性总体规划；②采取的行动大多停留在健康宣传和改善卫生服务方面；③缺少有效的成效监督机制、评价机制和反馈机制。

通过对健康校园政策建设的理论基础、国内外高校的健康校园建设项目案例进行梳理，可以发现当前国内健康校园建设还处于起步阶段。因此对清华健康校园建设的经验进行总结和分析，可为其他国内各高校开展健康校园项目提供借鉴。

三 清华大学校园健康影响因素分析

（一）清华大学概况

清华大学是中华人民共和国教育部直属的全国重点大学，截至2020年8月，清华大学共设有21个学院、59个教学系，开设有82个本科专业；有教职工15190人，在校生53302人；校园面积442.12公顷，建筑面积281.70万平方米。①

---

① 《学校基本数据》，清华大学网站，https：//www.tsinghua.edu.cn/xxgk/tjzl.htm，最后访问日期：2021年5月27日。

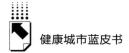

清华大学对健康的关注由来已久。在 20 世纪 60 年代蒋南翔校长提出了"为祖国健康工作五十年"的口号。学校开展学生运动会、教职工运动会、阳光彩跑、校园马拉松等各种类型的体育活动，鼓励师生参与。此外，还将体育成绩和某项运动的达标作为本科生毕业的前提条件，促进学生增加体育锻炼。例如，清华大学的"阳光长跑"项目强制要求每名清华本科生均需每学期跑步至少 27 次、每次至少 2 千米，并对跑步时的平均配速有一定的要求。根据刘静民等对清华大学自主招生学生体质的跟踪监测，发现学生在入学半年之后，体质健康标准不及格率明显下降。[①] 这显示了清华对本科生体育锻炼的要求取得明显效果。此外，学校还开展各种活动来缓解学生的心理压力。在饮食方面，在校园部分食堂增设素食窗口和少油少盐的"健康轻食"窗口，提供健康饮食。上述措施均为提升清华大学师生的健康水平做出了贡献。

为了获得更深入的认识，清华大学设立了健康校园自主科研项目，针对健康的主要影响因素，进行调查分析工作，包括学生膳食营养分析、校园交通情况监测、校园健康影响因素调查、健康行为习惯分析等。

（二）清华大学学生膳食营养分析

项目调查通过征集清华大学在校生作为志愿者的方式，要求其对一周中每日在食堂的就餐进行拍照记录，以分析其中所包含的膳食食物的种类。对于膳食食物种类的划分，根据《中国居民平衡膳食宝塔（2016）》[②] 和食物营养成分表，对食物进行如下分类：谷薯类、蔬菜类、畜禽肉及制品类、水产品、蛋类、大豆及坚果类、奶及奶制品、水果类。由营养学专业人员对每条记录中所包含的种类进行人工判定，并根据参照物估计各类食物的重量。虽然膳食宝塔列出了油、盐类调料和饮用水类型，但在该项目数据收集和分析过程中无法测量油、盐和饮用水的摄入量，因此在食物影像解译过程中未

---

① 刘静民、刘波、于涵：《清华大学自主招生学生体质测试结果分析》，《体育学刊》2013 年第 1 期。

② 《中国居民平衡膳食宝塔（2016）》，中国营养学会网站，https：//www.cnsoc.org/nplaceDetail/6519102027.html，最后访问日期：2021 年 5 月 27 日。

将油、盐及饮用水列入分类系统。

在删除未能在调查期间全程参与的数据记录之后，结果显示：清华学生每周平均在食堂就餐 6.3 天。每餐食物组成中约 99.2% 含谷薯类食物，94.0% 含蔬菜类食物，63.5% 含蛋类，90.5% 含畜禽肉，49.6% 含大豆及坚果类食物，15.2% 含奶及奶制品。总体上，大多数清华学生存在膳食不均衡的情况，且不均衡的情况各异。奶及奶制品、大豆及坚果类食物摄入不足的现象较为普遍。

（三）清华大学校园交通情况监测

项目对清华大学在校生的日常出行方式进行调查，征集学生在一段时间内持续佩戴能耗仪，记录每天不同活动类型发生的时间、地点以及不同地点切换时使用的交通工具。对此数据进行统计，并分析学生在不同生活场所切换的平均距离和出行方式分布。由于学生日常的主要生活场所就是宿舍、食堂和教学楼，所以对宿舍到食堂的距离和宿舍到教室的距离能够反映出学生单次出行的平均距离。

调查结果显示：清华学生到日常生活场所的距离如图 1 和图 2 所示。具体来说，学生宿舍到食堂的平均距离为 545 米，宿舍到教学楼的平均距离为 953 米。

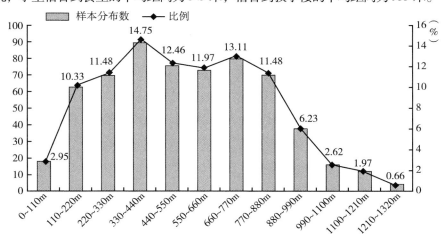

图1　清华学生宿舍到食堂平均距离

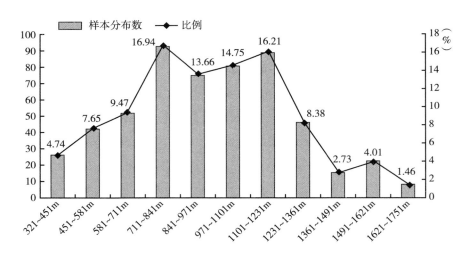

图2　清华学生宿舍到教学楼平均距离

对清华学生所选择的出行方式进行分析，得到的调查结果如图3所示。61.22%的学生选择自行车骑行，37.45%的学生会选择步行，0.76%的学生使用电动车，0.19%选择私家车。可以看出，自行车出行是清华学生出行最主要的交通方式，经估算，校园内自行车占地停放面积超7万平方米。

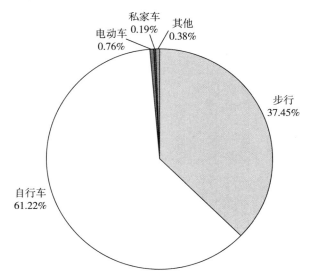

图3　清华学生日常出行方式占比

为进一步对学生出行可行方式进行调查，绘制了如图4、图5所示的清华大学不同出行方式可达范围示意图。可以看出，清华大学校车通行路线贯穿全校，自行车道分布广泛，步行区域较多，但主要干路上机动车通行道和自行车道高度重叠。

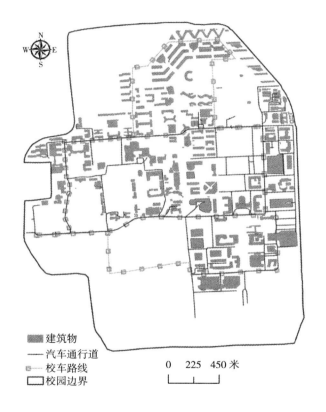

建筑物
汽车通行道
校车路线
校园边界

0   225   450 米

图4 清华大学机动车可达范围示意图

总体而言，为减少交通事故带来的伤亡和鼓励师生日常体力活动的开展，需要考虑校园内准许私车驾驶的必要性；在校园基础交通设施建设方面，应完善慢行系统，为师生的主动交通行为提供便利；在上下课间安排疏导人员，确保道路交通秩序通畅。

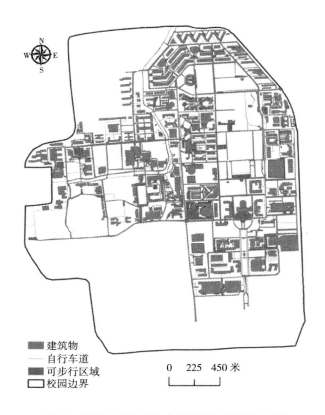

建筑物
自行车道
可步行区域
校园边界

0   225   450 米

图5   清华大学步行和自行车可达范围示意图

（四）清华大学校园健康影响因素

在健康校园认知调查过程中，从6个维度对清华大学教职工和在校学生的20项潜在主观健康影响因素进行评估，收集被调查者认为上述因素在多大程度上影响其个人潜能的评分，以获得可能的健康影响因素排名。

调查共收集到来自25个院系的147份问卷，男女比例为79∶68，调查者中有70%为学生，其中本科一年级，直博一、二年级和普博二年级占比较高。根据对可能影响到学生健康因素的调查，最影响学生健康的是睡眠情况，排在第二位的是室外空气质量，第三位的是室内空气质量，第四位的是宿舍环境，第五位的是教室环境。调查结果雷达图如图6所示。

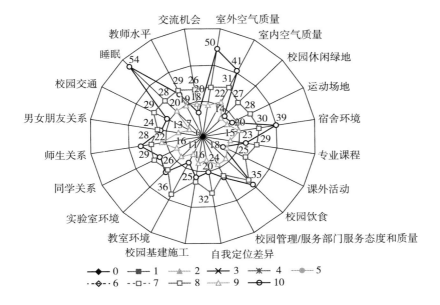

图 6　清华大学学生健康影响因素评分分布雷达图

通过对学生健康校园评价的调查发现，学生期望的健康校园主要特点中，安全、自由、绿色、友好和尊重位于前列。而创造校园文化氛围、提高校园生活服务、改善校园基础设施和增加自然环境要素是参与师生认为的健康校园建设任务的前列。

从学生反映的主要健康影响因素和对健康校园的期待中可以看出，清华大学校园中可能对学生身体健康造成影响的因素较多，尤其需加强对影响学生心理健康因素的关注。此外保证学生的睡眠质量、环境的空气质量、健康饮食，将能够帮助学生在清华大学校园中维持一个更加良好的健康状态，从而达到建设健康校园的目标。

（五）清华大学师生健康行为关注点分析

项目对来自北京市 24 所重点高校区域的与健康相关的百度检索关键词进行分析。百度检索的关键词主要包括"健康行为""健康饮食""健康水

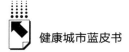
平"等。分析时先对每个校园的总检索量进行标准化，然后对各个学校在单个关键词的检索比例进行排序，获得各高校对健康校园相关关键词的关注程度。

调查共分析了 3 天内来自北京 24 所高校共 2878717 条、12 个关键词的检索数据。"健康行为""健康饮食""健康水平"的检索量最多。从分析结果中可以发现，高校对健康行为、健康饮食和健康水平方面总体而言还是比较重视的。清华大学对健身、运动等词的检索度处于中等水平。而清华大学校园内对蔬菜、水果两类健康饮食的检索度较低，健康饮食的关注度需要提升。清华大学校园内对癌症、肥胖、高血压等疾病风险因子的检索度不高。具体见图 7。

运动和健身一直是清华大学重点强调的，清华大学的教育培养体系中对体育较为关注。但是，很多学生往往会忽略健康饮食的重要性，因此学校有必要在这方面进一步开展建设，加大对健康饮食、提高蔬菜和水果在膳食中的占比的教育宣传，推动学生养成健康而良好的饮食习惯。

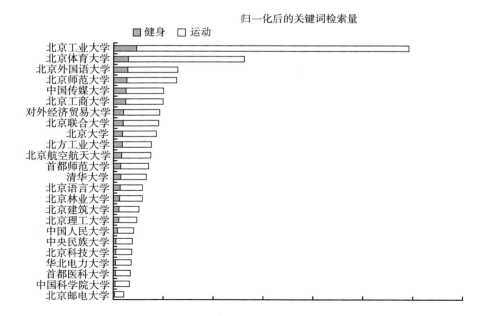

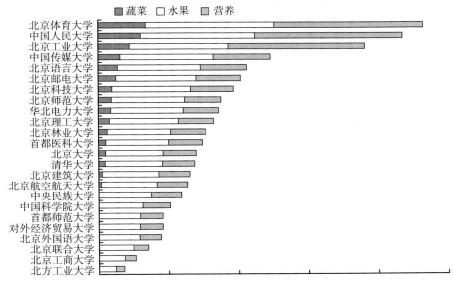

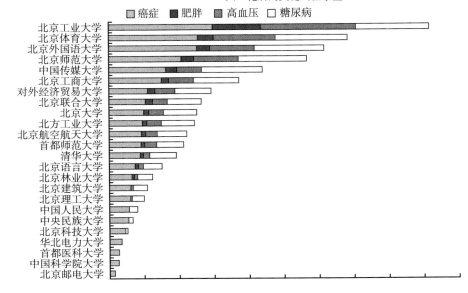

图7　北京市24所重点高校区域健康相关百度检索关键词检索量排名

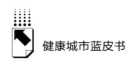

四　清华大学总体规划健康影响评价

《清华大学校园总体规划（2021～2030 年）》将确立未来十年清华大学校园建设的方向和目标。其实施必将对校内的师生员工的工作、学习和生活产生深远影响，从而影响到他们的健康状况。因此，在规划制定之际，对规划的内容进行健康影响评价，避免规划建设对健康的负面影响，增加正面效应，是非常重要的。在通过对规划的快速评价之后，可以发现总体规划在居住、绿色开放空间、环境、交通、食品供应、安全和社会关系七个方面都将对校内的师生员工产生积极的和不利的影响。对于其中不利的影响，需要采取修改现有规划条款、补充内容等形式予以缓和或消除。健康影响评价包括五个主要步骤：筛查、界定、评估、建议和报告、监测与评价。

（一）筛查

筛查的目的是确定健康影响评价是否可对清华校园总体规划产生影响，是否有必要进行健康影响评价。筛查的过程及结果陈述如表 3 所示。

表 3　清华大学健康影响评价筛查标准和结果

筛查标准	清华校园评价结果
1. 是否有政策或规划，其决策结果将对健康产生影响？	是，《清华大学校园总体规划(2021～2030 年)》
2. 决策过程是否允许纳入健康影响评价的结果？	是，规划还处于征求意见阶段，清华大学基建处可以作为纳入健康影响评价结果的联络机构
3. 健康影响评价能否给规划制定过程带来新的信息？健康是否已经是规划的一个部分？	是，目前规划中尚不包含健康规划内容，也无对健康影响的评估。规划中明确提出要"推进绿色健康智慧发展"，但尚无具体内容
4. 健康影响评价能否在规划制定的时间内完成？是否有足够的资源支持？	目前能够完成的是一个简单的快速评估，如果要完成一个完整的健康影响评价还需要资源支持和更长时间
5. 健康影响评价的结果被决策者考虑的可能性有多大？	可能性大，清华校领导和相关部门领导明确表示会给予考虑

筛查的结果显示，对规划进行健康影响评价是可行的。特别是规划中明确提出要"推进绿色健康智慧发展"，将健康作为校园建设的一个目标，因此对规划进行健康影响评价，将会有助于这一目标的实现。

（二）界定

　　健康影响评价的第二步是界定在清华校园总体规划中需要考虑哪些健康问题的影响，聚焦可能受影响最大的问题和最受师生关注的问题。健康决定因素中的社会和自然环境因素涵盖广泛，而校园总体规划集中在建成环境各组成成分的空间布局和建设措施上，仅涉及其中的部分内容。因此，评价的范围也限制在这部分内容，具体确定的情况见表4。

表4 清华大学校园健康影响评价确定情况

现状和问题	细节	指标	备注
居住和工作在规划的区域的人群是哪些？	在规划建设点附近有哪些人群聚集的中心？这些人群聚集中心的人员组成如何？	宿舍楼和办公楼的人群数量、人群的职业组成、年龄组成	数据缺乏、未评估
居住和工作在规划的区域的人群健康现状如何？	当前的传染病和慢性病发病率是多少？精神健康状况如何？意外伤害和死亡状况如何？	法定传染病发病率、慢性病（超重、糖尿病、心血管疾病等）发病率、精神疾患发病率、交通和其他伤害发生率、死亡情况	数据缺乏、未评估
规划将如何影响居住和工作在校园的人群的状况？	当前的居住状况如何？规划是否满足了居住需求？规划是否考虑了老年和残疾人士的需求？规划是否考虑建筑的节能情况？	人均居住面积、带电梯的老楼房比例、绿色建筑数量	依据规划内容
规划将如何影响居住和工作在校园的人群使用开放和绿色空间？	当前的开放和绿色空间数量及分布状况如何？规划是否增加了新的开放和绿色空间或提高了可接近程度？新的开放和绿色空间是否友好和安全？	绿地面积、开放空间面积、绿地和开放空间维护规划	依据规划内容

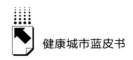

现状和问题	细节	指标	备注
规划将如何影响居住和工作在校园的人群的周边环境状况？	当前的环境,包括空气污染、噪声、震动和气味的状况如何？规划将如何影响这些环境状况？	空气污染物浓度、噪声水平、震动时长和频率、不愉快气味评级	快速评估
规划将如何影响居住和工作在校园的人群的交通状况？	当前的交通状况如何？规划将如何增加公共交通的可使用性？规划将如何影响慢行交通系统的可行性？规划如何减少汽车的使用？规划将如何影响残疾人士的活动？	交通线路图、公共交通站点、自行车道长度、人行横道数量、交通安全管理规划	依据规划内容
规划将如何影响居住和工作在校园的人群的食物供应状况？	现阶段食物供应状况如何？健康食品(水果、蔬菜和粗粮类)供应状况如何？规划将如何影响这些食品的供应？	到超市的平均距离、到食堂的平均距离、健康食品供应状况	依据规划内容
规划将如何影响居住和工作在校园的人群的安全状况？	现在存在哪些安全问题(交通、治安、宿舍和实验室安全)？规划将如何解决这些安全问题？规划是否会提升校园人群的安全感？	伤害、死亡、压力、残疾、涉财案件、刑事案件、安全规划	快速评估
规划将如何影响居住和工作在校园的人群的社会结构？	当前人群的社区归属感如何？规划将影响哪些人群的社会结构？规划是否考虑了设施的混合使用以及社会基础设施的可用性？	社区活动参与率、压力,与医院、社区中心、小学的距离	快速评估
规划将如何影响居住和工作在校园的人群的体力活动水平？	当前人群的体力活动水平如何？人群的体力活动将受到何种影响？设施的可使用性将对体力活动产生何种影响？	人群的体力活动水平、超重和肥胖率	快速评估

（三）评估

在确定了校园总体规划中可以进行健康影响评价的范围之后，下一步的工作是确定受到影响的人群，以及影响的属性、大小、严重度和可能性。由于评价时间上受到限制，这部分的工作采用了美国规划师协会推荐的快速评估方法，依据规划提供的信息，由评估人员依据经验主观判断进行，主要的判断和细节证据如表 5 所示。

表5 清华大学校园健康影响评价结果

评估标准	判断	细节/证据	潜在健康影响
居住状况			
规划是否改善了居住需求？	改善	学生宿舍缺口减少；新增供学生临时申请的周转公寓	正向
规划是否考虑了老年和残疾人士的需求？	是	老旧住宅区无障碍化改造；无障碍功能区建设	正向
规划是否考虑建筑的节能情况？	是	执行国家绿色校园评价标准；建设资源节约型校园	正向
规划是否考虑建筑物内部的健康设计，如光照、空气品质等？	无	规划中没有改变建筑物内部影响健康的因素的条款	负向
开放和绿色空间			
规划是否保留和优化了原有绿地和开放空间？	是	保留现有绿地；优化绿地；提高绿地的使用率；滨水开放空间建设	正向
规划是否增加了绿地和开放空间的供应？	是	核心区绿地率提升	正向
新的开放和绿色空间是否友好和安全？	是	提升了生态廊道的连续性；夜间照明	正向
周边环境状况			
规划如何影响空气污染？	降低区域	增加规划中的无车校园区域；搬移污染科研设施和印刷厂	正向
	增加区域	将校内部分师生上课、就餐的重要线路设为机动车主要通行线路，非机动车路线与机动车路线重叠，这些路线上的污染情况将加重	负向
规划如何影响噪声？	降低区域	无车校区噪声降低；校内印刷厂周边噪声降低	正向
	增加区域	校内建设将短期增加工地周边噪声；新开的校门将增加交通噪声；部分迁至校外区域工作和生活的教师和研究人员将面临噪声的增加	负向

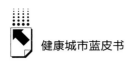

评估标准	判断	细节/证据	潜在健康影响
规划如何影响震动?	增加	市政规划的地铁 15 号线和校外路段的道路施工计划将增加沿线建筑物的震动	负向
规划如何影响不愉快气味?	减少	建设地下垃圾转运站;迁移污染科研设施	正向
	增加	新建食堂的厨余垃圾;新建水系水位低、淤积时的臭味问题	负向
交通状况			
规划是否增加了和校外公共交通的连接性?	是	规划的地铁 15 号线和清华东路西延;预留的地铁站和出口	正向
规划是否减少了汽车的使用?	是	无车校园区;校外停车场;校内公交线路的延伸都将减少汽车的使用	正向
开放和绿色空间			
规划是否鼓励自行车的使用?	是	校内自行车骑行网络;自行车停放设施和校园共享单车	正向
规划是否鼓励步行?	是	设置连续人行道;道路健跑空间;滨水步行和健跑空间	正向
规划是否考虑了残疾人士需求?	是	提高道路系统无障碍水平	正向
通过自行车道和步行道连接校园主要功能区情况	未知	规划中缺乏相应描述,尤其是教师住宿区与校园主要功能区,如教室、食堂、图书馆、办公楼等连接的慢行路线缺乏规划	可能为负向
食物供应			
规划是否提升了用餐方便性?	是	新增食堂	正向
规划如何改变健康食品的供应?	增加	新增加综合服务点	正向
	减少	自助服务点当前以高糖、高热量食物为主	负向

续表

评估标准	判断	细节/证据	潜在健康影响
		安全状况	
规划将如何影响交通安全?	提升	无车校区;自行车和汽车道分隔设计;连续步行道	正向
	降低	将校内部分师生上课、就餐的重要线路设为机动车主要通行线路,非机动车路线与机动车路线重叠,增加了路两侧师生在上课和就餐等活动跨越道路时的交通事故发生可能性;学生搬迁到校外公寓,上课等活动途中交通事故风险增加;自行车使用过程中不规范骑行增加了交通事故发生的可能性	负向
规划是否将提高校园安全生产	是	系列校园市政基础设施体系的安全性将得到提高	正向
规划是否包含通过规划设计减少和防范校园犯罪内容	否	除一条提及夜间照明的条款外,无相应内容	负向
规划如何影响校园人群的安全感	提升	智慧校园中平安校园平台建设	正向
	降低	校内地铁站点开通、新开校门等将带来更多的流动人群,增加不安全性	负向
		社会结构	
规划是否保留现有的校园人群社会结构	否	科研机构的迁出影响教师和研究人员的社会关系和归属感;平房改造和住房置换影响退休和原居住平房人员的社会关系和归属感;学生迁移至校外公寓将影响生活上的融入和归属感	负向
规划如何影响设施的混和使用和社会基础设施的可用性	提升	校医院扩建和教工食堂改造	正向
	降低	教师活动中心取消;学生活动中心被国际交流中心取代	负向

311

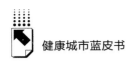

评估标准	判断	细节/证据	潜在健康影响
体力活动水平			
规划将如何影响体力活动水平？	提升	健跑和步行空间的提供;无车校区的扩大;绿地的增加;自行车交通系统扩大;户外场所夜间照明;和校外绿道的衔接	正向
	降低	操场改为真草坪,因北方草坪的维护期长、维护频繁,实质减少可用体育场面积;学校周边体育用地调整为绿地,减少体育场面积;学生迁出校园居住,因距离和方便性问题,减少锻炼活动	负向

　　根据对《清华大学校园总体规划（2021～2030年)》可能产生的健康影响结果进行评价，其中产生正向潜在健康影响的事项主要包括：①居住和空间方面，减少宿舍缺口，增加核心区绿地，无障碍设施建设；②环境、社会、安全方面，搬迁污染工厂，建设地下垃圾站，增加了自行车道和无车区；③体力活动方面，增加了绿道等慢行交通系统。其中产生负向潜在健康影响的事项主要包括：①居住和空间方面，缺乏建筑物内部空间健康标准，机动车主要交通线空气污染，短期建筑噪声和新校门噪声；②环境、社会、安全方面，地铁地下震动问题，新增厨余垃圾气味问题，新增地铁出口安全管理问题；③体力活动方面，室外运动场所减少。

　　整体而言，目前，《清华大学校园总体规划（2021～2030年)》产生的正面健康效应将远大于其产生的负面效应，但为实现规划中提出的绿色健康智慧发展的目标，还需要采取积极的措施来进一步增加对健康的积极影响。

（四）建议和报告

　　相关健康影响评价结果汇总、形成了《清华大学基础设施提升专题子专题：健康校园研究》《清华大学健康校园规划方案建议草案》等专题文件。校长和规划编制单位听取了报告。规划编制单位针对评估中发现的问题逐一进行了答复，并提出了相应的规划改动方案。

（五）监测与评价

在评估的基础上，为了对建设的效果进行有效的监测和评价，清华大学对适合本校情况的健康校园指标体系进行了研究，初步形成了体系，并正在广泛征求意见进行修改中。清华大学健康校园指标体系是参照了《健康中国行动（2019～2030 年）》的指标体系和国际健康校园建设指标体系后制定的。健康校园建设是健康中国行动的组成部分，受其制约。但校园的健康有其独特性，与教学和学校生活息息相关，在指标体系的设置中考虑了这些特性。指标体系一共由 10 个方面、55 个指标组成，具体的指标说明如表 6 所示。

表 6   清华大学健康校园指标体系

领域	序号	指标	2030 年目标值	指标性质	备注
健康校园管理组织	1	健康校园领导小组	成立常设机构	约束性	
	2	健康校园全校会议	1 次/年	约束性	
	3	健康校园规划	通过	约束性	
	4	师生参与程度	全员参与	倡导性	
学生成就	5	学生因病无法毕业或退学率	比 2018 年降低 20 个百分点	预期性	
	6	学生平均 GPA	比 2018 年提高 10%	预期性	
	7	学生在过去 12 个月中因压力过大成绩下滑人数	比 2018 年降低 10%	预期性	
	8	学生毕业时对校园生活满意度	比 2018 年提高 10 个百分点	预期性	

313

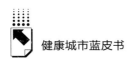

续表

领域	序号	指标	2030 年目标值	指标性质	备注
健康行为	9	蔬菜和水果每日摄入量（克）	≥500	倡导性	健康中国
	10	人均每日食盐摄入量（克）	≤5	倡导性	健康中国
	11	人均每日食用油摄入量（克）	25～30	倡导性	健康中国
	12	人均每日糖摄入量（克）	≤25	倡导性	健康中国
	13	生育、营养、性健康项目参加人数	比 2018 年提高 50%	预期性	
	14	经常参加体育锻炼人数比例（%）	≥40	预期性	健康中国
	15	师生员工吸烟率（%）	<20	预期性	健康中国
	16	建成无烟党政机关	基本实现	约束性	健康中国
	17	师生员工寻求滥用物质治疗人数（酗酒、毒品）	比2018年降低20%	预期性	
	18	未婚先孕比例	明显降低	预期性	
	19	每日平均睡眠时间（小时）	7～8	倡导性	健康中国
	20	成年人维持健康体重	18.5≤BMI<24	倡导性	健康中国
健康服务	21	避孕和生育服务	普遍可得	预期性	
	22	非紧急情况使用急诊服务次数	比2018年降低20%	预期性	
	23	可以预防的住院时间（天）	比2018年减少20%	预期性	
	24	高血压患者规范管理率（%）	≥70	预期性	健康中国

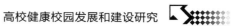

续表

领域	序号	指标	2030 年目标值	指标性质	备注
健康服务	25	糖尿病患者规范管理率(%)	≥70	预期性	健康中国
健康后果	26	平均病假天数(天)	比 2018 年降低 15%	预期性	
	27	伤害发生数	比 2018 年降低 15%	预期性	
	28	达到《国民体质测定标准》的人数比例(%)	≥92.17	预期性	健康中国
疾病	29	艾滋病感染率(%)	<0.2	预期性	健康中国
	30	失眠现患率(%)	上升趋势减缓	预期性	
	31	焦虑障碍患病率(%)	上升趋势减缓	预期性	健康中国
	32	抑郁症患病率(%)	上升趋势减缓	预期性	健康中国
	33	过度疲劳和工作相关肌肉骨骼系统疾病	预防和控制	倡导性	健康中国
死亡	34	学生意外死亡率(人/万人)	比 2018 年降低 10%	预期性	健康中国
	35	重大慢性病过早死亡率(%)	≤13.0%	预期性	健康中国
环境	36	饮用水水质达标状况	持续改善	预期性	健康中国
	37	垃圾分类	开展	倡导性	健康中国
	38	校园建筑烟雾报警器安装比例(%)	100	预期性	
	39	危险标识和化学品安全标签及环境保护图形标志	提高识别率	倡导性	健康中国
	40	校园建筑节能措施	明显提高	预期性	

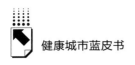
续表

领域	序号	指标	2030 年目标值	指标性质	备注
环境	41	校园自行车出行率	明显提高	预期性	
	42	校园公共交通可达性	明显提高	预期性	
	43	自行车道、跑道、行人道路总里程数	比 2018 年提高 30%	预期性	
	44	校园健身体育场馆开放时间	比 2018 年提高 10%	预期性	
	45	校园绿地比例(%)	45	约束性	
预防措施	46	人群健康体检率	持续提高	倡导性	健康中国
	47	健康素养水平	≥30	预期性	健康中国
	48	流感疫苗接种率(%)	持续提高	预期性	
	49	定期接受宫颈癌筛查率(%)	≥90	预期性	健康中国
	50	对本岗位主要危害和防护知识知晓率(%)	≥90 并持续保持	倡导性	健康中国
社会支持	51	心理咨询(含自杀防止)服务	普遍可及	倡导性	
	52	安全保卫人员比例(人/千名师生员工)	明显提升	倡导性	
	53	机关企事业单位积极开展工间操	开展	倡导性	健康中国
	54	提供师生员工冲突解决服务	开展	倡导性	
	55	建立并完善健康科普专家库和资源库,构建健康科普知识发布和传播机构	实现	约束性	健康中国

五　清华大学健康校园建设展望

　　健康校园是一个促进清华大学师生员工健康的行动框架,它通过全校全员参与，创建健康学习、工作和生活的物质和社会文化环境，提倡健康的生活方式，来提高清华人集体的健康福祉、提升校园的可持续性，为每位清华的成员充分发挥其潜力创造条件。清华大学的领导清楚地认识到，健康校园是随着学校发展而不断提升改进的长期活动，建设过程无法一蹴而就。因此，需要将长期目标逐步分解成短期的阶段性目标，在校园发展规划中设置优先考虑事项，逐步将健康理念和文化融入校园的所有方面。

由此，初步提出了清华大学健康校园建设工作的总体目标。第一阶段到2030年，能对中国高校健康校园建设起到引领作用，各项健康指标达到或超过《健康中国行动计划（2019～2030年）》指标；第二阶段到2050年，跻身健康校园建设国际一流高校行列，各项指标达到或超过发达国家健康校园建设水平。为支撑该总体目标的实现，提出了三项主要的工作：一是制定《清华大学健康校园总体规划（2021～2030年）》，二是全面开展清华大学"健康校园"建设工程，三是进行清华大学"健康校园"监测与评估。学校已经将"健康清华2030计划"确定为校级重点工作，健康校园将是落实该计划的重要途径，《清华大学健康校园指标体系》将作为开展具体行动的指南。

基于对现状的分析，对清华大学健康校园建设提出了六个方面的行动建议。

（1）绿色健康校园：改善校园建成环境，促进师生员工的健康。

（2）健康学习环境：提高学生心理健康和体质水平，优化学习环境，降低因学习压力带来的健康影响。

（3）健康生活方式：改变师生员工在校园的工作生活方式，包括膳食营养、体育锻炼等。

（4）公共健康服务：提高对影响健康的主要疾病和健康风险因素的预防和治疗，减少疾病。

（5）健康支持社会：提倡健康文化，建设支持实现个人健康目标的社会环境。

（6）领导保障机制：强化健康校园领导，建立协调机制和保障制度，

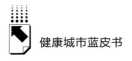
确定项目资金和人员支持。

　　清华大学在健康校园建设方面的相关行动是新时期高校健康促进工作的有益尝试。但在当前各类健康问题日益年轻化的背景下，学校仍面临诸多挑战，包括：缺乏对师生健康状况和风险因素的持续跟踪监测。没有数据支撑，将无法开展后续健康风险评估，开展的健康促进活动针对性会受到限制；缺乏对学生各类风险行为的分析与预测。对风险行为的分析和预测是做好后续健康影响评价的基础；缺乏对已开展和将要开展的各类干预活动进行系统性的研究与评估。持续研究评估是对前序工作的不断完善与改进，逐步优化整个健康校园建设的全过程，为后续的系统性解决方案提供支持；在促进健康的综合性解决方案方面缺乏系统性思考与设计。这些挑战都需要通过深入进行健康校园建设理论和方法的研究，并结合清华实际情况，借鉴国内外高校的优秀做法来予以应对。

　　清华大学的健康校园建设在建设目标上对标国际领先高校；在工作开展中首先采用了健康影响因素调查和健康影响评估等方法，识别校园中当前的和未来的健康影响因素，并提出相应的解决方案；在保障机制上得到了校领导的高度重视，被列入学校发展规划和管理议事日程。这些特点对国内其他高校健康校园建设工作具有参考价值。在健康中国行动中，健康校园是全社会健康事业在高校教育领域的体现。因此，在高校中形成建设健康校园的共识，高校师生积极参与健康校园相关建设行动，将对健康中国 2030 目标的实现起到重要的推动作用。

国际借鉴篇

International Reference

B.19
国外社区医疗体系建设的主要经验及启示

常万红*

摘　要：　随着人们生活水平的不断提升和生活理念的不断进步，尤其是新冠肺炎疫情的全球暴发更是引起了世界各国对后疫情时代健康社区建设的认真反思和高度重视，健康已经成为人们社区生活的重要主题，健康社区的积极建构已然成为健康城市建设的主要内容。其中作为健康社区的重要有机组成部分，社区医疗水平的高低直接影响着社区居民享受基层医疗服务的体验，作用于健康社区的多重维度。英国政府主导的国家医疗服务体系、美国市场主导的社区医疗服务体系和新加坡多元参与的基础医疗服务体系，在医疗服务体系的建构方面为我们提供了很好的经验借鉴。因此，要做好医疗服务体系建构工作，就需要完善社区医疗相关法律法规，加强社区医生队伍建设，推进社区医疗多元化发展，增强社区居民

* 常万红，中国城市报副总经理，主要研究方向为城市未来发展。

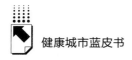

健康档案的数字化管理，打造现代化智慧健康医疗服务高地。

关键词：　健康城市　健康社区　社区医疗　基层医疗

近年来，世界范围内的疾病暴发与传播，尤其是新冠肺炎疫情的全球蔓延给世界各国的公共医疗卫生体系带来了巨大挑战，但同时也引起各国对基层医疗服务的重新审视和反思。后疫情时代，建构完善的现代化基层医疗服务体系已经成为重要的时代课题。

一　各国社区医疗服务体系的建设经验

从建构主体上来看，国外社区医疗体系建设主要有三种典型模式，即以政府主导的英国国家医疗服务体系、以市场主导的美国社区医疗服务体系和多元参与的新加坡基础医疗服务体系。这些社区医疗建构模式，发展时间较长，各具特色，形成了不同的社区医疗体系建设经验，被世界各国效仿学习，因此具有典型的借鉴意义。

（一）英国国家医疗服务体系

英国国家医疗服务体系（National Health Service，NHS）分为三级医疗。① 第一层级是以社区为主的基层医疗服务。每一个社区居民看病首先需要约见医生，每个社区都有专门的全科医生，负责社区居民的医疗卫生和健康。任何进一步的治疗都必须经社区基层医疗转介。第二层级是地区医院，

---

① 英国国家医疗服务体系一直承担着保障英国全民公费医疗保健的重任，遵行救济贫民的选择性原则，并提倡了普遍性原则。凡有收入的英国公民都必须参加社会保险，按统一的标准缴纳保险费，按统一的标准享受有关福利，而不问收入多少，福利系统由政府统一管理实行。

其通常是该地区的医疗中心，负责一级和三级的医疗对接和转诊。第三层级医疗是教学医院，主要负责紧急救治和疑难杂症的治疗等。

英国国家医疗服务体系采取政府主导的健康管理模式。英国政府将公共卫生服务与健康管理进行整合，将基层医疗管理机构和社会医疗服务组织进行整合，营建了全面社区参与的良好氛围，保障了社区所有群体，尤其是老年人和儿童的健康需求，承担着国家医疗服务基层下沉的重要功能。英国NHS模式的管理重点在一级的社区医疗机构，它是英国医疗体系的基础部分，医疗经费由政府税收承担。另外，社区居民都要建立详细的动态健康档案，方便社区医生依据患者病史做出及时、准确的医疗诊断。

1. 英国社区医疗服务体系的主要特征

（1）严格的医疗转诊制度。通常社区居民患病就医，必须要经过全科医生，社区全科医生会为患者进行基础的问诊，并依据具体的诊断结果进行转诊治疗。患者跨级转诊流程比较麻烦，需要等待长时间的候诊。患者在第二、三级医院进行一般的手术后，需回到基层社区医疗机构，由全科医生进行后续康复治疗。英国严格的转诊制度可以满足社区居民对基本医疗服务的一般需求，普通患者和重症病人都可以在社区诊所、地区医院和教学医院三级医疗机构中得到治疗。

（2）全龄的社区居民健康档案。英国基础医疗体系是以社区为主体，对社区居民进行健康档案管理，并针对性地提供相关医疗保健服务。且社区居民健康档案是终身制，实行动态管理，社区医疗机构通过计算机数据系统会对社区居民的健康状况进行补充，以便于及时了解病人病史和家族病史。另外，英国社区医疗机构与其他社区和医院，建立了网络化连接，可实现病人状况的及时查询与诊断。

（3）便捷的在线预约系统。社区居民可以通过在线预约系统进行问诊，便捷预约社区医生，有效地缩短了预约排队、复诊检查等流程，节省了社区医生的诊断时间，提高了患者的问诊效率。在转诊流程中，社区医生可以依据基本诊断结果，出具转诊证明，即可完成转诊手续，比较便捷。目前，英国的国家医疗体系在改善健康状况、提高医疗护理质量等方面具有突出表

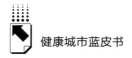

现。自 1990 年以来，英格兰的心血管疾病死亡率明显下降。在经合组织国家中，英国的成人糖尿病患病率排名第四低。截至 2020 年，约 94% 的全科医生做法被护理质量委员会（CQC）评为良好或出色。

2. 英国社区医疗体系的主要问题

（1）医疗体系复杂，容易滋生官僚主义。英国的社区医疗服务体系是政府主导的健康管理模式，与之相适应的医疗机构众多，其内部体系复杂，容易滋生官僚主义的不良之风。尤其是新冠肺炎疫情在欧洲的大暴发，出现很多医疗资源分配不均的现象，引起英国政府高度重视。英国卫生与社会保健部发布了相关文章，通过减少英格兰卫生保健体系中过多的官僚主义来增强一线员工的能力，阐明政府减少过多官僚主义的战略。2021 年政府发布了《消除官僚主义：优化数据请求和数据共享》的政策文件，指出新冠肺炎疫情大流行使政府和国家机构的某些数据收集请求被暂停。

（2）医疗费用上涨，政府财政负担沉重。英国的国家医疗费用收入主要靠国家税收，英国医疗服务覆盖面广，且在市场环境下，国际医疗设备和药品价格节节攀升，为了维护国民基础医疗体系的健康运行，英国政府不得不加大医疗预算，政府财政负担沉重。据相关数据显示，2016～2017 年度，英国国家医疗服务体系的预算占据公共服务整体预算的 30.1%，然而该体系的接诊能力却在不断下滑。

（3）医护人员工作强度大，效率低。英国政府为了弥补政府财政支出的巨大缺口，不得不缩减开支，尽量削减国家医疗服务体系相关工作人员工资支出。医护人员需要完成高强度工作，加上严格的转诊制度，公立医院服务效率低下，缺乏活力，医疗设备、人手配置不足，往往会影响病人及时治疗，延误病情，医患双方的供需矛盾时常发生。2014 年，95% 左右的患者能够在 4 小时内得到诊治，而到了 2017 年，这个数字下降到约 90%，在患病高发期的 12 月和 1 月则降到 85%。

3. 英国医疗改革最新政策

英国国家医疗体系的相关问题引起了相关部门高度重视与反思，出台了一系列医改政策，如《健康与医疗改革白皮书》《健康与照护白皮书》等。

2021 年 3 月 29 日英国相关部门发布了《转变公共卫生体系：应对当今时代的挑战，改革公共卫生体系》的政策文件，明确了新成立的英国卫生安全局（UKHSA）的主要职责和任务，自 2013 年以来，国家对健康安全和健康改善的责任由一个机构——英国公共卫生部（PHE）来承担。英国卫生安全局主要关注点是在不利时期和良好状况下，预防传染病和外部健康威胁。将把英国在分析和基因组监测方面的尖端能力与不断增长的测试和追踪能力结合在一起。英国卫生安全局将汇聚英国公众健康科学和反应能力，包括前沿的分析和基因组监控，加强国家的防御反对一切危害健康的因素。英国卫生安全局的主要任务是确保英国在任何时候都为流行病做好充分的准备。同时，即将出台的《卫生与医疗法案》中提出利用当地系统、志愿部门等集体资源和优势来改善其所在地区的健康状况。

英国卫生安全局将在 5 个核心领域承担职能。

——预防：预防并采取行动以减轻传染病和其他对健康的危害，例如在疫苗和影响行为发生之前；

——检测：通过世界一流的健康监控，联合数据，利用视野扫描和预警系统，检测和监测传染病和其他健康危害，包括新型疾病、新环境危害和其他威胁；

——分析：通过有力的证据并建立知识库，通过协调和智能的数据分析，建模和干预措施评估，分析传染病和其他健康危害因素，以确定如何最好地控制和应对它们；

——响应：采取行动以减轻传染病对健康的危害，方法是直接传播，通过工具和建议为卫生保护系统合作伙伴提供支持，与公民互动，并灵活地部署资源，包括按时扩大行动规模；

——负责人：提供健康保护系统领导权，与地方当局、NHS、学术界和行业界合作，为有效的准备工作和全面应对对健康的威胁，并加强卫生保护系统做出贡献。

在立法层面上，英国先后出台《老年人国家健康服务框架》《照顾和支持白皮书》《医疗和社会照顾法案》《确保医疗健康与社会照顾服务共同工作》等社区医疗相关的政策法规。2020 年，英格兰国家卫生服务系统在以前的立法改革的基础上，公布了社区医疗相关文件，详细阐述了系统如何在未来加速协作的工作方式，同时分析了 COVID – 19 大流行带来的当前和长期挑战。2021 年 2 月 11 日英国有关部门发布的《融合与创新：共同努力，改善所有人的健康和社会保健》政策文件中，提出了有关《健康与护理法案》的立法建议。

（二）美国"健康社区"计划

美国的健康社区建设较早，经验丰富，相对较为成熟。美国疾病预防控制中启动的健康社区计划，分别针对儿童、青少年、成年人、吸烟者等不同群体制定健康社区行动指南、健康社区建设经验等，331 个社区以及 52 个州和地区卫生部门积极参与其中。①

在"健康社区"的具体建设中，美国注重社区人口、营养、烟草、慢性疾病管理和领导力等方面多重维度建构。它以社区组织机构、社区医疗卫生系统、社区学校和保险公司等主体为主导，强调多元主体参与，关涉社区居民生活健康的方方面面。市场化是美国基层社区建设的显著特征。"私人医疗 + 商业医疗保险"的模式是美国基层社区医疗发展的主要方式。区别于英国政府主导的医疗体系，美国的"健康社区"医疗系统与市场紧密结合，具有高度的自由发展特征，政府只是辅助特殊群体的社会医疗保险与救治。

1. 美国"健康社区"计划的主要特征

（1）"私人医疗 + 商业医疗保险"。与资本主义市场经济相适应的美国社区医疗服务体系是以"私人医疗 + 商业医疗保险"为主要特征的。私人医疗服务机构和家庭医生在社区医疗中发挥着主体性作用。在私人医疗服务机构中，有营利性的，还有非营利性的，一般在医疗设备、医资储备、医疗

---

① Centers for Disease Control and Prevention, *Community Health Assessment and Group Evaluation (CHANGE) Action Guide: Building a Foundation of Knowledge to Prioritize Community Needs*, Atlanta: U. S. Department of Health and Human Services, 2010.

环境等方面比公立医疗机构条件好，公立医疗机构大多设立在边远地区或交通不发达的地区。

（2）各类医疗保险计划相协调。美国市场化的医疗服务体系注重私人医疗和医疗保险的多元融资，同时也依据医疗市场的不同需求，衍生出了不同类型的医疗保险计划。美国的医疗保险计划有付费服务（Fee for Service）、健康维护组织（Health Maintenance Organization，HMO）、首选提供商组织（Preferred Provider Organization，PPO）、定点服务组织（Point-of-service，POS）等不同类型。付费服务即美国传统的医疗保险，是一种按服务收费的医疗保险，个人必须支付所有费用，凭消费凭证再去医疗保险公司报销，保险公司一般报销 80% 的医疗费用。健康维护组织是一种相对便宜的管控型医疗保险，个人入会后会享受到一定的医疗服务福利，如为会员提供免费的年度体检、疫苗注射等，但必须去指定的医院或诊所进行就诊，选择性较少。首选提供商组织即优选医疗机构保险公司通过与医生医院谈判获得优惠的医疗服务价格。定点服务组织比健康维护组织有更多的选择性，同时也比 PPO 的费用更低。美国还有很多不同的医疗保险计划，大多与社会市场化相适应，具有自由选择的特点，它们都是社区居民医疗健康的重要保障。

2. 美国社区医疗健康的主要问题

（1）政府的市场调节效用有限。美国的社区医疗体系是以"私人医疗＋商业医疗保险"的发展模式为主体，市场化导向的医疗服务特征明显。政府通过资助保障弱势群体基本医疗服务的方式，对市场化的某些不公平医疗资源分配进行调节，政府管理医疗市场的效用有限，在遇到类似新冠肺炎疫情这样世界范围内的传播疾病时，很难直接发挥政府有效的市场调节作用，难以取得立竿见影的实际效果。同时，与基础医疗服务相协调的其他社会服务项目众多，利益链复杂，政府难以短时间内改变市场化医疗格局。

（2）医疗资源分配不均问题突出。在市场化高度发达的美国，社区的健康资源自然容易受到市场化影响。美国的基础医疗体系中医疗保险项目众多，虽然个人可以根据自身状况自由选择医疗保险类型，但医疗保险的费用

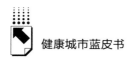

支出占个人收入比重较大，这些成本对公共付款人施加不可持续的经济压力（如医疗保险和医疗补助）。美国卫生与公众服务部2021年1月公布的相关数据显示，美国在医疗保健方面的人均花费最高，但健康水平不高。另外，在私人医疗与公共医疗的资源倾斜问题上，私人医疗拥有优秀的医师资源、种类众多的医疗保险、突出的医疗环境和相对完善的商业发展模式，所以私人医疗服务机构具有更强的市场竞争力。

（3）美国"健康劣势"问题复杂。美国卫生与公众服务部最新公布的《卫生和经济繁荣：问题、原因、机会和解决方案》研究报告中指出美国的健康劣势不仅仅在于医疗保健，还在于相关政策（如税收、社会福利计划、住房和住房投资、教育）；社会和经济因素（如单亲家庭、贫困和收入不平等）；社会和物质环境（例如，获得负担得起的住房和公园以及暴露于暴力和种族隔离）；个人行为（例如饮食、滥用酒精和药物、使用安全带）；种族主义和偏见；等等。缺乏部分或全部影响健康的重要条件的社区被视为"低机会社区"。这样的社区在美国随处可见而且经常出现在"高机会社区"旁边。"低机会社区"减少了居住在那里的人的生活机会，特别是儿童的生活机会。由此可见，影响社区健康状况的原因并非只是社区医疗体系的不完善、不合理，健康社区的建构需要长期的实践与探索。

（三）新加坡"多元化"社区医疗

新加坡的社区医疗强调政府、个人和社会共同参与，医保费用由社会共同承担。近年来，世界卫生组织、顶级医学杂志《柳叶刀》和彭博社等专业组织高度评价新加坡的公共卫生医疗，其在各种专业排名中名列前茅，表现突出。

1. 新加坡社区医疗体系的主要特征

（1）多元参与、协调合作。新加坡既有社会组织出资兴办的营利性医疗机构，又有政府及慈善团体建设的非营利医疗机构，公立医院、私人诊所、社区医院等医疗服务机构并存。新加坡政府重视医疗服务的公平性管理，通过控制医药价格、定期公布医疗费用信息、为老年人和残疾人等弱势群体提供基础医疗服务等措施，调控医疗服务供给价格，确保医疗资源相对公平分配。在政府财政支出中，新加坡的基层医疗补助占到了25%，这一比重在发达国家中是很低的。

（2）"3M"基本医疗保障制度。新加坡政府建立了"3M"基本医疗保障制度。整个医疗保障制度强调以个人责任为基础，并且对所有国民实行统一的医疗保健。新加坡的"3M"医疗保障体制即保健储蓄计划（medisave，医疗费用主要由个人承担，适用于一般疾病治疗）、健保双全计划（medishield，费用相对低廉，适用于重大疾病的治疗）和保健基金计划（medifund，政府出资设立的主要针对贫困人群提供的基本医疗服务，主要服务对象是老年人、残疾人等弱势群体）。与其他医疗保障制度相比，新加坡模式的最明显特点就是建立了一套有效的资金筹集和运用体制。

（3）有限资源、最大效益。据2019年的最新统计，新加坡有10家公立医院，9家国家专科中心；8家私立医院，1家非营利医院；公立社区医院5家，非营利社区医院4家，公立社区诊所20家，私立全科门诊2304家。共有医生14279人，其中公立医院医生9030人；医生和人口比例为1：399。2017年，新加坡政府公共健康的开支仅为97.64亿新币（折合人民币488.2亿元），占当年国内生产总值的2.1%。

2. 新加坡社区医疗发展举措

保持低廉的医疗保健成本是世界各国面临的挑战。根据世界卫生组织的数据，政府在医疗保健方面的支出增长速度快于其他方面，这是经济增长和技术进步所致。

目前，新加坡社区医疗体系正在逐步建构四层防线，以应对未来基础医疗需求。第一道防线是补贴、住院、门诊和长期护理得到大量补贴。可以在公立医院（B2／C病房）获得高达80%的住院费用补贴。第二道防线是保险，为所有新加坡人提供终生健康保险，无论年龄、健康状况和既往状况如何。"终身护保计划"于2020年推出，为严重残疾的人提供终生现金支付。第三道防线是保健储蓄计划，政府在这里帮助所有新加坡人储蓄以备不时之需。每月从薪金中拨出一部分，保健储蓄计划中的储蓄金可以帮助病人及直

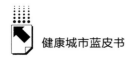

系亲属支付手术、住院、健康检查、医疗保险、严重残疾等费用。第四道防线是安全网。保健基金计划为新加坡患者提供安全网，是指这些患者在获得政府补贴并使用包括健保双全计划、保健储蓄计划和现金在内的其他付款方式后，其剩余账单仍有支付困难的情况。从2020年开始，老年基金将帮助有经济困难的重度残疾人。社区健康援助计划（CHAS）现在覆盖了所有患有特定慢性病的新加坡人。政府还通过经济状况调查并根据年龄，对综合诊所和公共专科诊所进行了治疗和药物费用的大量补贴，综合诊所的这一比例最高为75%，公共专科诊所的比例最高为70%。

而且除一般新加坡人获得补贴外，低收入家庭还可以从政府那里获得更多帮助。中低收入家庭可获得健保双全计划人寿保费最高50%的补贴。那些仍然负担不起保费的人可以申请额外的保费支持。

二　国际城市社区医疗服务体系建设的主要经验

（一）多方式保证医疗公平的根本原则

医疗公平是基础医疗服务的关键原则，是社会公平正义的重要内容，关涉国家及地区医疗资源的合理配置，关乎人们自身利益的切实保障，关乎社会发展的和谐稳定。社区作为国家医疗服务体系层级下沉的最终环节，反映着医疗公平的直接效力，承载着公平医疗服务的价值内核，社区医疗体系的建构对国家整体层面的医疗体系建设至关重要。从政府主导的英国国家医疗服务体系、市场主导的美国社区医疗服务体系和多元参与的新加坡基础医疗服务体系中，我们可以看到三种典型的医疗服务体系，虽然在发展模式、建构主体及作用影响上各有不同，但在关切医疗公平原则上是一致的。尤其是在世界复杂多变的历史格局下，在人们健康观念的转变与医疗服务价格居高不下的矛盾冲突中，公平正义被作为根本原则得到高度重视。世界范围内疾病传染的大暴发、大流行又对各国加快建设公平正义医疗服务体系提出了更高要求。

英国政府通过国家层面的医疗体系建设，将以社区为单位内的居民包括儿童、青年、老人等全龄居民，都纳入到健康医疗的管理系统内，具有"普惠性"的医疗服务特征，在一定程度上体现了医疗服务的公平性。同时，英国政府通过完善相关法律法规，促使医疗公平得到根本保证。但这种政府主导的"高福利"医疗产生的不良影响就是政府财政负担沉重，管理机构及管理内容纷繁复杂，容易滋生官僚主义的不良之风。英国政府也积极进行了开源节流精简医疗机构、加强立法、确保市场适度参与和医疗保健相协调等一系列改革，尽力解决医疗体系复杂、医疗费用上涨、医疗服务效率低下等问题。

美国的"健康社区"计划，通过医疗市场的自由发展与政府协调补充的方式，将老年人、儿童、残疾人等弱势群体都纳入到"私人医疗 + 商业医疗保险"的社区医疗发展模式中，反映了资本主义市场经济下基础医疗的市场调配原则。社会医疗资源在市场调节的作用下得到最大限度的利用。但品类众多、价格高昂的医疗保险项目，使社区居民不得不花费大量收入，人们经济压力巨大，直接影响就业水平和社区稳定。

新加坡通过增加医疗补贴、完善医疗保险、扩大医疗储蓄和提高医疗安全等方式，为普通患者、残障人士及贫苦人群提供基础医疗服务，将医疗公平原则贯彻其中。另外，新加坡政府重视医疗服务的公平性管理，通过控制医药价格、定期公布医疗费用信息、调控医疗服务供给价格，确保医疗资源相对公平分配。

（二）多手段建立基础医疗层级系统

完善的医疗层级系统，是缓解就医难题的关键，是社会医疗资源合理配置的重要保障。将社区诊所与医院的服务职责明确划分开来，可以疏解医患双方的供需矛盾，为社区居民提供更好的基础医疗服务。从新冠肺炎疫情防控的实际效果来看，社区作为基础的防控单元，依托于高效的大数据分析技术，及时动态监测疫情发展状况，并对社区居民问诊进行分层导医，可以有效控制疫情在基层的传播与发展。

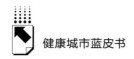

英国的国家医疗服务体系分为三个层级，分别是社区诊所、地区医院和教学医院，医疗服务内容囊括了基础医疗和特殊医疗的基本服务项目。社区诊所和地区医院、教学医院之间有严格的转诊制度进行协调，社区居民的基本医疗需求全部在社区诊所进行，地区和教学医院依据病人具体病情提供不同等级的医疗服务。

私人诊所是新加坡初级诊疗系统的重要部分，社区诊所承担80%的初诊。新加坡在此次疫情防控中，就是基于医疗层级系统，其中新加坡的公共卫生准备系统，对疫情期间病人的诊断、上报、转诊和隔离进行统一指挥、统一安排，实行"手术般精准"的抗疫策略，表现尤为突出，获得国际社会一致好评。另外，公共卫生准备系统最大限度地将私人诊所纳入到抗疫防护的重要环节中，政府免费向其提供医疗物资，优先供应药品和疫苗。

（三）多渠道满足居民基础医疗和特殊医疗需求

以人为本是现代医疗服务的价值内核。社区居民是社区保持活力的重要源泉力量，社区居民的身心健康是社会稳定和发展的重要保证。在生产力不断进步的社会实践中，在传统医疗到现代医疗服务的发展中，医疗服务的价值回归更具有属人的本质特征，即出于人的健康发展这一根本目的。传统医疗具有浓厚的伦理道德倾向，现代医疗具备建构完善管理服务体系的现实基础，但"治病救人""救人医心""健康活力"等保持人的鲜活生命力的根本理念没有发生变化。

人是一切发展的基础，现代医疗技术的不断发展为人生命张力的尽情展示和生命续存的无限可能提供了重要条件保障。人之所以为人，是因为人在现实实践中具有能动意识的创造性。受到不同自然环境、教育条件、社会现实、民族历史文化、生理特征等不同因素的影响而形成多样化的人种自然有不同的需求需要得到满足。医疗的本质内涵就是延续人的生命，保持健康状态。相对于健全的人，那些身体残缺、身患特殊疾病的人及孕妇、儿童和老年人当然需要特殊照顾和呵护。

英国在建构国家医疗服务体系中通过设置三级医疗服务系统，并对社区居民建立了详细的健康档案,且社区居民健康档案是终身制,实行动态管理。在医疗立法和政策制定上,英国政府对基础医疗服务和特殊医疗服务进行了明确规定,以满足社区居民对基础医疗和特殊医疗的服务需求。

美国通过医疗服务、医疗保险、医疗慈善等方式,对社区医疗体系进行了社会市场化的改造。虽然这种市场主导的医疗模式,具有高度自由的特征,但也造成了一定范围内的阶层分化,基础医疗和特殊医疗的协调服务也受到一定影响,同时也会影响社区的健康发展。近年来,美国的"健康劣势"表现得更为明显。

新加坡通过政府管理、市场参与、个人配合等多元参与,逐渐建立起"3M"基本医疗保障制度,从而为社区居民基础医疗和特殊医疗服务需求的满足提供了重要现实条件。近年来,新加坡政府增加对基础医疗的资金补贴,并加大对重大疾病、儿童呵护、老年人照顾等特殊医疗服务的支持力度,出台了一系列政策和法规。

三　对中国社区医疗建设的启示

随着人民对美好生活需要的日益增长,关涉人民健康的社区医疗体系建设越来越得到重视。近年来,我国相继出台了《国务院关于实施健康中国行动的意见》《"健康中国 2030"规划纲要》等系列健康指导政策,明确提出以健康社区为抓手,建设健康城市,实施健康中国战略,并逐步落实国家健康目标。新冠肺炎疫情的暴发更是引发社会各界对后疫情时代社区居民健康的重新审视与反思,建设现代化社区医疗服务体系已成为重要的时代课题。

(一)完善社区医疗相关法律法规

完善社区医疗服务相关的法律法规是打造健康社区的重要内容,是开展基层医疗服务的重要保障。英国、美国、新加坡等国在构建社区医疗服务体系的过程中,将基础医疗服务与国家医疗服务相结合,统一纳入相关系列的

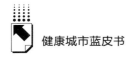

医疗法律法规建设内，严格规定医疗服务的性质、层次、对象、类型和医疗评价标准，使医疗服务有法可依。我国应该加强基层医疗服务的相关法律法规建设，制定严格的社区医疗服务标准，为打造高质量健康社区"保驾护航"。

（二）加强社区医生队伍建设

社区医生是社区医疗服务的主要力量，社区医生自身素质的培养对社区医疗服务水平的提高至关重要。目前，我国的社区医生的专业素养水平与医院的全科及专科医生还有一定的差距。需要建立长效的社区医生培养和管理机制，通过定期交流、专业考核、居民评价等方式提高社区医生的专业素养和服务意识。另外，也需提高社区医生薪资待遇，给予其良好的工作环境，采取人才引进、联合培养等方式吸引专业化、高素质医疗人才进入社区工作。

（三）推进社区医疗多元化发展

社区医疗作为基层医疗服务的重要环节，承担着社区居民健康服务的重要任务。社区诊所或社区医院的创办模式需要多元主体参与，可以适当发挥市场的调节作用，运用经济杠杆，缓解大医院就医难题。政府等相关部门需要增强社区医疗建设意识，加大资金及政策支持，建构社区医疗的网络化、多元化发展格局。

（四）增强社区居民健康档案的数字化管理

社区居民的健康档案对于及时了解查询居民患病情况尤为重要。但传统的"人控"档案管理在及时高效处理居民健康信息方面，具有很大难度，效率低下。新冠肺炎疫情的大暴发、大流行更加凸显出基层社区加强社区居民健康状况的动态监控与管理的重要性。采用社区居民健康档案的数字化管理可以及时了解社区居民的健康动态，提高管理效率。

（五）打造现代化智慧健康医疗服务高地

在疫情防控常态化时期，打造现代化智慧健康社区已然成为健康发展的时代课题。社区医疗作为健康社区的重要有机组成部分，在保障社区居民身心健康、提供优质医疗服务、营建良好健康氛围等方面具有积极意义。社区健康涵盖众多方面，社区保健、社区体育、社区环境、社区管理等都是影响社区健康的重要因素。互联网信息技术、大数据分析技术和人工智能等现代化信息技术的发展为社区医疗的信息采集、数据分析、健康调查、疫情防控等提供了重要技术保障。我国要加强智慧医疗健康服务系统建设，要完善相关设施建设，营造良好的社会健康文化氛围，增强社区居民的医疗保健意识，合理配置区域医疗卫生资源。积极打造网络医院、健康管家、医药支付和医疗保险等全方位的健康医疗服务高地。

B.20
日本破解养老难题实践研究

卓 莲 〔日〕高桥泰 〔日〕坂本晃*

摘 要: 日本养老有三大难题,一是因年老丧失工作能力而没有经济来源,二是因体衰易病而需医治,三是因无法独立生活而需介护。在农业和家庭手工业为主的时代,以家族为劳作和生活的基本单元,居家养老没太大问题。到了明治时代,大工业的发展致使劳作与生活场所日渐分离,居家养老渐成难题,因此日本借鉴早期商业保险方式,制定了保险制度,以税收充实保险费的方式解决养老难题。第二次世界大战后日本据新宪法,从1961年始推行全民强制义务性年金与医疗的国民保险,2000年推行介护保险。为应对人口老龄化导致的社会保障费的激增和人口减少导致的税收减少,从1989年征收3%的消费税,在此之后,消费税不断提升。

关键词: 老龄化 年金制度 医疗保险 介护保险 日本

一 养老领域的三大难题

美、英没有退休制度,德、法65岁退休,而日本的目标是到2025年把

---

* 卓莲,博士,教授,硕士生导师,湖山医疗福祉集团爱生会多摩成人病研究所主任研究员,主要研究方向为中日医疗福祉比较;〔日〕高桥泰,国际医疗福祉大学教授,医学博士(东京大学),博士生导师,主要研究方向为医疗经营、医疗制度、养老国际比较;〔日〕坂本晃,中小企业诊断士,日本电气通信大学毕业后从事电视台工作及"社会保险劳务师"工作。

退休年龄延至 65 岁。退休后的养老是许多国家的重要课题之一，一般而言日本养老领域有以下三大难题。

一是因年老丧失工作能力而需经济资助。人从出生起一般是由父母照顾，包括生活所需的金钱。成年后通过工作获得收入用以维持日常生活开销、婚嫁生子、传宗接代。到老年如因体衰而无法工作，又无其他经济来源，就会面临晚年无法安度的问题。二是因体衰丧失健康而需医治。人在年轻时，体力充沛不易生病，但到了老年，就会体衰易病、失去健康而需要医治。三是因疾病丧失自理生活能力而需介护。人随着年龄变老，即使不生病体力也会衰退，导致日常生活难以自理，需要靠介护来维持日常生活。

二　主要国家与日本的养老应对措施

（一）世界主要国家与日本在人口、经济与老龄化方面的现状

根据资料统计，日本人均国内生产总值与欧盟主要国家相当。日本有人口 1.2 亿，经济规模仅次于美国和中国，位居世界第 3 位；日本人口平均寿命和健康寿命均处于世界首位，但人口老龄化率也最高（见表 1）。

中国人口约为日本的 10 倍，人口老龄化比率在表 1 所示的各国中最低。但据预测，到 2040 年，中国 65 岁以上人口比率将达 20%，到 2050 年中国将成为高度老龄化的国家。由此可见，未来中国老龄化的程度或许比日本更加严重。

表 1　世界主要国家和日本在人口、经济与老龄化方面的现状（2019 年）

国别	人口	名目 GDP	每人科均	平均寿命	健康寿命	高龄化率
	（亿人）	（兆美元）	（千美元）	（岁）	（岁）	（%）
中国	14.3	14.7	10	76.7	68.53	11.47
美国	3.2	21.4	65	78.5	66.12	16.21
俄罗斯	1.4	1.7	11	72.7	64.21	15.09

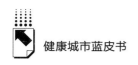

国别	人口	名目GDP	每人科均	平均寿命	健康寿命	高龄化率
	（亿人）	（兆美元）	（千美元）	（岁）	（岁）	（％）
日本	1.2	5.0	40	84.2	74.09	28.00
德国	0.8	3.8	46	80.9	70.89	21.56
英国	0.7	2.8	42	81.3	70.13	18.51
法国	0.6	2.7	41	82.7	72.08	20.39

（二）日本解决养老问题的历史变迁

1. 江户时代以前（1602年以前），由家人照顾老人

位于青森市的"三内丸山遗址"再现了绳文时代（5900年前~4200年前）以农为主的大家庭族群生活的场景。

《后汉书》（25~220年）有"倭"的记载；日本的《古事记》（712年）和《日本书纪》（720年）中也记载了日本初代天皇神武天皇时代的史实。考古和中日史书都已证实自古以来日本以大家庭为劳作生活的基本单元，老人生病或需介护时皆由其家人来照顾。

2. 江户时代（1603~1867年），由家人照顾老人

到了江户时代，日本依然以家族为单元劳作与生活，以中医为主的专业医者也出现在这个时期。老人丧失劳作能力后不必为没有收入而担心，生病也能得到及时医治。

1687年，第五代将军纲吉颁布了《生类怜悯令》，表面上看是针对养狗，而其真正原因却是为了改变当时人们害怕死亡污秽而随意抛弃病人和病亡者尸体的不卫生恶习。

另外，传说江户时代也有因生活贫困把老人背到山里丢弃的习俗。从长野县千曲市JR筱井线的"姨舍站"的站名中仍然可以看到该传说的踪迹。

3. 明治维新后（1868年以来），近代国家养老政策的萌芽阶段

明治维新后，日本以"富国强兵"与"殖产兴业"为口号赶超世界列强，社会产业结构也由以农为主转向大工业化。工业劳动者的出现导致农村

人口流失，并形成了城市贫民阶层。

1874 年，日本首次制定了以平民为对象的全国统一救贫制度《恤救规则》，但救助对象的范围却十分有限。1929 年，日本出台了由国家和地方政府共同制定的救济制度《救护法》，把救济贫困层民众规定为国家义务。救济种类分为生活、医疗、助产和失业救济，原则上救济费用由国民居住地的市町村负担，国家给予半额以下的补助。

4. 第二次世界大战结束后（1945 年以来），国家开始采取行动

（1）制定新宪法，明确生存权。1946 年，第二次世界大战结束后的第 2 年，新的《日本国宪法》开始实施。新宪法规定国会由任期 4 年的众议院和任期 6 年的参议院组成，其理念是尊重基本人权、民主主义与和平主义，并规定立法、行政与司法三权分立。新宪法第 25 条明确规定，"所有国民均有享有维持健康且文化性的最低限度生活的权利"。

（2）1945 年第二次世界大战结束后主要社会保障和养老体系的构筑。第二次世界大战后，日本的工业化导致国民劳作与生活场地日渐分离，传统家庭形式的养老体制也变得难以维持。对老人提供相应帮助就成为社会与国家的责任。日本政府为解决这一难题，使用了税金和年金、医疗、介护等保险制度。

时至今日，年金、医疗、介护等费用已成为约占日本年度财会预算总额 1/3 的最大支出项目。虽然日本靠保险费来维持社会保障，但全部负担集中在现役劳动者身上也无法维持其收支平衡。所以包括老人在内日本国民的社会保障，除了税金还要靠大量发行国债才能得以维持。而国债这部分负担则转嫁给了子孙后代。

日本的社会保障体系基于《厚生年金制度》（1942）、《新生活保护法》（1950）、《国民年金制度》（1961）等法规制；医疗健康体系基于面向大企业的"健康保险组合"（1922）的设立，与年金同期实施的面向全体国民的《国民健康保险制度》（1961），1963 年依据《老人福利法》开设了特别养护老人院，以及 2008 年发布的《后期高龄者医疗制度》；介护体系则是基于《介护保险制度》（2000）设立、实施、改订与完善的。

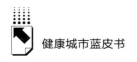

（三）国家和地方政府的养老对策——保险制度

早在15~17世纪的大航海时代，日本就形成了海上贸易物品损失赔偿的保险方式。为应对疾病和死伤等损害的生命保险业，也可能是该时期从商业保险方式中衍生出来的。

日本政府借助这一商业操作模式，通过制定法律，推行、建立了全民保险制度，如今已全面建立并运营了面向全体国民的收入（年金）、医疗、介护的三种强制义务性保险制度。

保险制度的术语定义大致如下。

保险人：是指保险制度的运营机构，即国家、都道府县与市町村，或设立的特别机构。

被保险人：是指全体国民，为保障退休后和医疗、介护时的需求必须加入保险制度。

保险费：为了被保险人在保险事故中得到保险赔偿，上缴规定费用并由保险人保管。

保险事故：是指因退休后，或需要医疗（疾病或受伤）、介护等。

保险金：在遭遇保险费选定的事故时，保险人支付相应的保险金或提供相应服务。

三　国家年金保险制度

日本国家年金保险制度如图1所示，所有国民和长期居住在日本的外国人都必须义务加入国家年金制度。国家年金分为国民年金、厚生年金和共济年金（2015年10起，共济年金与厚生年金合并）。

所有人都可据个人的人生设计，在工作期间缴纳保险费，退休后领取与自己缴纳保险费所相应的年金（见图2）。

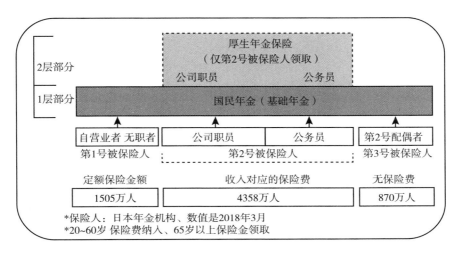

图 1　日本国家年金保险制度

（一）国民年金（基础年金）制度

国民年金，是指面向日本 20 岁以上 60 岁以下的所有居民，不分国籍，都必须义务加入的年金制度，也被称为"基础年金"。

1. 法律依据

基于《日本国宪法》第 25 条"生存权，国家保障生存权的义务"的理念，日本在 1959 年制定、1961 年实施了《国民年金法》。该法是通过国民的共同连带（协助）关系，来防止因年老、残疾、死亡等损害而降低国民生活水平。

2. 保险人

是指厚生劳动省和把第 1 类法定受托事务交由日本年金机构、市町村具体实施的国家与地方政府机构。

3. 被保险人

是指 20 岁以上的个体经营者、农业从事者、不加入其他年金制度的学生及无业者等，无法作为第 2、3 号被保险人的国民将被强制作为第 1 号被保险人；适用于"厚生年金"的公司职员和国家公务员被自动作为第 2 号

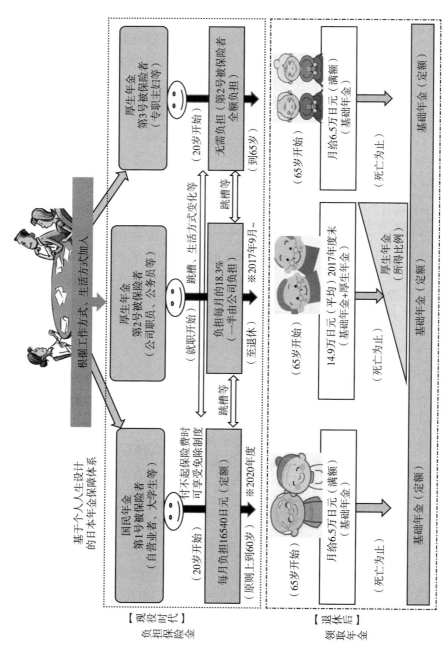

图2 基于个人人生设计的日本年金保障体系

被保险人；第2号被保险人的配偶无法被作为第2号被保险人时按规定手续办理可作为第3号被保险人。

4. 保险费的缴纳

1号被保险人无论收入多少，从20～60岁都需缴纳约17000日元/月的保险费，但每年会有所变动。在20～60岁缴纳保险费为10年以上者，从65岁起就可终身领取老年基础年金。

5. 领取事故保险的年龄区别

65岁及以上与65岁未满的第1号被保险人，可分别领取高龄事故保险金与残障事故保险金。

6. 可领取的年金额度

如20～60岁全部缴纳了定额保险费，作为基础年金可终身领取65000日元/月（截至2021年5月）。如保险费缴纳期间出现未缴或免除等情况，则会减少该期间的年金。值得注意的是由于是基础年金，第1～3号被保险人缴纳的保险费和领取年金的额度会随每年年金计算而发生一些变化。

（二）厚生年金制度

厚生年金是指在部分企事业、事务所等的职员以及各类公务员所加入的年金制度。厚生年金加入者同时也要加入国民年金。原则上，企事业单位只要有5人以上的正式职工，就必须加入厚生年金。

1. 法律依据

厚生年金保险法（1942年制定、1954年修订）。

2. 保险人

保险人是厚生劳动省，具体事务由"日本年金机构"负责。

3. 被保险人

在厚生年金适用范围企事业的受雇人员，不论是经营者还是正式职员或超过一定工时的临时工、外国人等，不论国籍、年龄和身份都必须加入厚生年金。低于规定工时的人员无法作为被保险人，而成为国民年金的第1号被保险人，或作为第2号被保险人的配偶成为第3号被保险人。

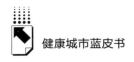
4. 保险费

厚生年金保险费用是根据职员收入来决定的。如 2017 年 9 月后的保险费率为总报酬的 18.3%，劳资双方各负担一半。如果月收额低于 9.3 万日元，厚生年金保险费约 8000 日元/月，如月收额达 63 万日元以上，则厚生年金保险费约 6 万日元/月。另外，日本年金机构据个人年收入（包括季度奖、年终奖在内）的变化，定期重新评估被保险人需缴纳保险费的额度。

5. 领取保险金（年金）

作为第 2 号被保险人，年龄满 65 岁时即可领取与自己已缴纳保险费相应的年金。缴纳保险费越多领取年金也越多。

6. 可以领取的养老金

第 2 号被保险人满 65 岁后可同时领取老年基础年金和老年厚生年金。老年基础年金平均月额约为 5.5 万日元，老年厚生年金的平均月额约为 14.9 万日元，合计约 20 万日元/月。

作为第 2 号被保险人的赡养人，第 3 号被保险人多为全职主妇，无需缴纳保险费，保险费由第 2 号被保险人全额负担。第 3 号被保险人满 65 周岁后即可单独领取老年基础年金。

第 2 号被保险人的配偶死亡时，第 3 号被保险人可领取遗属厚生年金（约厚生年金额度的 3/4）。加入共济会的公务员等也照此办理。

2018 年日本老人家庭每户平均总收入约 330 万日元/年，其中约五成依靠年金维持生活，其额度约 200 万日元/年。

四 国家与地方政府的医疗保险制度

（一）主要国家和日本的医疗保险制度

从欧美发达国家的医疗保险制度看，英国靠税收，德国、法国等靠社会保险，多数美国国民是靠民间医疗保险，而日本则是靠社会保险方式解决这一问题的。日本医疗保险制度的特点是全民强制义务性保险，国民在全国任何医疗保险指定机构都可以就诊就医。

日本医疗保险制度可分75岁及以上的老人的"后期高龄者医疗制度"；未满74岁老人的"国民健康保险"；服务于中小企业职员的"协会健保"；以大型企事业职员与公务员为服务对象的"健康保险组合"和"共济组合"5类（见图3）。

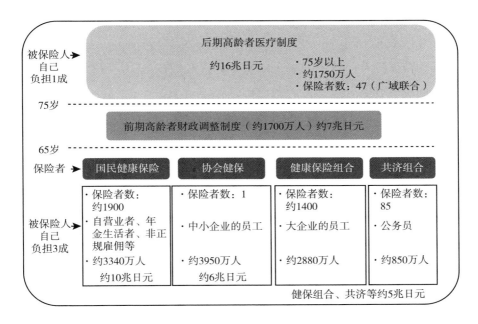

图3　日本的医疗保险制度

（二）后期高龄者医疗制度

继1961年国民健康保险法实施后，人口老龄化问题日益凸显，国民健康保险体制的运营也日益艰难。为解决这一难题，自2008年始实施了"后期高龄者医疗制度"。2013年日本75岁以上人口达1600万人，女性的平均与健康寿命约为87岁和78岁，男性平均与健康寿命约为80岁和72岁。也就是说不论男女，临终最后都有八九年处于需要医疗的状态。后期高龄者的

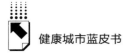

医疗费用仅靠后期高龄者自身的保险费是远远不够的。因此需要通过 75 岁以下年龄段的调剂和其他医疗保险制度中获得五成左右的补助，其他不足部分再由税金补充。

1. 保险人

作为地方政府机构之一，后期高龄者医疗制度的保险人是由 47 个都道府县设立的广域联合机构。以东京都为例，其正式名称是"东京都后期高龄者医疗广域联合"。

2. 被保险人

作为被保险人，75 岁及以上的日本国民必须加入后期高龄者广域医疗联合，同时也要退出其他医疗健康保险。

3. 保险费

后期高龄者医疗制度带来的最大好处是，75 岁及以上的高龄者只需承担医疗费用的 10%。以前高龄者的医疗制度的财源是公费、税金占 50%，国民健康保险和其他医疗保险支援占 50%。而在后期高龄者医疗制度中，国民健康保险等负担比例将减少到 40%，削减的 10% 由 75 岁及以上的后期高龄者缴纳的保险费来负担。

4. 保险条件

后期高龄者医疗制度的被保险人，在与其他医疗保险被保险人患有同样疾病或伤痛时即可满足保险条件；另外包括其他医疗保险制度在内，都仅限个人的伤病；工作和上下班途中的疾病和受伤则由劳动者灾害补偿保险来保障。

5. 保险赔付

在生病或受伤的情况下，可以享受治疗等实物赔偿，治疗费原则上本人负担 10%，有收入者或尚在工作者需负担 30%。如治疗费超出规定额度还可享受《高额疗养费制度》，退还超额部分而避免个人经济受困。所有被保险者只需一张健康保险证，就可在日本全国任何保险医疗机构接受治疗。

（三）国民健康保险

在地区的健康保险制度中，未满 74 岁的个体营业者、农渔业就业者、学生、无业人员等个人作为被保险人，必须义务参加市町村的国民健康保险。国民健康保险费是以被保险人的家庭为单位计算、由户主缴纳。保险费是据每个家庭纯收入（总收入 – 各种税金、保险费等）、家庭纯资产及人均纯收入与纯资产等综合计算，由各个市町村自行决定。从 2018 年起，由市町村与都道府县行使该保险制度的保险人职责。

（四）协会健保组合

协会健保组合是行业健保之一，对象不包括年满 75 岁的后期高龄者医疗制度的被保险人。是以中小企业员工为被保险人的协会，保险人是日本全国健康保险协会。健康保险费由被保险人的收入与报酬决定，与其雇主平分承担，没有地域差异，全国统一。

例如介护保险，年过 40 岁的雇员才能成为介护保险的第 2 号被保险人，同时根据居住地差异，缴纳不同的介护保险费。以东京都为例，40 岁以上的公司雇员缴纳的介护保险费最低约 2780 日元/月，最高约 69000 日元/月。因都道府县不同，介护保险费也不同。

（五）健康保险组合和共济组合

作为行业的健康保险之一，健康保险组合是以大企业的员工为被保险人，共济组合是以公务员为被保险人。对象也不包括年满 75 岁参加后期高龄者医疗制度的被保险人。全国约有 1400 多家大型企业的健康保险组合。保险费由各个健康保险组合决定，原则上由雇主和被保险人平分承担。约 50% 保险费用于支付组合成员保险，但因此类健康保险负担了后期高龄者医疗制度 40% 的费用，健康保险组合的经营状况日趋严峻。介护保险费的缴纳方式与协会健保相同。

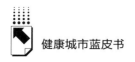

五 国家和地方政府的介护保险制度

（一）介护保险制度之前的老人介护

为了解决经济高速增长引起核心家庭化与家庭内互助功能下降而导致的地方老人福祉问题，1963 年日本制定了《老人福祉法》。该法的目的是规范老人福祉机构及其设施的运营，并创立"特别养护老人院"等。该法制定初期，以税金资助 70 岁以上老人免费利用相关设施。1979 年，作为对贫困群体的居家养老支援，导入了居家介护、短期入所、日间服务 3 大支柱的养老介护服务方式。

1982 年制定的《老人保健法》，把原属社会福利的高龄者医疗转换为属于社会保险的"后期高龄者医疗制度"，并制定了"介护保险制度"。即使是 70 岁以上的高龄者也须自行负担部分介护费用。

（二）介护保险制度

如图 4 所示，日本介护保险制度的出台晚于年金与医疗保险制度，其原因是 1955～1973 年，年增长率超过 10% 的高速经济增长持续了近 20 年，致使日本有了成为西欧型福利国家的经济空间。在高速经济增长期间，日本可免费支付老人的医疗费、建造特别养护老人院等设施；但到了 20 世纪 80 年代，日本经济低迷、核心家庭增多，介护护理的需求从家庭转向社会。

1. 法律依据

《介护保险法》1997 年制定，2000 年全面实施，其定位与已成熟的年金、医疗保险相同。

2. 保险人

各市町村和东京都 23 区。

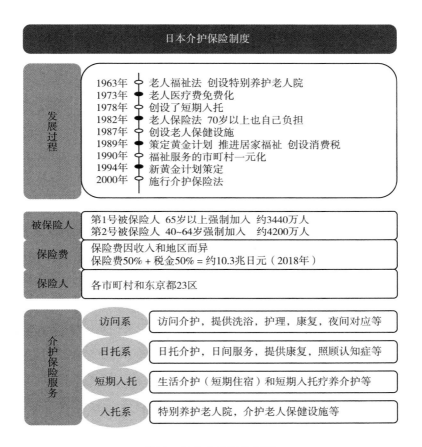

图4　日本介护保险制度

3. 被保险人

年满 65 岁高龄者作为第 1 号被保险人必须义务参保。40～64 岁在参加医疗保险的同时，作为第 2 号被保险人也必须义务参保。

4. 要缴纳的保险费

由于介护费用因地而异，保险费也因地而异。以第 1 号被保险人为例，保险费根据不同收入阶层的固定金额从年金中扣除，全国人均额度约为 5500 日元/月；第 2 号被保险人在缴纳医疗保险费的同时，单独计算介护保险费并从工资中扣除。

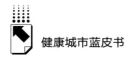

5. 介护保险使用手续

当被保险人难以独自维持日常生活时，须经介护认定才能得到介护支援、领取介护保险金。这点与医疗保险可到任何医疗机构接受治疗的情况有很大不同。

使用介护保险服务时，申请人先要向居住地市町村介护保险窗口提出申请；由政府任命的认定调查员上门向本人询问日常生活状况，实施身体机能检查；调查结果作为"1 次判定"；然后由介护认定审查会（医师参加的市町村附属机构）实施"2 次判定"，认定过程约需一个月。

介护程度分为 7 级，"要支援 1"最轻，"要介护 5"最重。要支援 1 是指清扫、换衣服、步行、站起等所需护理的状态；要介护 5 是指近乎卧床不起，没有介护就无法维持日常生活的状态。据被保险人的介护级别及其收入状况需自付介护费用的 10% ~ 30%。

6. 介护保险服务

介护认定分为"要支援 1 ~ 2"和"要介护 1 ~ 5"等 7 个级别及不符合介护条件。

具体介护保险的使用，需确定介护服务项目，并须委托专门机构制定介护计划。被认定为"要支援 1 ~ 2"者，要委托社区养老介护综合服务中心制定相应的护理计划；被认定为"要介护 1 以上"者，需请求有护理管理者（介护支援专家）的居家介护支援事业所（护理计划制定事业者）制定相应的介护计划。自我负担额为 10% 时，要支援 1 为 5000 日元/月，要介护 5 则为 3.6 万日元/月。

7. 介护保险服务的提供者

介护保险的服务提供者是地方政府、社会福利法人、特定非营利活动法人（NPO 法人）和有限公司等。"指定居家介护支援事业者"主要制定护理计划；"指定居家介护服务事业者"直接为被保险人提供介护服务。"介护保险设施"分为"特别养护老人院（特养）"、以康复为主的"介护老人保健设施（老健）"和长期住院疗养的"介护疗养型医疗设施（疗养病床）"三种，其对象是经认定需护理的老人，服务事业者提供的服务项目种类必须得到所在都道府县知事或市町村长的指定，包括介护人员、设备及其运营标准等。

8. 介护保险的现状

日本的介护保险制度自实施以来已经历20余年，年满65岁的被保险人约3440万人，约占日本总人口的28%。介护费用各占比例为：国家25%、都道府县12.5%、市町村12.5%、被保险人缴纳的保险费50%。实际利用时，根据被保险人收入状况需另外负担10%～30%。2019年介护福利总额为10.3万亿日元。

根据物价和税收等状况，介护保险制度每3年改订1次。改订后各方负担额度对介护保险事业者的运营有很大影响，因此介护保险常受到较高的关注。

六　地方政府的生活保障制度

生活保障制度也是日本养老的对策之一，以丧失工作能力、没有收入和资产的人为保障对象。

（一）1950年制定的新生活保护制度

1945年制定的旧生活保护法，因偏离新宪法宗旨，1950年改为现行法。现在老年人领取得较多。

1. 法律依据

1950年成立并实施的《生活保护法》是据宪法第25条生存权制定的保障、支付最低生活费的制度。实际业务由设置在都道府县、市区的全国1250个福利事务所具体负责。

2. 享受生活保护的条件

生活保护是以充分利用所有资产、能力为前提得到必要保护的机制。资产：房屋土地等不动产、汽车、存款等；能力：通过工作获得收入的能力；通过工作也无法获得必要的生活费，或出于年老、疾病等原因，即便工作也

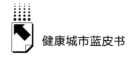

不能获得收入的情况，会被认定丧失能力可领取最低生活费。生活保护不是以个人而是以家庭（包括孤老家庭）为单位实施。实际同居的大学生不属于低保对象。

3. 生活保障的内容

最低生活费由年龄、家庭人数等决定。内容分为食粮、被服、水电煤气等生活补助，学习书本等教育补助，房租、地税等住房补助，医疗、介护补助等8种。由于各地生活费不同，全国被划分为6个地区，并确定其补助金额。

（二）生活保障现状

2021年，日本约200万人领取最低生活费。其中，从前那种一家妻儿老小都工作也入不敷出的家庭比例减少，孤老家庭比例提升；伴随人口老龄化领取年限也逐年延长；停止领取原因多为死亡。日本用于生活保障制度的预算不到4兆日元/年，其中一半费用是医疗补助，反映出领取最低生活费最多的是老人。

七　以商业为基础的个人保险

（一）个人生命保险

在日常生活中会发生疾病、受伤、死亡等意外，造成经济困难。个人保险就是针对这些意外事件为多数人准备的，以应对突发经济困难的一种保险机制。作为商业行为个人保险早已成为一个产业。被保险人向保险人（经营者）支付保险费并签订保险合同，在死亡、患病或年老时领取保险金。保险费的支付方式有累积、退休金等一次性支付及其组合方式，保险金的领取有死亡时等一次性领取，以及年金数次领取等方式。

（二）个人医疗保险

个人医疗保险为不利用国家和地方政府的医疗保险制度，自费实施

"自由诊疗"的医疗。虽保险费较高，但其优势在于可弥补医疗保险不适用于高级治疗或单间的高额费用。与个人生命保险相同，相关机构在癌症等方面的保险上竞争相当激烈。

八　应对老龄社会的行政政策

（一）社保与个税一体化改革

江户时代（1603～1867年）之前日本就有以金钱或代替物来征收稻米等制度。明治时代（1868～1912年），政府征收相当于土地价格3%的土地税，并对高收入者征收所得税。1940年导入以被雇佣者为对象的源泉所得税。1945年第二次世界大战结束后，作为国税，日本政府开始征收所得税、法人税、物品税、酒税等。1989年日本政府开始征收3%的消费税，1997年、2014年消费税分别增至5%和8%，2019年食品、其他的消费税增至8%和10%。消费税增税部分的用途仅限于社会保障，以应对随人口老龄化发展而急剧增加的社会保障费的支出。

（二）地方分权改革

1945年第二次世界大战结束后，日本政府改变了中央集权制的观念，把国家权力转移到都道府县，都道府县的权力转移到市町村。具体而言，依据城市规划的决定，对上下水道、学校、医院设置、护照发放、国道管理等475个相关法律规定的管理与实施权限做了相应的修改。同时，以投票方式确保了从地方向国家提案的途径。

（三）2016年制定老龄社会对策

根据《老龄社会对策基本法》，2018年日本内阁通过了"老龄社会对策大纲"，其概要如下。

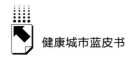

1. 就业和收入

努力实现退休后仍可参与工作的社会环境。

努力实现即使终生从事同一职业的人，也可根据个人努力和素质体验多种职业的社会。

通过多种形式确保更多的就业机会和工作方式，为未曾工作过的女性提供更多就业机会。

2. 健康、福祉

促进为延长健康寿命的健康活动的发展，关键是推进符合这个时代特点的介护预防政策，特别是促进老年群体健康活动的普及。

努力完善介护养老服务，实现介护从业人员零离职。

完善"社区养老介护综合服务"，使没有条件入住养老院或使用养老设施的老人能够在习惯的久居地安度晚年。

3. 参与学习和社会活动

在价值观多样化的老龄社会中，为学习和参与社会活动，需继续学习新的知识和技术。促进社会活动的参与，包括促进多代人参与的社会活动，并为市民和 NPO 法人等提供和完善活动环境。

4. 居住生活等环境

要确保富有与安定的居住、饮食生活环境；努力促进能够留给下一代的百年耐用建筑等优质住房的供给；努力实现循环型住房市场，维持房屋购买与租赁的平衡。

5. 研究开发与国际社会的贡献

利用先进技术开拓老龄市场，以开发能弥补人才不足的介护机器人，以实现基因科学和无人自动驾驶服务为目标，解决相关地区居民的交通和就医问题。

努力向国际社会宣传日本养老领域的经验，共享养老课题与成果，加强国际协作。

6. 发挥每代人的作用

提议发挥全国每代人的作用，以 2015 年"日本一亿总活跃计划"为基

础，努力遏制少子老龄化。无论男女老少，在家庭、工作场所以及其区域任
何场合都能发挥相应作用。

（四）2040年社会保障的预期目标

依据 2016 年日本经济普查活动调查，日本的医疗与介护费用占全产业
10% 以上，伴随老龄化趋势这个占比还将继续提升。预计 2040 年日本 GDP
将达 790 兆日元，社会保障给付费估算为 190 兆日元，其中各项分配为：年
金 73 兆日元，医疗 68 兆日元，介护 26 兆日元，育儿 13 兆日元。在未来的
20 年里，为应对老龄与超老龄社会，日本将根据需求逐步做好各项准备。

B.21
后　记

本书由中国城市报中国健康城市研究院、中国医药卫生事业发展基金会、北京健康城市建设促进会和北京健康城市建设研究中心共同研创和组织编写完成。

中国健康教育中心主任、党委书记李长宁，人民日报《中国城市报》社总编辑杜英姿，中国医药卫生事业发展基金会理事长王丹担任编委会主任。中国城市报中国健康城市研究院院长、北京健康城市建设促进会理事长、北京健康城市建设研究中心主任王鸿春，社会科学文献出版社政法传媒分社总编辑、北京健康城市建设促进会副理事长曹义恒，中国健康教育中心健康促进部主任、北京健康城市建设促进会副理事长卢永担任主编。本书的整个研创工作是由李长宁、杜英姿、王丹、王鸿春、曹义恒和卢永集体策划组织实施完成的。

感谢全国爱国卫生运动委员会办公室、中国健康教育中心在本书策划和编辑过程中，在政策上给予的指导，以及在沟通协调方面给予的大力支持。

感谢社会科学文献出版社政法传媒分社总编辑、北京健康城市建设促进会副理事长曹义恒先生在本书的策划和编辑过程中的耐心指导。

北京健康城市建设促进会副秘书长兼办公室主任范冬冬和北京健康城市建设促进会主任助理张鑫作了大量的组织协调工作。

《中国健康城市建设研究报告（2021）》编辑委员会谨代表全体成员，对为本书做出贡献、给予支持、提供帮助的各位领导、专家和同仁深表谢忱！

《中国健康城市建设研究报告（2021）》编辑委员会
2021 年 11 月于北京

Abstract

General secretary Xi Jinping clearly pointed out in the 19th National Congress of the Communist Party of China: "Implementing China's healthy strategy. People's health is an important symbol of national prosperity and national prosperity and strength. We need to improve the national health policy and provide the people with a full range of full cycle health services." at present, China is in the historical intersection of achieving the goal of "two one hundred years". Under the new historical background, patriotic health work and healthy city construction have ushered in the historical moment of rapid development, which has increasingly become a major health issue of people's livelihood and well-being. Strengthening the research on healthy city construction and exploring the innovative path of effectively implementing the healthy China strategy and deeply implementing the healthy China action during the 14th Five Year Plan period can provide decision-making reference and suggestions for the party and the government to further formulate healthy city policies and carry out healthy city construction practice, It provides a useful theoretical and empirical reference for all sectors of society to participate in the research and practice in the field of healthy cities.

Healthy city work is an improtant starting point for the construction of healthy China, the health development research center of the National Health Commission carried out a comprehensive evaluation of healthy China construction. The evaluation results show that from 2015 to 2019, the construction of healthy China started well, the policy system and implementation promotion mechanism were gradually improved, the overall completion of main indicators was good, and the health level of residents continued to improve rapidly on a high basis, laying a solid foundation for building a well-off society in an all-round way. At the same time,

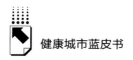

there is a certain imbalance in the level of development and progress among dimensions, regions and provinces. It is necessary to further consolidate and improve relevant policies and measures, increase support for the priority areas and vulnerable districts, and promote the balanced development of healthy China construction. In addition, we should further improve the statistical investigation system of main indicators of health in China, improve the availability of annual and provincial data, and strengthen dynamic monitoring and comprehensive evaluation.

This book explores the strategies of improving the level of fine city management based on big data and big data, Internet plus. Pay attention to the emerging concepts such as "green space distribution" and "narrative medicine", explore the construction path of urban green space system under the guidance of health performance, and the positive role of narrative medicine in the comprehensive treatment of chronic diseases led by emotional management; Pay attention to healthy families, learn from foreign family health plans such as Brazil, Sweden and Japan, and put forward the construction idea of healthy families; Pay attention to healthy communities and community health care, sort out the construction experience of community health care system in Britain, the United States, Singapore and other foreign countries, and provide countermeasures and suggestions for improving community health care system and building healthy communities; Pay attention to the healthy campus and take Tsinghua University as an example to provide action suggestions for the construction of healthy campus. The book also selects Huangpu District of Shanghai, Weihai City of Shandong Province, Nan'an District of Chongqing and Qionghai City of Hainan Province to share their practical experience in the construction of healthy cities and the construction of health impact assessment system, which provides a new example for enriching the innovative scheme of healthy China construction.

Keywords: Healthy China; Healthy city; Healthy Cell Engineering

Contents

Ⅰ General Report

Abstract: Healthy China is a national strategy to maintain and promote the health of the whole people and realize the coordinated development of health and economy and society. In order to dynamically understand the progress of healthy China Construction, the health development research center of the National Health Commission carried out a comprehensive evaluation study on healthy China construction. The evaluation results show that the construction of healthy China has made a good start, the policy system and implementation promotion mechanism have been gradually improved, the overall completion of main indicators is good, and the health level of residents has been continuously and rapidly improved on a high basis, laying a solid foundation for building a well-off society in an all-round way. At the same time, there is a certain imbalance in the level of development and progress among various dimensions, regions and provinces. It is necessary to further consolidate and improve relevant policies and measures, increase support for healthy life, health industry and central and western regions such as Xinjiang and Tibet, and promote healthy and balanced development. In addition, we should further improve the statistical investigation system of main indicators of health in

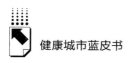

健康城市蓝皮书

China, improve the availability of annual and provincial data, and strengthen dynamic monitoring and comprehensive evaluation.

Keywords: Healthy China; Healthy Life; Health Services; Healthy Environment; Health Industry

Ⅱ Healthy Enviroment

B.2 Research on the Construction of Urban Green Space System Based on Health Performance

Kang Ning, Li Shuhua / 018

Abstract: How to help solve the health problems of urban people through the supply of urban green space is one of the key points of healthy city construction. However, for a long time, China's urban green space construction overemphasizes the overall spatial layout of green space, takes the aesthetic function and ecological value as the focus of planning, and does not consider the real health needs of users. It is found that the construction of health supporting environment has become an important measure to guide the public to change their bad lifestyle and prevent the occurrence and development of chronic diseases, and gradually shows "from unipolar physiological pleasure to multi-dimensional exploration of physiology, spirit and society, from passive treatment to active prevention, from courtyard garden focusing on rehabilitation to urban public space focusing on process" New trends. There is a complex interaction between the characteristic elements of green space and its health action path. They jointly provide indicators and references for the construction of health performance-oriented urban green space system, the renewal of existing public space landscape and the evaluation of environmental health performance after completion.

Keywords: Healthy City; Health Performance; Urban Green Space; Landscape Architecture

Contents

B.3 Study on Improving the Level of Refine Management of Healthy Cities Based on Environmental Big Data

Wang Danlu, Zhang Fengying, Zhao Xiuge and Li Zhenglei / 034

Abstract: As an important part of healthy city construction, fine management of urban environment is directly related to and reflects the public's demand for a better life and the expectation of high-quality life. As the eyes and ears of eco-environmental protection, under the situation that the country resolutely wins and completes the battle of pollution prevention and control, "environmental monitoring" has formed a systematic, refined, information-based and intelligent eco-environmental monitoring network integrating modern scientific and technological means, covering multiple media and indicators and covering the whole area, which has not only laid the foundation for the fine management of healthy urban environment, It also provides a powerful grip. It is found that the ambient air quality in Beijing during the 13th five year plan is generally good, with obvious temporal and spatial differences; The concentration level and improvement of environmental quality in each area are different, and there are great differences; Fine management of urban environment based on population exposure characteristics, reflecting health priority; The relative health hazard quotient of major ambient air pollutants in Beijing presents a region with relatively low population density, and the overall impact of various pollutants on the health of the population is relatively small. We should continue to promote the construction of three-dimensional comprehensive monitoring system for digital city and atmospheric environment, continuously improve the refinement level, healthy city construction and the refinement and management level of the city.

Keywords: Healthy City; Ecological Environment Monitoring; Refined Management

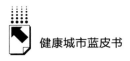
健康城市蓝皮书

Ⅲ　Healthy Society

B . 4　Construction of Healthy Unit Engineering

Based on Family Health

Chen Xiaoyun , Zhang Xian and Zhao Qiuyi ╱ 047

Abstract： With the evolution of health concept, people's health awareness is constantly awakening, and health needs are constantly improving. Health is affected by many dimensions, and the influence of lifestyle on health is increasingly prominent. Family is the social infrastructure of the population, and healthy family is the basis of the implementation and evaluation of health cell engineering. At present, family health in China is facing challenges. The population structure of the family is unbalanced, and the function of the family is weakening. Foreign countries have carried out positive and beneficial exploration and practice around the construction of family health. According to the situation of our country, the key to the implementation of family health plan in our country is to strengthen the policy guidance; It emphasizes the development concept of construction and sharing and social coordination; Give full play to the core role of the community in the family health plan; Improve the family health assessment system; Improve the industrial support of healthy family planning.

Keywords： Healthy Family; Health Cell Engineering; Life Style

B . 5　Exploring and Constructing the Model of Tobacco

Dependence Management at the Primary-level in

China Based on the Concept of Health Management

Qiao Kun , Bai Xinyuan , Gu Mingyu , Wang Yao and Li Xingming ╱ 068

Abstract： Smoking is an important public health problem in the world. China has more than 300 million smokers. It is the largest tobacco producer and consumer in the world. There is a huge demand for smoking cessation services. However, the process of quitting smoking is a complex systematic project. The success rate of quitting smoking among adult smokers in China is generally low. It is particularly important to innovate the effective intervention model of quitting smoking service. The study found that the problems of tobacco dependence management among Chinese smokers are: the process of quitting smoking is complex and tortuous; Residents' willingness to quit smoking is low, residents' awareness of tobacco control is insufficient, and the government's tobacco control policy system is absent; Tobacco dependent patients lack professional, scientific and comprehensive health guidance and intervention; Residents have a high rate of independent smoking cessation, so it is particularly important to build a community-based smoking cessation support environment. The hospital community comprehensive tobacco dependence management model closely focuses on the hospital and community, and can provide convenient, diversified and healthy smoking cessation intervention for community smokers. According to the current pilot implementation effect of the model in the community, it can be improved from the following aspects: enhancing close cooperation among multiple departments, establishing an online information sharing platform, expanding community publicity and mobilization, and optimizing the process and content of intervention activities.

Keywords: Community; Health Management ; Tobacco Dependence

IV Healthy Service

B.6 A Study on the Chronic Disease Management

and Narrative Medicine *Wang Chunyong, Ma Zhongliang* / 090

Abstract: With the rapid development of China's society, the increase of urbanization and the arrival of an aging society, the number of patients with

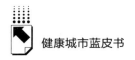

chronic diseases is increasing, which has become an important problem perplexing patients, families, hospitals and society. Due to the comprehensiveness and complexity of the causes of chronic diseases, the task of chronic disease prevention and control is long-term and arduous. Using narrative medicine, paying attention to emotional management and implementing health management are the ways to effectively prevent and treat chronic diseases. Patients, doctors, hospitals, communities and governments should be guided by the concept of "great health and great health", adhere to the development idea of taking people's health as the center, and carry out comprehensive intervention with multiple factors according to the physiological, psychological and social source of chronic diseases. The systematic treatment of chronic diseases from the source can improve the medical effect, reduce the medical cost, maximize the interests of patients, and provide new ideas for the treatment of chronic diseases.

Keywords: Chronic Disease Management; Emotion Management; Traditional Chinese Medicine; Narrative Medicine

B.7　Current Situation and Prospect of Digital Development of

　　　Health Services under the New Journey of

　　　the 14th Five-Year Plan　　　　　*Jing Weilong, Guo Wei* / 107

Abstract: Healthy City construction requires the coordinated development of urban construction and human health, people-oriented, health first, and promoting the fairness and accessibility of health services. In recent years, China's health service industry has achieved rapid digital development in the application fields of four-level population health information platform, hospital information platform, Internet hospital, medical e-commerce, smart family, digital health commercial insurance, etc., especially relying on emerging technologies such as big data to create new application scenarios and become a new engine under the big health industry. Promoting the high-quality and digital transformation of the health service industry is conducive to improving the inclusive and convenient level of medical services and meeting the people's demand for diversified and efficient health services; It is conducive to changing the mode of economic development, innovating the service mode, expanding domestic demand and increasing employment; It is conducive to the birth of new technologies, shaping new business forms, cultivating new ecology and creating new value; It is also conducive to improving the ability of grass-roots medical services and comprehensively promoting the construction of a healthy China.

Keywords: Health Services; Healthy City; Digitization

V   Healthy Culture

B.8   Research on Commercial Health Insurance and the

Development of Health Culture   *Li Jiashan, Hu Xinyi* / 130

Abstract: In recent years, commercial health insurance has gradually come into everyone's vision, and it has been included in the important goal of "healthy China". With the help of the development of the commercial health insurance industry, the main body of China's commercial health insurance market has increased one after another, and young consumers are full of confidence in commercial health insurance. In 2020, China's health insurance revenue has increased steadily. Policies ensure the development of the commercial health insurance market, pay attention to the operation mechanism of the commercial health insurance market, and China's commercial health insurance is becoming more and more important, "Health culture" Usher in an important period of development. Combined with the experience of Japan and other countries, we need to find an effective path to better develop health culture: balance the popularity of health education in various regions, provide consumers with more diversified commercial health insurance products, expand the function of commercial health insurance, improve the health service level provided to

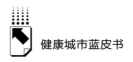

residents, and cultivate a stable commercial health insurance market environment.

Keywords: Commercial Health Insurance; Healthy China; COVID − 19 Epidemic; Healthy Culture

B.9　Research on the Construction of "Happy River" and the Cultural Inheritance of Yongding River

Ma Dongchun, Yu Zongxu / 146

Abstract: While River culture is developing towards diversification and innovation, maintaining the traditional roots of Chinese River culture plays an important role in preserving cultural characteristics and core values. From the perspective of happy river construction, Yongding River has important connotation of the times. In ancient times, it expressed the ancestors' desire to keep the river safe from flood and drought; In modern times, the performance is to promote the construction of water conservancy projects and ensure people's safety and health; In the new era, it shows that green water and green mountains are Jinshan and Yinshan. In order to realize river development, ecology must first. The construction of the happy river of Yongding River should complement and develop together with the cultural inheritance. Finding out the "water family background" is the premise, and maintaining the vitality of the river is the key. We should shape the development system of the cultural inheritance of Yongding River and the construction of the happy river through "water control, hydrophilicity and water sharing".

Keywords: Happy River; Yongding River; Water Culture

VI   Healthy Industry

Abstract: Health industry is a collection of production activities aimed at
maintaining and promoting health and providing health-related goods and services
to the public. Promoting the high-quality development of the health industry is an
important project to comprehensively promote the construction of a healthy China
and maintain and ensure the health of the people. It is also an important strategic
starting point to help high-quality development and high-quality life and build a
modern economic system. The CPC Central Committee and the State Council
attach great importance to the development of the health industry. Relevant
departments and local governments continue to promote policy innovation and
integrated diversified development of the health industry, and promote pilot
demonstration. The overall momentum of the development of China's health
industry is good, but it also faces problems and challenges such as insufficient
integration, immature path model and imperfect factor guarantee. International
experience shows that improving the industrial policy system, expanding and
strengthening the innovation platform, establishing the resource element guarantee
mechanism and innovating the diversified development model are effective
measures to promote the development of healthy industries. Under the guidance of
comprehensively promoting the construction of a healthy China, we should
cultivate and expand new healthy business forms, accelerate the development of
healthy consumption, improve the quality of health supply and service level, and
use the high-quality development of health industry to help the economic and
social development with higher quality, efficiency, fairness, sustainability and
safety.

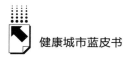
Keywords: Health Industry; Health China; High-quality Development; Health Science and Technology Innovation

B. 11　The Current Situation, Opportunities and Challenges of High-quality Development of China's Health Industry in the New Era　　　　　　　　*Zhang Yuhui, Wang Rongrong* / 173

Abstract: The health industry, one of 5th tasks of Health China 2030 Plan, connects people's livelihood and the economy, and have a long industrial chain and a wide radiation range. It has been found that health industry in China enjoys sound development momentum on the whole, the supply of diversified health products and services continues to expand, and health industry will play an increasing role in ensuring stable growth, promoting structural adjustment, and improving living standards. However, there are still a series of problems such as a lack of overall coordination and planning, supply of high-quality health products and services, and industrial integration and cluster agglomeration effects, as well as some restriction factors that need to be urgently handled, including talented person, technology, and standard norms. To promote high-quality development of health industry in the new era, attention should be given to improving the coordination and promotion mechanism, advocating the concept of healthy consumption, pursuing innovation-driven development strategy, accelerating the development of intensive agglomeration, and promoting the globalization process.

Keywords: Health Industry; High-quality Development; Coronavirus Pandemic

VII   Healthy Population

Abstract: In recent years, the report of the World Health Organization and the United Nations that the average life expectancy of Hong Kong residents ranked first in the world for several consecutive years has attracted the attention of all walks of life at home and abroad. Relevant studies have analyzed various reasons for the longest life expectancy of Hong Kong residents from the perspectives of environment, transportation, health care, clothing, food, housing and transportation, and their research results have also been recognized by the academic community and the public. So far, the studies on the long life expectancy in Hong Kong are mostly based on the analysis of quantifiable external factors, while the analysis of internal factors in the humanities and social sciences is less.

Keywords: Life Expectancy; Healthy Life; Aging Society; Hong Kong

Abstract: Lacking of physical exercise is relatively common phenomenon among adolescents, and it has also attracted great attention from the Chinese government. Based on the literature review of the status and associated factors of physical exercise among adolescents, our study recruited freshmen in a university in Beijing as an example and adopted social support theory in order to explore the influence of the support from family, peers and school on physical exercise behaviors of college students. It was found that the behaviors of physical exercise

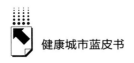

among students in this school were positively associated with the modeling effect and emotional support from their peers, and was also related to their healthy eating behaviors. Therefore, in order to improve the exercise level of adolescents, it is necessary to strengthen the support activities from families, peers and schools, especially peer support.

Keywords: Adolescent; Physical Exercise; Social Support; Family Support; Peer Support

Ⅷ   Case Studies

B.14   The Main Content and Implement Paths of "*Healthy Huangpu Action* (2020 −2030)"

Xu Hongxia, Chen Tao and Zhao Jiakui / 229

Abstract: The construction of healthy Huangpu is an important starting point for the implementation of the Healthy China Strategy and Healthy Shanghai Action. The key is how to achieve results. Focusing on the "*Healthy Huangpu Action* (2020 −2030)", the article expounds the social and political background of the introduction of policy, analyzes Shanghai Huangpu's adherence of the concept of "the principle of prevention, covering the entire life cycle, preventing and controlling major diseases, and focusing on holistic governance" under the Healthy China Action, summarizes the main content and appraisal indicators of 18 major special actions for the construction of healthy Huangpu, and proposes three paths to fully promoted the construction of healthy Huangpu by highlighting the leading role of major projects, reflecting regional characteristics and mobilizing social participation.

Keywords: Healthy Urban Areas; Shanghai Huangpu District; Healthy Huangpu

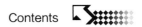

B.15　Exploration and Practice of the Construction of Healthy

City in Weihai　　　　　　　*Yang Zhenghui*, *Liu Ying* / 239

Abstract：On the basis of constantly consolidating the achievements of health creation, Weihai aims to further improve the quality of living environment and continuously improve the health service system, and takes improving the healthy environment, cultivating healthy people, optimizing health services and developing health industry as the main tasks to explore the establishment and improvement of the management mechanism of healthy city construction. The mature experience of this period is： adhere to the establishment of an ecological city and work together to create a healthy and livable environment; Provide all-round and full cycle health service management for the whole population; Continuously optimize the supply of health services based on the needs of the masses; Strengthen health and social security by building a safe city and a safe food city; Adhere to co construction and sharing and create a healthy cultural atmosphere in the city; Highlight regional characteristics and cultivate a multi format health industry pattern. The construction of a healthy city is a long-term and systematic project, which involves many aspects such as medicine and health, urban and rural environment, traffic safety and social security. The continuous improvement of various health influencing factors is inseparable from the joint efforts of the government, departments and society. Therefore, the working mechanism of government leadership, departmental cooperation and social participation must be improved, Strengthen project promotion and demonstration guidance.

Keywords：Healthy Cities; Health Environment; Health Service; Weihai

B.16　Achievements, Main Practices and Prospects of Healthy

City Construction inNan'an District of Chongqing

Li Zhi, *Liu Li*, *Zeng Dewei and Wu Youjun* / 253

Abstract：People's health is an important symbol of national prosperity and

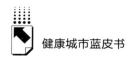
national prosperity. The 19th National Congress of the Communist Party of China made a major decision and deployment to implement the healthy China strategy, which fully reflected its firm determination to safeguard people's health. Since the 18th CPC National Congress, Chongqing Nan'an District has made new remarkable achievements in health care, and the level of medical and health services has been greatly improved. The fundamental purpose of promoting healthy city construction in Nan'an District is to practice the scientific outlook on development, improve the people's production and living conditions, promote the harmonious development of people and the environment, and promote the coordinated development of economy and society. Nan'an District is based on the regional situation, especially in view of the dual pressure of new town expansion and old city transformation, the dual tasks of traditional industry upgrading and emerging industry layout, the dual management of urban population flow and rural population transfer, and the dual cultivation of urban Aboriginal civilization and new resident identity, Put forward the general idea of healthy city construction: take healthy city construction as a strategic measure to break through the bottleneck of development and ensure the improvement of people's livelihood, fully rely on the masses, apply advanced technology, establish a long-term mechanism, integrate the strength of the whole region, practically promote the work, and strive to build a "livable innovation area and Jiangnan growth pole" in accordance with national standards.

Keywords: Healthy City; Healthy Cell; Nan'an District

B.17 Construction of Health Impact Assessment System in Qionghai City and Its Enlightenment

Zhuang Huilie, Xiao Juan / 272

Abstract: Striving to build a healthy city is an important starting point for achieving national prosperity and rejuvenation, an inevitable trend of urban development, and the common aspiration of the people of all ethnic groups across the country. Health impact assessment is a key technology and important path in the field of healthy city construction. Qionghai City has officially carried out the exploration of the construction of health impact assessment system since 2018. It has successively taken municipal key projects under construction as pilot projects and carried out health impact assessment exercises for many times, which has accumulated rich theoretical and practical experience for the construction of health impact assessment system in Qionghai City. Relying on the construction of healthy city, Qionghai City has carried out the construction of health impact assessment system; Adhere to the basic principles of Party committee leadership, departmental coordination and public participation; Relying on the third-party assessment organization, explore the management and implementation path of health impact assessment, gradually pilot, and create a standardized operation process of health impact assessment; Form a virtuous closed-loop cooperation among the interests of the masses, government departments and evaluation experts. The research shows that to do a good job in the construction of health impact assessment system, we need to strengthen the organizational guarantee and working mechanism of health impact assessment, strengthen the construction of health impact assessment professionals, and improve the local health impact assessment management and technical process.

Keywords: Health Impact; Healthy City; Qionghai City

B.18 Development and Construction of Healthy Campus in Colleges and Universities: Take Tsinghua University's Healthy Campus Action as an Example

Zhang Yutong, Cong Na, Yang Jun and Gong Peng / 292

Abstract: Creating supportive environments is an important component of the Healthy China initiative. As places where teachers and students studying, working, and living, college campuses are key to their health. Therefore, to

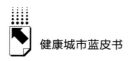
builde healthy campus can improve teachers' and students' health and contribute new technologies and experiences for creating healthy environments. All these will contribute to the goals of Healthy China 2030. In this paper, the theretical basiss for healthy campus was first analyzed. The contents and characteristics of healthy campus projects in both domestic and international universities were summarized. Tsinghua University's healthy campus project was used as a case study. The actions taken by the university, main discoveries, and future work plan were analyzed. Findings from this paper can be useful for other universities in China to develop their healthy campus.

Keywords: Healthy Campus; Health Impact Assessment; Population Health; Tsinghua Univerity

IX International Reference

B.19 TheMain Experience and Enlightenment of Community Medical System Construction in Foreign Countries

Chang Wanhong / 319

Abstract: Novel coronavirus pneumonia is a major theme in the community. The healthy development of healthy communities has become a major theme of healthy city construction. As an important organic part of a healthy community, the level of community medical treatment directly affects the direct experience of community residents in enjoying grass-roots medical services, and acts on the multiple dimensions of a healthy community. The national medical service system led by the British government, the community medical service system led by the American market and the basic medical service system participated by Singapore provide us with good experience and reference in the construction of medical service system. Therefore, to do a good job in the construction of the medical service system, we need to improve the laws and regulations related to community medical care, strengthen the construction of community doctors, promote the diversified development of community medical care, enhance the digital management of community residents' health archives, and create a modern highland of intelligent health medical services.

Keywords: Healthy City; Healthy Community; Community Health Care; Primary Care

B . 20 Research on the Practice of Solving Pension Problems in Japan

Zhuo Lian , (Japan) Takahashi , (Japan) Sakamoto Akira / 334

Abstract: There are three major problems for the elderly care in Japan. The first one is the lack of financial resources due to old age, the second one is the medical treatment due to physical weakness and illness, and the third one is the need for nursing care due to the inability to live independently. In the era dominated by agriculture and cottage industries, with the family as the basic unit of work and life, there is no big problem for home care. In the Meiji era, the development of large-scale industry caused the separation of work and living places, and home care became a problem. Therefore, Japan learned from the early commercial insurance methods and formulated the insurance system to solve the problem of pensions by taxation to enrich insurance premiums. According to the new constitution after World War II, Japan began to implement national insurance for compulsory pensions and medical care for all people since 1961, and introduced nursing care insurance in 2000. In order to cope with the rapid increase in social security fees caused by the aging of the population and the reduction in taxes caused by population decline, a 3% consumption tax was levied in 1989, and the consumption tax was increased to 5% , 8% , 10% in 1997, 2014, and 2019, respectively.

Keywords: Aging; Annuity System; Medical Insurance; Care Insurance; Japan

皮 书

智库报告的主要形式
同一主题智库报告的聚合

❖ 皮书定义 ❖

皮书是对中国与世界发展状况和热点问题进行年度监测,以专业的角度、专家的视野和实证研究方法,针对某一领域或区域现状与发展态势展开分析和预测,具备前沿性、原创性、实证性、连续性、时效性等特点的公开出版物,由一系列权威研究报告组成。

❖ 皮书作者 ❖

皮书系列报告作者以国内外一流研究机构、知名高校等重点智库的研究人员为主,多为相关领域一流专家学者,他们的观点代表了当下学界对中国与世界的现实和未来最高水平的解读与分析。截至2021年,皮书研创机构有近千家,报告作者累计超过7万人。

❖ 皮书荣誉 ❖

皮书系列已成为社会科学文献出版社的著名图书品牌和中国社会科学院的知名学术品牌。2016年皮书系列正式列入"十三五"国家重点出版规划项目;2013~2021年,重点皮书列入中国社会科学院承担的国家哲学社会科学创新工程项目。

权威报告・一手数据・特色资源

皮书数据库
ANNUAL REPORT(YEARBOOK)
DATABASE

分析解读当下中国发展变迁的高端智库平台

所获荣誉

- 2019年，入围国家新闻出版署数字出版精品遴选推荐计划项目
- 2016年，入选"'十三五'国家重点电子出版物出版规划骨干工程"
- 2015年，荣获"搜索中国正能量 点赞2015""创新中国科技创新奖"
- 2013年，荣获"中国出版政府奖・网络出版物奖"提名奖
- 连续多年荣获中国数字出版博览会"数字出版・优秀品牌"奖

成为会员

通过网址www.pishu.com.cn访问皮书数据库网站或下载皮书数据库APP，进行手机号码验证或邮箱验证即可成为皮书数据库会员。

会员福利

- 已注册用户购书后可免费获赠100元皮书数据库充值卡。刮开充值卡涂层获取充值密码，登录并进入"会员中心"—"在线充值"—"充值卡充值"，充值成功即可购买和查看数据库内容。
- 会员福利最终解释权归社会科学文献出版社所有。

数据库服务热线：400-008-6695
数据库服务QQ：2475522410
数据库服务邮箱：database@ssap.cn
图书销售热线：010-59367070/7028
图书服务QQ：1265056568
图书服务邮箱：duzhe@ssap.cn

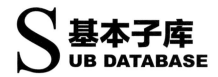

基本子库
SUB DATABASE

中国社会发展数据库（下设 12 个子库）

整合国内外中国社会发展研究成果，汇聚独家统计数据、深度分析报告，涉及社会、人口、政治、教育、法律等 12 个领域，为了解中国社会发展动态、跟踪社会核心热点、分析社会发展趋势提供一站式资源搜索和数据服务。

中国经济发展数据库（下设 12 个子库）

围绕国内外中国经济发展主题研究报告、学术资讯、基础数据等资料构建，内容涵盖宏观经济、农业经济、工业经济、产业经济等 12 个重点经济领域，为实时掌控经济运行态势、把握经济发展规律、洞察经济形势、进行经济决策提供参考和依据。

中国行业发展数据库（下设 17 个子库）

以中国国民经济行业分类为依据，覆盖金融业、旅游、医疗卫生、交通运输、能源矿产等 100 多个行业，跟踪分析国民经济相关行业市场运行状况和政策导向，汇集行业发展前沿资讯，为投资、从业及各种经济决策提供理论基础和实践指导。

中国区域发展数据库（下设 6 个子库）

对中国特定区域内的经济、社会、文化等领域现状与发展情况进行深度分析和预测，研究层级至县及县以下行政区，涉及省份、区域经济体、城市、农村等不同维度，为地方经济社会宏观态势研究、发展经验研究、案例分析提供数据服务。

中国文化传媒数据库（下设 18 个子库）

汇聚文化传媒领域专家观点、热点资讯，梳理国内外中国文化发展相关学术研究成果、一手统计数据，涵盖文化产业、新闻传播、电影娱乐、文学艺术、群众文化等 18 个重点研究领域。为文化传媒研究提供相关数据、研究报告和综合分析服务。

世界经济与国际关系数据库（下设 6 个子库）

立足"皮书系列"世界经济、国际关系相关学术资源，整合世界经济、国际政治、世界文化与科技、全球性问题、国际组织与国际法、区域研究 6 大领域研究成果，为世界经济与国际关系研究提供全方位数据分析，为决策和形势研判提供参考。

法律声明

　　"皮书系列"（含蓝皮书、绿皮书、黄皮书）之品牌由社会科学文献出版社最早使用并持续至今，现已被中国图书市场所熟知。"皮书系列"的相关商标已在中华人民共和国国家工商行政管理总局商标局注册，如 LOGO（　）、皮书、Pishu、经济蓝皮书、社会蓝皮书等。"皮书系列"图书的注册商标专用权及封面设计、版式设计的著作权均为社会科学文献出版社所有。未经社会科学文献出版社书面授权许可，任何使用与"皮书系列"图书注册商标、封面设计、版式设计相同或者近似的文字、图形或其组合的行为均系侵权行为。

　　经作者授权，本书的专有出版权及信息网络传播权等为社会科学文献出版社享有。未经社会科学文献出版社书面授权许可，任何就本书内容的复制、发行或以数字形式进行网络传播的行为均系侵权行为。

　　社会科学文献出版社将通过法律途径追究上述侵权行为的法律责任，维护自身合法权益。

　　欢迎社会各界人士对侵犯社会科学文献出版社上述权利的侵权行为进行举报。电话：010-59367121，电子邮箱：fawubu@ssap.cn。

社会科学文献出版社